实用护理工作易错环节管理

主　编　丁淑贞　郝春艳
副主编　戴　红　陈正女　倪雪莲　郑淑敏

编　者

白雅君　韩　玲　冯海莹　安　丽
崔丽艳　姜庆勇　丁淑贞　郝春艳
戴　红　倪雪莲　陈正女　杨清华
王　涛　杨　晶　韩　莉　郑淑敏
金　嵩　马　慧　陶巍巍　李　丹
丛丰辉

中国协和医科大学出版社

图书在版编目（CIP）数据

实用护理工作易错环节管理／丁淑贞，郝春艳主编. —北京：中国协和医科
大学出版社，2014. 7

ISBN 978-7-5679-0086-8

Ⅰ. ①实⋯ Ⅱ. ①丁⋯ ②郝⋯ Ⅲ. ①护理学-管理学 Ⅳ. ①R47

中国版本图书馆 CIP 数据核字（2014）第 086478 号

实用护理工作易错环节管理

主　　编：丁淑贞　郝春艳
责任编辑：吴桂梅

出版发行：**中国协和医科大学出版社**
　　　　　（北京东单三条九号　邮编 100730　电话 65260378）
网　　址：www. pumcp. com
经　　销：新华书店总店北京发行所
印　　刷：北京佳艺恒彩印刷有限公司

开　　本：700×1000　1/16 开
印　　张：22.75
字　　数：370 千字
版　　次：2014 年 8 月第 1 版　　2014 年 8 月第 1 次印刷
印　　数：1—3000
定　　价：49.00 元

ISBN 978-7-5679-0086-8

内 容 提 要

本书内容涵盖内科、外科、妇产科、儿科、口腔科、眼科、耳鼻咽喉科及特殊科室护理工作易错环节管理，包括各班交接班要求、环节质量管理、护士长工作要求、特殊护理人员的管理、特殊药物应用要求、仪器的安全使用及应急预案等。

本书适合广大护理管理者和临床各级护理人员使用。

前　言

近年来，随着社会的发展、医学科学的进步，人们对健康的认识和需求日趋提高，越来越突显出护理工作的重要性。卫生部颁发了《2013 年推广优质护理服务工作方案》的通知、《护理院基本标准（2011 版）》的通知、《医院实施优质护理服务工作标准（试行）》的通知、《关于加强医院临床护理及深化"优质护理服务示范工程"活动有关工作》的通知等若干文件，进一步引导、深化了护理内涵建设，这就要求护理人员不但要有丰富的临床经验，还要有扎实的理论基础。

规范的护理工作能为患者提供安全和质量的保障，作为一名优秀的护理人员，知其然，还应知其所以然。在临床的护理工作中的确存在着许多易错环节，为了满足日益增长的高层次护理人才的需求，进一步规范临床护理工作，防范高风险职业操作中的安全隐患，确保护理服务质量不断提高，第 41 届南丁格尔奖章获得者——丁淑贞教授，组织具有丰富临床工作经验的资深作者，共同编写了这本《实用护理工作易错环节管理》。本书的编写力求贯彻"以整体人的健康为中心"的护理理念，希望能满足医院护理管理者及临床各级护理人员的工作需要。

本书内容涵盖内科、外科、妇产科、儿科、口腔科、眼科、耳鼻咽喉科及特殊科室护理工作易错环节管理，包括各班交接班要求、环节质量管理、护士长工作要求、特殊护理人员的管理、特殊药物应用要求、仪器的安全使用及应急预案等。本书实用性和可操作性强，内容全面，重点突出。

本书适合广大护理管理者和临床各级护理人员，以及护理院校学生参考使用。

编者参考了大量相关资料，为了提高本书的编写质量尽了最大的努力，但编者水平及能力有限，书中难免有疏漏之处，恳请广大读者批评指正。

编　者

2014 年 1 月

目　录

第一章　内科护理工作易错环节管理

第一节　呼吸科护理工作易错环节管理

一、呼吸科一般护理常规

1. 按内科一般护理常规处理。

2. 心理护理：多与患者沟通，减轻患者的压力，使患者积极配合治疗与护理，早日康复。

3. 恢复期可下床适当活动，危重患者应绝对卧床休息。

4. 给予高蛋白、高热量、高维生素、易消化饮食。高热及危重患者，给予流质或半流质饮食。

5. 严密观察病情，随时注意体温、脉搏、呼吸、血压、神志等变化，有无感染性疾病所致全身毒性反应（如畏寒、发热、乏力、食欲减退、体重减轻、衰竭），本系统疾病的局部表现（如咳嗽、咳痰、咯血、哮喘、胸痛）等。

6. 金黄色葡萄球菌、铜绿假单胞菌所致感染性疾病，进行呼吸道隔离。有条件时将同一致病菌感染的患者集中一室，或住单人房间。

7. 患者需进行支气管造影、纤维支气管镜检查、胸腔穿刺、胸腔测压抽气、胸膜活检等检查时应做好术前准备、术中配合、术后护理。

8. 呼吸困难者应按医嘱给予氧气吸入。

9. 了解肺功能检查和血气分析的临床意义，发现异常及时通知医生。

10. 呼吸衰竭患者如出现兴奋、烦躁、谵妄时应慎用镇静药，禁用吗啡、地西泮和巴比妥类药，以防抑制呼吸中枢。

11. 留取痰液、脓液、血液标本时按常规操作，取样要新鲜，送检要及时，标本容器要清洁干燥。

12. 病房空气要流通，每日定时通风，避免对流。空气消毒每日 1 次。定期监测空气情况和消毒效果。

13. 做好卫生宣传教育工作，积极宣传预防呼吸系统疾病的措施。指导患者进行体育锻炼，阐明吸烟对人体的危害，劝告患者注意保暖、预防感冒。

14. 备好一切抢救物品和药物。

二、呼吸科交接班要求

1. 白班责任护士交班要求

（1）物品数目准确无误。

（2）办公室、治疗室以及病房清洁整齐，符合"三化、八字"要求。

（3）新患者做好入院评估、入院指导，遵医嘱进行初步治疗。

（4）危重患者卧位正确、舒适，生命体征平稳，各种管道通畅，皮肤完好，各项医嘱执行及时、准确。

（5）向家属做好探视、陪护指导，需陪护者一人一陪。

（6）交班内容：住院患者总数、出院人数、入院人数、转科人数、危重人数、死亡人数、特殊治疗人数、特殊检查人数、病情变化及情绪波动的患者。

（7）所有记录本、医嘱本、交班报告符合要求。护理记录规范、整洁，按时完成各项治疗。

（8）为下一班准备好所需物品。

（9）因特殊原因本班未完成的工作及晚间治疗，要口头与书面交班。

（10）危重及特殊患者床头交班。

2. 小夜班责任护士交班要求

（1）办公室、治疗室清洁整齐。

（2）物品数目正确。

（3）一级护理、危重患者及时巡视并填写巡视单，护理记录规范、整洁。

（4）危重患者卧位正确、舒适，生命体征平稳，各种管道通畅，皮肤完好。

（5）各项治疗准时、正确完成。

（6）监护仪用后摆放有序，清洁备用。

（7）危重及特殊患者床头交班。

3. 大夜班责任护士交班要求

（1）办公室、治疗室、病房清洁整齐。

（2）物品数目准确。

（3）一级护理、危重患者及时巡视并填写巡视单，护理记录规范、整洁。各种记录正确、完善。

（4）危重患者卧位舒适，各种引流液及时倾倒，正确记录引流量。

（5）危重患者符合下床条件者，督促并帮助患者下床活动；不能下床者如无禁忌证可取半卧位，各种管道通畅，皮肤完好，患者按医嘱进食；不能进食者督促并协助患者刷牙、漱口、洗脸、更换衣服。

（6）认真执行操作规程和查对制度，完成当班的医嘱。

（7）标本采集及时，符合要求。

（8）口服药及各种治疗无误。

（9）危重患者生命体征平稳，皮肤完好，各种管道通畅，卧位正确。

（10）危重及特殊患者床头交班。

三、各环节质量管理要求

1. 新入院患者入院流程

（1）医生根据病房床位及患者病情安排并通知新患者入院。

（2）患者接到入院通知后，持有效身份证、医保证、押金及生活必需品到住院处办理入院手续。

（3）患者到接诊室领取病员服，由接诊人员送到病房。

（4）患者及家属要保管好交费收据，以备出院时使用。

2. 病房接诊新入院患者流程

（1）患者持住院病历首页及门诊病历到护士站时，责任护士站立，主动热情迎接患者，根据病情安排床位并办理相关手续。

（2）请患者及家属详细阅读入院须知，填写相关条款并签字，此须知签字后由护士放病历夹上妥善保管。

（3）通知责任护士将患者带至床前，将备用床改为暂空床，核对患者姓名，将床头卡插至床尾袋内；嘱病情轻的患者休息，将随身携带物品妥善放置；协助病重者安排卧位，初步检查病情；交接皮肤、输液及特殊用药；通知医生，遵医嘱及时进行治疗。

（4）责任护士为患者测体重、血压、脉搏、呼吸、体温并记录在体温单上。

（5）责任护士带患者（重患者为其直系亲属）熟悉病区环境及讲解病房规章制度，如住院期间患者不能擅自外出，病区内不准吸烟、饮酒，听收音机要戴耳机，住院期间要穿病员服等；做好入院宣传教育，包括病房环境、作息时间、陪住制度、饮食制度、医生查房时间、呼叫器使用、物品保管、防火、防盗、责任护士及主管医生姓名等，责任护士应耐心回答患者及家属提出的问题。

（6）协助家属或患者整理用品，请家属协助将患者暂时不用或多余的物品带回，以保持病房内清洁整齐。

（7）为新患者进行入院评估，记录护理记录，在患者入院后 2 小时内完成。

（8）责任护士通知主管医生患者已到院。

（9）遵医嘱进行各种治疗。

3. 接诊转入患者流程

（1）病房接到通知后，由责任护士根据患者情况准备床位。

（2）患者转入后，责任护士接病历，检查病历是否完整，了解患者当日治疗及用药情况。

（3）通知本病房主管医生。

（4）责任护士接患者到床旁，协助患者安排好卧位。

（5）观察病情、生命体征、输液、引流等；检查皮肤情况并详细记录；特殊问题做好交班。

（6）协助患者整理物品。

（7）向患者介绍本病房的相关规定、环境，以减轻患者紧张情绪，使患者更好地配合治疗和护理。

4. 转出患者流程

（1）病房主管医生根据患者病情变化确定转出患者。

（2）医生开出转出医嘱后，责任护士及时执行。

（3）责任护士协助医生通知患者及家属，并协助整理物品。

（4）责任护士将转出患者所有病历按转出要求书写、登记、整理。

（5）转出前，责任护士评估患者的一般情况、生命体征，危重患者需由医生和护士同时护送。

（6）将病历及所用药物等交与新病房责任护士。

（7）转至新病房后，由医生交代病情，护士交代患者皮肤、输液、引流、用药情况及护理记录等。

5. 患者办理出院流程

（1）由主管医生根据患者病情决定其出院时间。

（2）出院前一日由主管医生告知患者，并向患者交代病情及出院后应注意的问题，开出院医嘱及出院带药。

（3）病房责任护士见医嘱后办理相关出院手续。

（4）患者出院当日，责任护士再次核对医嘱，将患者一览表改为出院状态，通知患者家属到住院处办理出院手续。

（5）责任护士为患者做好出院指导。

（6）家属先到药房领取出院带药，再到住院处办理出院手续。

（7）家属持住院结算单回病房，责任护士将门诊病历交给家属，并按出院医嘱告知患者所带药物的用法、注意事项、复诊时间。责任护士协助患者整理用品，恭送患者离开病房。

6. 调床工作流程

（1）医生开出调床医嘱并写于黑板上。

（2）责任护士见医嘱后执行医嘱。

（3）责任护士准备床单位。

（4）责任护士进行调床前查对患者床号、姓名，将床头卡、护理及饮食标记换至所需床位，向患者及家属做好解释工作，征得患者同意。

（5）责任护士遵医嘱将患者调至所需床位后，将患者所有治疗单、服药单及护理单上床号更正。

（6）责任护士在微机上调床，更换病历夹号，并核对无误。

四、呼吸科监护室管理要求

1. 完善的抢救设备，如呼吸机、心电监护仪、心脏除颤器、心电图机、快速血糖仪、输液泵等设备及配备完善的中心吸引、供氧系统、急救车。

2. 严格执行各项规章制度，建立健全一系列重症监护治疗病房（ICU）的规章制度，规范重症监护病房的管理机制，做到各级医护人员各司其职、职责分明。

3. 严格执行无陪护制度和定时探视制度。

4. 严格消毒隔离，减少医院内感染的发生。每护理完一位患者都要洗手。对有耐药菌混合感染的患者要进行隔离。定时开窗通风，每2小时1次，最好设循环风紫外线消毒仪对房间进行持续消毒。要湿式扫地，用健之素消毒液浸泡过的拖把擦地，每日2次。

5. 选拔有经验的护士在监护室工作。严密观察患者病情变化。实施治疗准确无误。实施整体护理，满足患者生理需求。

6. 严格交接班制度，要做到床头交接。交接内容全面，不遗漏。

五、呼吸科特殊检查护理常规

【纤维支气管镜检查】

1. 术前准备

（1）术前应使患者充分了解纤维支气管镜检查的必要性和安全性，消除紧张和顾虑，晚间保证充足的睡眠，必要时可使用小剂量地西泮（安定）。

（2）术前4小时禁食。

（3）术前0.5小时肌内注射阿托品0.5mg、地西泮10mg。

（4）术前准备痰杯和毛巾或卫生纸等。

（5）检查日最好有亲属陪送患者，有利于消除其恐惧心理。

2. 术后护理

（1）术后3~6小时内禁止饮食，避免误吸。

（2）门诊受检者术后需休息0.5~1小时，应尽量少说话，使声带得到休息。

（3）术后痰中带血较常见，向患者解释清楚，勿紧张，若遇持续较大量咯血者，应及时报告医生进行处理。

（4）术后发热、咳嗽和咳痰者应及时用抗生素治疗，查血常规和胸部透视等。

（5）术后出现低氧血症，应及时行鼻导管给氧治疗。

【BIPAP呼吸机护理常规】

1. 使用前向患者介绍机器的性能、使用方法，使患者了解其优越性、安全性、必要性。

2. 根据脸型选择面罩，气囊充气后，以手感有弹性即可，用尼龙头带固定，密闭扣于口鼻区。

3. 遵医嘱调节呼吸模式及参数。

4. 调节面罩适宜的松紧度，鼻梁、颧骨处用纱布、海绵衬垫，连续使用者每2小时放松一次，每次放松10~15分钟。

5. 严防鼻梁根部漏气，使用抗生素眼药水滴眼预防刺激性角膜炎。

6. 湿化气道，协助患者翻身、拍背，及时排痰，确保呼吸道通畅。

7. 备好吸引器及抢救器材。

8. 健康教育

（1）指导患者正常呼吸，引发呼吸机按节律进行辅助呼吸。

（2）面罩使用时不能张口呼吸，以免引起腹胀。有腹胀者需胃肠减压。

六、护士长工作要求

1. 护士长每周排班 1 次，排班时注意护士职称、年资及能力搭配。

2. 排班时间合理，特别注意中午、夜间护士力量搭配，有条件应上双班，原则上减少交接班环节。

3. 护士长应注意护士的心理状态，特别关注恋爱期、孕期、哺乳期护士的心理变化，如有异常情况需及时处理。

4. 护士长对新护士、合同制护士应严格管理，加强素质教育和理论、技术培训。

5. 护士长每日提前 10~15 分钟进病房，查看夜班护士工作质量及危重患者情况。

6. 参加晨会交班，带领护士床头交班。

7. 参加晨间护理并检查病房管理情况。

8. 为出院患者做出院指导并征求患者及家属意见。

9. 执行周计划。

10. 检查出院病历并签字。

11. 检查护理质量，查看危重患者、新入院患者及有特殊情况患者。

12. 建立护士长留言本和护士留言本，以便于与护士沟通。

七、应急预案

1. 患者发生大咯血的应急预案

（1）发生大咯血时，立即协助患者卧床休息，取平卧位或头低位，保持呼吸道通畅。准备吸引装置。医护人员守候在患者床边，安慰患者。

（2）立即通知医生，准备好抢救车、抢救用品，积极配合抢救。

（3）迅速建立有效的静脉通路，遵医嘱输血、输液及应用药物。

（4）给予氧气吸入，注意保暖。

（5）严密监测患者的血压、脉搏、呼吸、体温及神志变化，必要时进行心电监护，准确记录尿量及病情变化。

（6）遵医嘱急查血常规、血凝常规及血型，做交叉配血试验。

（7）向患者及家属了解既往病史。

（8）观察用药后的反应。

2. 肺栓塞的应急预案

（1）责任护士接急诊科通知后应立即通知医生。

（2）责任护士做好各项准备工作，如准备好氧气、气垫床、吸引器、吸痰管及各种抢救药品等。

（3）重症肺栓塞患者应有家属及医护人员陪同住院。

（4）将患者置于监护病房，即刻给予持续吸氧，进行心电监护、血氧饱和度监护、血压监护及呼吸监护。

（5）密切观察病情变化，保持呼吸道通畅。

（6）迅速建立静脉通路。

（7）根据医嘱应用药物，用药前询问患者有无药物过敏史，及时准确应用药物。

（8）密切观察患者神志、呼吸、心率、心律、血压及尿量变化，详细记录护理记录。

（9）发生呼吸心脏骤停时，立即进行胸外心脏按压、人工呼吸等心肺复苏的抢救。

3. 气胸的应急预案

（1）责任护士接急诊科通知后立即通知医生，做好抢救准备，如备好胸腔穿刺包、胸腔闭式引流装置、负压吸引装置、急救药品等。

（2）患者应在家属及医生的陪同下收住院。

（3）将患者安置在监护病房，迅速给予吸氧，连接心电监护、血氧饱和度、血压及呼吸监护。

（4）做好紧急排气和胸腔闭式引流准备。胸腔穿刺抽气常用的穿刺部位在患侧锁骨中线外侧第2肋间或腋前线第4~5肋间。

（5）在插管、引流排气和处理伤口时要注意无菌操作。

（6）密切观察引流后患者的反应，若患者呼吸困难加重，出现发绀、大汗、四肢湿冷、血压下降等情况应立即通知医生并协助处理。

（7）引流时密切观察排气情况，根据病情定期挤压引流管，保持引流管通畅并记录引流液性质和量。

（8）密切观察生命体征变化，详细做好护理记录。

（9）意外情况的应急处理：患者床旁应备一止血钳，一旦引流瓶被踢倒或打破，应迅速用止血钳夹闭引流管并及时更换引流瓶；若胸腔引流管不慎滑出胸腔时，应嘱患者呼气，迅速用凡士林纱布将伤口覆盖，并立即通知医生。

4. 呼吸衰竭的应急预案

（1）责任护士接急诊科通知后立即通知医生，病房做好各项准备工作，如准备好氧气、呼吸机、吸引器、吸痰管、气管内插管、呼吸囊及各种抢救药品等。

（2）重症呼吸衰竭患者应有家属及医护人员陪同住院。

（3）将患者置于监护病房，即刻给予持续低流量吸氧，进行心电监护、血氧饱和度监护、血压监护、呼吸监护。

（4）观察患者神志，急查血气分析及电解质，以指导治疗。

（5）保持呼吸道通畅，清除呼吸道分泌物，即刻给予气管内湿化吸痰，做好气管内插管准备工作。

（6）迅速建立静脉通路，根据医嘱应用呼吸兴奋剂或解痉剂。

（7）根据医嘱应用抗感染药物，用药前询问患者有无药物过敏史，及时准确地应用药物。

（8）缺氧和二氧化碳潴留不能改善者，应及时应用呼吸机进行无创通气，应用呼吸机时应注意患者生命体征变化，并保持呼吸道通畅。

（9）如无创机械通气效果欠佳，及时行气管内插管或气管切开。

（10）密切观察患者神志、呼吸、心率、心律、血压、尿量变化，详细记录护理记录。

（11）如发生呼吸心脏骤停，立即进行胸外心脏按压、人工呼吸等心肺复苏的抢救。

第二节　消化科护理工作易错环节管理

一、消化科一般护理常规

1. 按内科一般护理常规护理。

2. 心理护理：进行有效的沟通疏导，使患者正确面对生活压力，树立战胜疾病的信心。

3. 及时、准确地完成对患者的入院评估、护理问题、护理计划、护理措施的实施和效果评价。

4. 严密观察消化道出血患者的神志、面色、生命体征、大小便等，准确判断出血量，及时发现休克征象，纠正循环衰竭。呕吐者记录呕吐次数、性质、颜色、量、气味，有无隔夜宿食。腹痛、腹胀者，应观察疼痛部位、程度、性质、时间与饮食的关系，注意大便次数、形状、性质、颜色、气味及量，必要时留取标本送检。

5. 危重及消化道活动性出血患者绝对卧床休息，做好生活护理，恢复期或出血停止后进行适当活动。

6. 进行电子胃镜、胶囊内镜、结肠镜、全消化道气钡造影检查，腹腔穿刺及肝、脾穿刺时，应做好术前准备、术中配合、术后护理。

7. 指导患者合理饮食，定时、定量规律进餐，少食或忌食生冷、刺激性及油腻食物。

8. 依据病情及药物性质不同，指导患者正确服用各种药物。

9. 做好健康教育及出院指导工作。强调饮食规律和戒烟戒酒的益处，说明保持良好情绪对消化系统疾病的重要性。指导慢性病患者掌握复诊的时间及指征。

二、消化科交接班要求

1. 白班责任护士交班要求

（1）物品数目无误。

（2）办公室、治疗室清洁整齐。病房清洁、整齐，符合"三化、八字"要求。

（3）新患者做好入院评估、入院指导并遵医嘱进行治疗。

（4）危重患者及特殊检查、治疗的患者卧位正确、舒适，生命体征平稳，各种管道通畅，皮肤完好，各项医嘱执行准时、准确。

（5）次日需要特殊检查、治疗的患者做好各种检查治疗前准备，包括心理护理及健康教育，使患者知道检查治疗过程中的配合及检查治疗前后的注意事项。

（6）交班内容：住院患者总数、出院人数、入院人数、转科人数、危重人数、死亡人数、特殊治疗人数、特殊检查人数、病情变化及情绪波动的患者。

（7）重点交代病区内所有患者，尤其是新患者、危重患者的病情变化，相应的治疗、护理措施、效果评价，以及需要接班者继续完成的工作。

（8）所有记录本、医嘱本、交班报告符合要求。

（9）为下一班准备好所需物品。

（10）因特殊原因本班未完成的工作，要口头与书面交班。

2. 小夜班责任护士交班要求

（1）办公室、治疗室清洁整齐。

（2）物品数目正确。

（3）一级护理、危重患者及时巡视并填写巡视单，护理记录规范、整洁。

（4）危重及特殊检查治疗的患者卧位正确、舒适，生命体征平稳，各种管道通畅，皮肤完好。

（5）各项治疗准时、正确完成。

（6）危重、特殊检查治疗的患者及病情特殊变化的患者床头交班。

3. 大夜班责任护士交班要求

（1）办公室、治疗室、病房清洁整齐。

（2）物品数目正确。

（3）各种记录正确、完善。

（4）危重及特殊检查治疗的患者卧位舒适，各种引流液及时倾倒，正确记录引流量。

（5）做好晨间护理，不能下床者协助其刷牙、漱口、洗脸、更换衣服及进食。

（6）认真查对输液单，打印各种执行单。执行常规治疗，如口服药、肌内注射等。

（7）标本采集及时，符合要求。

（8）重点交代新患者、危重患者、特殊检查治疗患者的病情变化，相应的治疗护理措施、效果评价，以及需要白班继续完成的工作。

（9）新患者、危重及特殊检查治疗的患者生命体征平稳，皮肤完好，各种管道通畅，卧位正确。

（10）交班方式为集体交班和床头交班。

三、各环节质量管理要求

1. 新入院患者入院流程

（1）医生根据病房床位及患者病情安排并通知新患者入院。

（2）患者接到入院通知后，持有效身份证、医保证、押金及生活必需品到住院处办理入院手续。

（3）患者到接诊室接受卫生处置并领取病员服，由接诊人员送到病房。

（4）患者及家属要保管好交费收据，以备出院时使用。

2. 病房接诊新患者流程

（1）患者持住院病历首页及门诊病历到护士站时，责任护士起立，主动热情迎接患者，根据病情安排床位并办理相关手续。

（2）请患者及家属详细阅读入院须知，填写相关条款并签字，此须知签字后由护士放病历夹上妥善保管。

（3）通知责任护士将患者送至床前，将备用床改为暂空床，核对患者姓名，将床头卡插至床尾袋内。嘱病情轻的患者休息，将随身携带物品妥善放置；协助病重者安排舒适卧位，与护送人员交接病情，如生命体征、皮肤、输液及特殊用药；通知医生及时处理患者，遵医嘱及时进行治疗。

（4）责任护士为患者测体重，建立新病历，医保患者收取医保证，需要陪床者办理陪床证，并通知主管医生对新患者进行诊治。

（5）责任护士测血压、脉搏、呼吸、体温并记录在体温单上。进行详细的入院评估，书写一般护理记录或危重护理记录。

（6）责任护士根据患者的病情做详细的入院指导，并带轻患者（重患者为其直系亲属）熟悉病区环境。讲明需要配合的规章制度，如住院期间患者不能擅自外出，病区内不准吸烟、饮酒，听收音机要戴耳机，住院期间要穿病员服等；做好入院宣传教育，包括病房环境、作息时间、陪住制度、饮食制度、医生查房时间、呼叫器使用、物品保管、防火、防盗、责任护士及主管医生姓名等，责任护士应耐心回答患者及家属提出的问题。

（7）协助家属或患者整理用品，请家属协助将患者暂时不用或多余的物品带回，以保持病房内清洁整齐。

（8）根据医嘱及时进行各种治疗。

（9）护士长 24 小时内与患者及家属见面，了解情况，提供帮助，解决困难。

3. 患者转入流程

（1）责任护士接到转入通知后，根据患者情况准备床位。

（2）患者转入后，责任护士接收病历，检查病历是否完整，了解患者当日治疗及用药情况。

（3）通知主管医生，及时诊治患者。

（4）责任护士接患者到床旁，协助患者安排好卧位，与护送人员进行详细的交接班，如病情变化、生命体征、输液、引流、皮肤情况等，当日的治疗护理执行情况，需要重点注意的问题等，并做好记录。

（5）协助患者整理物品。

（6）向患者介绍本病区的相关规定、环境，以减轻患者紧张情绪，使患者更好地配合治疗和护理。

4. 患者转出流程

（1）病房主管医生根据患者病情变化确定转出患者。

（2）医生开出转出医嘱后，通知责任护士。

（3）责任护士协助医生通知患者及家属，并协助整理物品。

（4）责任护士办理相关手续。

（5）责任护士按要求书写护理记录。

（6）转出前，责任护士评估患者的一般情况、生命体征，危重患者需有医生和护士同时护送。

（7）责任护士将病历及所用药物等随患者送到转入科室。

（8）转出科室与转入科室的医务人员详细交接班，由医生交代病情，护士交代患者皮肤、输液、引流、用药及护理记录等。

5. 患者办理出院流程

（1）由主管医生根据患者病情决定其出院时间。

（2）出院前一天由主管医生告知患者，并向患者交代病情及出院后应注意的问题，开出院医嘱及出院带药。

（3）护士长征求患者及家属意见，以便改善工作。

（4）病房责任护士见医嘱后办理相关出院手续。

（5）患者出院当日，责任护士再次核对医嘱，将患者一览表改为出院状态，通知患者家属到住院处办理出院手续，同时征求患者或家属的意见，以改进工作。

（6）责任护士为患者做好出院指导。

（7）家属先到药房领取出院带药，再到住院处办理出院手续。

（8）家属持住院结算单回病房，责任护士将门诊病历交给家属，责任护士帮助患者整理用品，恭送患者离开病房。

6. 加床管理要求

（1）严格掌握加床标准：病情较重、需要住院治疗而病房无床位，短期内加床使患者得到及时诊治。

（2）门诊医生接诊患者，根据病情开住院证，并通知病房护士加床准备床位。

（3）患者持住院证到住院处办理住院手续。

（4）以下同"新入院患者"流程及病房接诊新患者流程。

（5）根据病房条件及时调整到正式床位上。

7. 调床流程

（1）严格掌握调床标准，利于患者休养，利于治疗护理工作，利于病房管理，搬运过程保证患者安全。

（2）医生开出调床医嘱通知责任护士调床，并在办公室的告示板上提示：××床位→××床位，防止造成医疗差错。

（3）责任护士准备床单位。

（4）责任护士查对患者后，负责调整计算机上显示的床位、患者一览表、病历夹。

（5）责任护士查对患者、与患者沟通后，取得患者的同意。负责患者床位的调整，协助患者整理用物。注意患者搬运过程的病情稳定与安全，严密观察生命体征。

（6）责任护士负责静脉注射药物、肌内注射药物、口服药的调整，并将床头卡及饮食、护理标志调至新床位。

8. 护理告知要求

（1）新患者：入院后告知有关的病房管理制度，如探视陪伴制度、饮食管理制度、作息时间、请假制度、物品管理制度等。

（2）口服药物：告知关于药物服用方法、主要作用、可能出现的副作用。

（3）静脉用药：告知关于静脉药物的主要用途、滴速、可能出现的副作用，以及滴注过程中可能出现药物外渗的情况及造成静脉炎等，患者如何防止药物外渗，药物外渗后应及时呼叫护士等。

（4）注射用药：告知患者注射药物过程中可出现疼痛，患者应采取的体位，以及药物的主要作用、副作用等。

（5）特殊检查、治疗前后：告知患者特殊检查、治疗前后的注意事项及特殊检查、治疗过程中如何配合等，如腹部超声、腹部 CT、胃镜检查、逆行胰胆管造影检查治疗、肝动脉介入治疗、胃肠息肉切除术等相关知识均要告知患者。

（6）各种标本的留取

①告知患者次日清晨如果做肝肾功能、生化全套、空腹血糖等化验要留取空腹血，即医嘱当日午夜 12 点以后禁饮食，清晨护士抽血后方可饮水进食。

②尿标本：要留取中段尿。

③大便标本：要留取带脓血有阳性意义的部分。

四、特殊护理人员的管理

1. 合同制护士的管理

（1）在护士长及高年资护士的指导下参加临床护理工作。

（2）取得注册证前需有专人带教，不可单独值班。取得注册证后，经培训具备单独值班的能力可以单独值班。

（3）注重专业思想、职业道德、护士基本技能的学习与培养。

（4）注重基础理论、基本技能、基本知识的培训。

（5）加强法律法规知识、护理安全管理知识、《医疗事故处理条例》及《中华人民共和国护士管理办法》的学习培训。

（6）注重护士的沟通技巧、护理告知方面知识的学习培训。

（7）严格遵守劳动纪律，每周工作40小时，不迟到，不早退，不旷工。

（8）由带教老师及带教护士长制定带教计划，并进行入科考试。培训计划如下：

①第1~2个月由护士长利用晨会的时间提问关于基础护理方面的知识，每周2次。由带教老师示范基础护理技术操作，如铺床、静脉输液、肌内注射、鼻饲、胃肠减压、发口服药等。

②第3~4个月由护士长利用晨会时间提问关于专科护理方面的知识，每周2次。由带教老师示范专科护理技术操作，如三腔二囊管、微量泵、心电监护仪的使用等。

③第5~6个月护士长利用晨会时间提问并讲解关于本科室常见急症的应急预案，以及特殊检查治疗的护理方面的知识，如内镜逆行胰胆管造影术（ERCP）、脾动脉栓塞术、肝动脉栓塞化疗术等的护理，每周2次。由带教老师示范上述护理技术操作。

④第7~8个月护士长重点培训关于护士素质、护理安全、护患沟通技巧、医疗护理法律法规方面的知识。进行阶段性考试、考核。

2. 护理员的管理

（1）在护士长及高年资护士的指导下参加临床实践工作。

（2）注重护士专业思想、职业道德、护士基本技能的学习与培养。

（3）注重护士基础理论、基本技能、基本知识的培训。

（4）加强护士的法律法规知识、护理安全管理知识、《医疗事故处理条例》及《中华人民共和国护士管理办法》的学习培训。

（5）注重护士的沟通技巧、护理告知方面知识的学习培训。

（6）严格遵守劳动纪律，每周工作 40 小时，不迟到，不早退，不旷工。

（7）工作内容：主要完成患者的生活护理、基础护理。

①完成危重患者的日常生活照顾：洗漱，饮食，协助大小便，床上擦浴，更换衣服，剪指（趾）甲，会阴护理，口腔护理，鼻饲，翻身，皮肤护理等。

②完成一般患者的日常生活照顾：准备开水，准备饮食，协助输液患者的大小便，饭前洗手。

③协助注册护士晨间护理，晚间护理，更换床单，随时巡回病房，为患者解决困难。

④做好病房的清洁、消毒工作：如病床、床头柜、窗台、桌椅、板凳、氧气装置、负压装置等，以及患者出院、转科、死亡的终末消毒。

⑤协助注册护士做好患者生命体征的测量。

⑥协助护士长及注册护士做好家属的管理及病房秩序的维持。

3. 进修护士的管理

（1）凡来医院进修的护理人员，必须经护理部同意后，持"报到通知书"到教育科、护理部报到。办完手续后方可到科室学习。

（2）在护士长及各位高年资护士的指导下参加各班次的护理工作。由带教护士长及带教护士主要负责，制定培训计划，并进行入科考试。计划如下：

①第 1 个月由护士长利用晨会时间提问关于基础护理方面的知识，每周2 次。由带教老师示范基础护理技术操作，如铺床、静脉输液、肌内注射、鼻饲、胃肠减压、发口服药等。

②第 2 个月由护士长利用晨会时间提问关于专科护理方面的知识，每周2 次。由带教老师示范专科护理技术操作，如三腔二囊管、微量泵、心电监护仪的使用等。

③第 3~4 个月由护士长利用晨会时间提问并讲解关于本科室常见急症的应急预案，以及特殊检查治疗的护理方面的知识，如 ERCP、脾动脉栓塞术、肝动脉栓塞化疗术等的护理，每周 2 次。由带教老师示范上述护理技术操作。

④第 5 个月由护士长重点讲解关于护士素质、护理安全、护患沟通技巧、医疗护理法律法规方面的知识、《医疗事故处理条例》及《中华人民共和国护士管理办法》的学习培训。进行阶段性考试、考核。

（3）遵守医院各项医疗护理规章制度，迅速熟悉本科室各项制度和护理技术操作常规，防止各类护理差错事故的发生。

（4）遵守医院护士岗位责任制，不得无故迟到、早退或缺勤，值班时严禁擅离岗位，服从护士长安排，不擅自调班。积极参加科室及院组织的护士业务学习，努力完成进修任务。

（5）进修期间，不能享受探亲假、工作假。如遇特殊情况需要请假者，1日内由本科室批准，3日内由护理部批准，3日以上需要选送单位证明方可，进修结束后补足所休假天数，病假需经医生证明、人事处批准，全休1个月以上者回原单位请假，延长进修时间。无故旷工者，酌情给予通报原单位，直至终止进修。

（6）实行考勤、考核制度。进修结束后，个人书写书面总结，并由护士长进行考核鉴定，并将考核情况填写鉴定表内，寄回原单位供参考。

（7）进修期内应爱护公物、科技资料，损坏者按价赔偿，未经科室领导批准，不得擅自复制科室的科研资料。

（8）按规定日期离院，不得擅自提前或延期。如特殊情况由原单位来函说明，经护理部同意后方可执行。

（9）进修期满发结业证书。提前结束、进修期间成绩不合格者、进修期间出现重大差错事故者以及假期超过3日者，不发结业证。

五、消化科特殊检查护理常规

【电子结肠镜检查】

1. 检查前护理

（1）检查前清洁肠道无粪质。

（2）检查前三日进食无渣或少渣半流质饮食，检查前一日进流质饮食。

（3）肠道清洁有多种方法，可于检查前晚口服缓泻药物，检查日上午8：00口服50%硫酸镁，9：00开始饮水2500~3000ml。

2. 检查中护理

（1）协助患者取合适体位。

（2）术中观察患者的呼吸、面色、血压，如有异常通知术者及时处理。

3. 检查后的护理

（1）嘱患者卧床休息，观察大便颜色及腹痛情况，避免活动性出血。

（2）术后2小时如无特殊不适，可进温凉流质饮食。

【X线钡剂检查】

1. 检查前两日告诉患者开始停服造成阴影的重金属药物或影响胃肠道功能的药物，检查前 12 小时禁食、禁水，检查日空腹，检查前服钡剂。

2. 检查后应予口腔清洁，患者无明显不适可进食，鼓励患者多饮开水，尽快排出带有钡剂的白色粪便，防止钡剂存留过久而致肠梗阻。

【胃镜检查】

1. 检查前护理

（1）指导患者了解检查的意义、过程和沟通的办法。

（2）检查前 12 小时禁食，口含或喷雾麻醉药进行咽喉部麻醉，减少咽喉疼痛和呕吐反射。

2. 检查中护理

（1）放松领扣和腰带，取出义齿，咬紧牙垫，当胃镜到达咽喉时，嘱患者做吞咽动作。

（2）术中观察患者的面色、呼吸、脉搏，如有异常及时报告操作人员，做相应处理或停止操作。

（3）观察胃镜检查结果，配合做好照相、活体组织检查等工作。

3. 检查后护理

（1）嘱患者在检查后 2 小时可进食、进水，当天最好进食流质或易消化的半流质。

（2）部分患者出现咽痛、吞咽不适、声音嘶哑等咽部水肿症状，一般 1~2 日后自行缓解；如出现黑便、头晕、心悸等消化道出血症状，或腹部疼痛，伴压痛、反跳痛等急性腹膜炎症状和体征，应立即就诊或通知医护人员。

（3）术后护理人员对内镜等器械进行清洗、消毒、保养，以备再用。

六、护士长工作要求

1. 护士长是一个护理单元的核心，护士长的管理方法、管理理念影响整个护理单元的护理水平。护士长应注重以人为本，体现人性化管理的理念，发挥每一位护士的聪明才智，努力打造团队精神，使护理单元形成一股向上的力量。

2. 护士长注意护士的心理状态，特别关注恋爱期、孕期、哺乳期护士的心理变化，如有异常情况及时处理。在护士处于困难时，提倡团队的成员伸出援助之手，帮助渡过难关。

3. 合理排班，护士长每周排班 1 次，排班时注意护士职称、年资及能力搭配。特别注意中午、夜间护士力量搭配，有条件应上双班，原则上减少交接班环节。

4. 护士长注重自身业务水平的提高，应是护理单元的学科带头人。

5. 护士长对新护士、合同制护士严格管理，加强素质教育和理论、技术培训。

6. 护士长有每日安排和周、月计划，以及月总结。

7. 建立护士长留言本和护士留言本，以便于与护士沟通。

七、应急预案

1. 患者发生上消化道大出血的应急预案

（1）发生上消化道大出血时，立即让患者绝对卧床休息，取平卧位头偏向一侧，防止窒息发生。

（2）立即通知医生，准备好抢救车、抢救用品，尤其准备好负压吸引器，积极配合抢救。

（3）迅速建立2条以上的静脉通路，遵医嘱输血、输液及应用升压药物。

（4）给予氧气吸入，注意保暖。

（5）适时给予心理安慰、健康教育。嘱患者禁饮食、心情放松、勿紧张，尤其嘱患者勿用力咳嗽等使腹压突然升高的动作，防止加重出血。护士要动作敏捷、准确，精神镇静，有力地配合抢救，防止精神紧张给患者造成精神压力。

（6）遵医嘱查血型，做交叉配血试验，急查血常规、血凝常规。

（7）迅速准备好三腔二囊管、微量泵、60ml空针抽取生理盐水50ml、生长抑素以备用。

（8）密切观察患者呕血、便血的颜色、量、性质，正确判断患者出血是否停止。

（9）密切观察患者周围循环情况，如血压、脉搏、脉压、呼吸、四肢皮肤温湿度、有无出冷汗、神志、尿量等以判断血容量情况。

（10）必要时监测中心静脉压，进行心电监护，老年人注意输液速度，防止发生急性左心衰竭。

（11）做好手术及其他治疗的准备。

2. 急性胰腺炎患者的应急预案

（1）立即建立2条以上静脉通路，遵医嘱给予补液、升压、抑制胰液分泌等治疗。

（2）患者卧床，协助患者取弯腰抱膝位，以减轻疼痛，并保暖、吸氧。

（3）嘱患者禁饮食，立即胃肠减压，保持引流通畅。

（4）护士密切观察腹痛、腹胀、恶心、呕吐情况，肠鸣音有无减少或消失。注意腹部体征，有无压痛、反跳痛、腹肌紧张等腹膜刺激征。

（5）密切观察生命体征的变化，如神志、呼吸、脉搏、血压、体温、周围循环及尿量的变化，警惕急性呼吸衰竭、急性肾衰竭、心力衰竭等多脏器功能衰竭发生。

（6）立即备好抢救物品、药品、器械，如呼吸机、心电监护仪、微量泵、60ml 注射器，抽取 48ml 生理盐水及生长抑素（思他宁）备用。

（7）必要时心电监护、中心静脉压监测，老年患者防止输液过快发生急性左心衰竭。

（8）及时协助医生做血淀粉酶、尿淀粉酶、血钙、血糖、血常规、血电解质的监测，及时了解病情进展，防止发生水、电解质及酸碱平衡紊乱。

（9）当内科保守治疗无效时，做好术前准备，如备血、备皮、肠道准备、胃肠减压等。

（10）适时地心理护理、健康教育。

第三节　心血管内科护理工作易错环节管理

一、心血管内科一般护理常规

1. 按内科一般护理常规护理。

2. 心理护理：急性期，患者常因疾病引起的严重症状，如疼痛、呼吸困难等而出现恐惧、焦虑等情绪；康复期，部分患者则更易出现抑郁。因此，护士应了解患者的心理活动，注意患者的各种顾虑，以热忱、耐心、和蔼的态度对待患者，使患者解除各种顾虑，树立战胜疾病的信心，促使心身早日康复。

3. 及时、准确地完成对患者的入院评估、护理问题、护理计划、护理措施的实施和效果评价。

4. 严密观察病情变化，特别注意心率、心律、血压和呼吸的变化，及时发现各种并发症。

5. 每日测体温、脉搏、呼吸、血压，有病情变化者酌情增加次数，数脉搏时间不少于 1 分钟并注意速率、节律、强弱变化。如有脉搏不规律，应及时听心率 1 分钟。

6. 指导患者适当休息，病情变化或危重患者，应严格卧床休息。禁止用力，以防发生心力衰竭和猝死。

7. 指导患者合理饮食，戒烟、酒及刺激性食物。

8. 危重、一级护理患者应做好口腔及皮肤护理，并协助做好生活护理。

9. 根据病情使用心电监护仪、除颤器、临时起搏器、输液泵等仪器，保持各仪器运转正常，置于备用状态。

二、心内科交接班要求

1. 白班责任护士交班要求

（1）物品数目无误。

（2）办公室、治疗室清洁整齐。病房清洁、整齐，符合"三化、八字"要求。

（3）新患者做好入院评估、卫生处置、入院指导及遵医嘱进行初步治疗及护理。

（4）介入手术及危重患者卧位正确、舒适，生命体征平稳，各种管道通畅，皮肤完好，老年人、儿童及躁动患者加床挡，各项医嘱执行准时、准确。

（5）次日介入手术患者做好各种术前准备，包括心理护理和健康指导，使患者知道术前注意事项。

（6）向家属做好探视、陪护指导，需陪护者一人一陪。

（7）交班内容：住院患者总数、出院人数、入院人数、转科人数、介入治疗人数、危重人数、死亡人数、次日介入治疗人数、特殊治疗人数、特殊检查人数、病情变化及情绪波动的患者。

（8）所有记录本、医嘱本、交班报告符合要求。护理记录及时、准确、规范、整洁，使用医学术语，按时完成各项治疗及护理。

（9）为下一班准备好所需物品。

（10）因特殊原因本班未完成的工作及晚间治疗，要口头与书面交班。

（11）介入手术及危重患者床头交班。

2. 小夜班责任护士交班要求

（1）办公室、治疗室清洁整齐。

（2）药品、物品、仪器数目正确。

（3）一级护理、危重及手术患者及时巡视并填写巡视单，护理记录规范、整洁、及时、准确。

（4）危重及手术患者卧位正确、舒适，生命体征平稳，各种管道通畅，皮肤完好。

（5）各项治疗及护理准时、正确完成。

（6）监护仪用后摆放有序，清洁备用。心电图机用后连续充电4小时，以备用。

（7）危重及手术患者床头交班。

3. 大夜班责任护士交班要求

（1）办公室、治疗室、病房清洁整齐。

（2）物品、药品、仪器数目正确，性能完好率100%。

（3）各种记录正确、完善。

（4）手术后患者卧位舒适。

（5）手术后患者符合下床条件者，督促并帮助患者下床活动；不能下床者，如无禁忌证可取半卧位；各种管道通畅，皮肤完好，患者按医嘱进食；不能进食者督促并协助患者刷牙、漱口、洗脸、更换衣服。

（6）按医嘱准备当日手术的患者，认真执行操作规程和查对制度。

（7）标本采集及时、符合要求。

（8）口服药及各种治疗无误。

（9）危重及手术患者生命体征平稳，皮肤完好，各种管道通畅，卧位正确。

（10）所有患者床头交接班，重点交接新入院、手术、病危、病重、特殊治疗及护理的患者。

三、监护病房管理要求

1. 监护室在科主任领导下，由护士长负责管理，主治医生给予必要的协助。

2. 保持病房整洁、舒适、安全、安静，避免噪声，不得在病房内大声喧哗。

3. 保持病房环境清洁卫生，注意通风，每天通风3次，即清晨、上午、下午各1次。

4. 医务人员着装整洁、严肃，不得在病房内打电话，不得在病区内饮食。

5. 患者住院期间必须穿病员服，除必需生活用品外，不得在病房内存放过多物品。

6. 监护仪应定人管理，定期维修，及时清洁消毒，保持正常工作。

7. 病房床位和物品摆放规范，所有与医疗、护理有关的仪器和物品，如监护急救仪器、急救物品、药品及一次性用物等应放在固定位置，使用后应物归原处，不得随意乱放。

8. 急救仪器设备和用物应常备不懈，并指定专人负责每日清点、检查、补充，做到有备无患。

9. 监护仪报警信号应保持开放状态，报警信号就是呼救，医护人员听到报警必须立即检查，迅速采取措施，消除报警信号。

10. 医护人员每日查房 2 次。

11. 责任护士应守护在患者床旁，除工作需要离开患者外，护士不允许离开患者。

12. 医务人员做各种操作前后要洗手，患者使用的仪器及物品要专人专用。

13. 值班医生 24 小时不允许离开病房。

14. 护士交接班必须在患者床旁，接班护士确定无问题后，交班护士方可离开病房。

15. 科室外公示家属探视制度，与医疗护理无关人员限制出入。

16. 全科医护人员均有方便快捷的通讯联系方式以应付紧急情况，任何时候都要以病房的工作为先。

17. 护士长全面负责保管病房财产及设备，并指派专人管理，建立账目，定期清点。如有遗失，及时查明原因，按规定处理。

四、各环节质量管理要求

1. 新入院患者入院流程

（1）医生根据病房床位及患者病情安排并通知新患者入院。

（2）患者接到入院通知后，持有效身份证、医保证、押金及生活必需品到住院处办理入院手续。

（3）患者到接诊室领取病员服，由接诊人员送到病房。

（4）患者及家属要保管好交费收据，以备出院时使用。

2. 病房接诊新患者流程

（1）患者持住院病历首页及门诊病历到护士站时，责任护士起立，主动热情迎接患者，根据病情安排床位并办理相关手续。

（2）请患者及家属详细阅读入院须知，填写相关条款并签字，此须知签字后由护士放病历夹上妥善保管。

（3）通知责任护士将患者带至床前，将备用床改为暂空床，核对患者姓名，将床头卡插至床尾袋内；嘱病情轻的患者休息，将随身携带物品妥善放置；协助病重者安排卧位，初步检查病情；交接皮肤、输液及特殊用药，呼吸困难者给氧气吸入；通知医生，遵医嘱及时进行治疗。

（4）新患者如暂时不能安排床位时，应耐心向患者讲明原因并给予妥善安置。

（5）责任护士为患者测体重、血压、脉搏、呼吸、体温并记录在体温单上，并为患者做心电图。

（6）责任护士带患者（重患者为其直系亲属）熟悉病区环境及讲解病房规章制度，如住院期间患者不能擅自外出，病区内不准吸烟、饮酒，听收音机要戴耳机，住院期间要穿病员服等；做好入院宣传教育，包括病房环境、作息时间、陪住制度、饮食制度、医生查房时间、呼叫器使用、物品保管、防火、防盗、责任护士及主管医生姓名，以及与疾病治疗护理相关的知识等，责任护士应耐心回答患者及家属提出的问题。

（7）协助家属或患者整理用品，请家属协助将患者暂时不用或多余的物品带回，以保持病房内清洁整齐。

（8）为新患者进行入院评估，进行卫生处置，记录护理记录。

（9）责任护士通知主管医生患者已到院。

（10）遵医嘱进行各种治疗。

3. 患者转入流程

（1）病房接到通知后，由责任护士根据患者情况准备床位。

（2）患者转入后，责任护士接病历，检查病历是否完整，了解患者当日治疗及用药情况。

（3）通知本病房主管医生。

（4）责任护士接患者到床旁，协助患者安排好卧位。

（5）观察病情、生命体征、输液、引流等；检查皮肤情况并详细记录；特殊问题做好交班。

（6）协助患者整理物品。

（7）向患者介绍本病房的相关规定、环境，以减轻患者紧张情绪，使患者更好地配合治疗和护理。

4. 患者转出流程

（1）病房主管医生根据患者病情变化确定转出患者。

（2）医生开出转出医嘱后，通知责任护士。

（3）责任护士协助医生通知患者及家属，并协助整理物品。

（4）责任护士将转出患者所有病历按转出要求书写、登记、整理。

（5）转出前，责任护士评估患者的一般情况、生命体征，危重患者需由医生和护士同时护送。

（6）将病历及所用药物等交新病房责任护士。

（7）转至新病房后，由医生交代病情，护士交代患者皮肤、输液、引流、用药及护理记录等。

5. 手术前准备流程

（1）协助医生准确、及时地做好患者的全面检查：如血常规、尿常规、便常规、出凝血时间、血型及肝、肾、心、肺功能等检查。

（2）心理护理：评估患者身心状况，减轻患者术前紧张、焦虑、恐惧等心理问题，增强患者参与治疗和护理的意识，建立面对事实、稳定乐观的心理状态，利于机体的康复。

（3）做好术前准备：如皮肤准备、胃肠道准备及药物过敏试验。

（4）保证休息：术前保证良好的睡眠。

（5）术前宣传教育：责任护士详细交代术前注意事项，训练患者床上大小便，并班班交代。

（6）病情观察：监测生命体征，注意观察病情变化，如患者出现发热、月经来潮等需及时通知医生。

（7）术日晨准备：按要求嘱患者服口服药、禁饮食，患者取下活动义齿、眼镜、发卡、手表及耳环、项链等饰物，嘱患者勿化妆、排空大小便、保持情绪稳定，按医嘱术前半小时给予麻醉前用药。

（8）手术后用物准备：备好麻醉床、术后用物，如全麻护理盘、氧气、砂袋及监护仪等。

6. 送手术患者流程

（1）责任护士做好术前准备，指导患者更换病员服，摘掉发卡、义齿、眼镜、手表、耳环、项链等，戴好腕带，嘱患者勿化妆。

（2）术前半小时给予麻醉前用药。

（3）准备好带入介入手术室用物，如药品、病历等。

（4）责任护士与接送患者人员一起核对床号、姓名后签字，协助患者上车，送至病房门口。

（5）准备好麻醉床、全麻护理盘、氧气、监护仪及沙袋等。

7. 接手术患者流程

（1）责任护士迅速迎接手术患者，与其他人员一起将患者安置床上，根据麻醉方式安排体位，认真与麻醉师、手术室护士交接班，了解手术名称、麻醉方式及术中情况。

（2）测量血压、脉搏、呼吸及体温，做心电图，观察患者意识状态、切口、输液及皮肤情况，并认真记录在护理单上。

（3）根据医嘱为患者吸氧、输血、输液等。

（4）每15~30分钟检测血压、脉搏、呼吸各1次，持续监测生命体征2小时，稳定后改为每4小时1次，并记录在护理记录单上。

（5）根据医嘱为家属讲解术后注意事项。

（6）注意皮肤护理，防止压疮发生。

（7）局部麻醉者，介入手术后多喝水，以加速造影剂排泄，术侧下肢伸直制动6~8小时，局部盐袋压迫以防穿刺处出血。

8. 患者办理出院流程

（1）由主管医生根据患者病情决定其出院时间。

（2）出院前一日由主管医生告知患者，并向患者交代病情及出院后应注意的问题，开出院医嘱及出院带药。

（3）病房责任护士见医嘱后办理相应出院手续。

（4）患者出院当日，责任护士再次核对医嘱，将患者一览表改为出院状态，通知患者家属到住院处办理出院手续。

（5）责任护士为患者做好出院指导。

（6）家属先到药房领取出院带药，再到住院处办理出院手续。

（7）家属持住院结算单回病房，责任护士将门诊病历及医保卡交给家属，责任护士帮助患者整理用品，恭送患者离开病房。

9. 调床工作流程

（1）医生开出调床医嘱并写于黑板上。

（2）责任护士见医嘱后执行调床医嘱。

（3）责任护士准备床单位。

（4）责任护士进行调床前查对患者床号、姓名，将床头卡、护理及饮食标记换至所需床位，向患者及家属做好解释工作，征得患者同意。

（5）责任护士遵医嘱将患者调至所需床位后，将患者所有治疗单、服药单及护理单上床号更正。

（6）责任护士在微机上调床，更换病历夹号，并核对无误。

五、心血管内科特殊检查及治疗护理常规

【冠状动脉造影术及经皮冠状动脉介入】

1. 用物准备

（1）设备：X 线摄像系统、多导生理记录仪。

（2）导管及相关物品准备：6~7F 动脉鞘管、造影导管、造影剂、造影导丝、指引导丝、指引导管、环柄注射器、三联三通板、有创压力管道、压力泵、支架、球囊等。

（3）急救药品准备：利多卡因、多巴胺、阿托品、硝酸甘油、肾上腺素、尼可刹米（可拉明）、洛贝林、胺碘酮、肝素、毛花苷丙（西地兰）、地西泮、地塞米松、奥美拉唑（洛凯）等。

（4）抢救器械准备

①除颤器接好电源，导电糊，使其处于备用状态。

②临时起搏器及临时起搏电极一套。

③电动吸引系统。

④氧气。

⑤微量泵。

（5）术前导管室紫外线空气消毒 30~60 分钟。

2. 患者准备

（1）心理护理：术前向患者讲解有关支架植入的知识、手术大致过程及术中注意事项，消除患者紧张、焦虑、恐惧心理，嘱其如有不适及时告知医生。

（2）急性心肌梗死或不稳定型心绞痛危重患者入室后应避免患者自己移动，应用四人搬运法将患者由平车移至导管床上。

（3）接患者时检查腕带标识信息，核对床号、姓名、性别、住院号、过敏试验结果、手术同意书是否签字等。

（4）连接监护导联，记录血压、心率，准备手术记录单，记录术前、术中、术后的心电图及压力曲线。

（5）建立静脉通道，方便术中用药，利于抢救。

（6）必要时持续给氧。

3. 术中观察与护理

（1）熟知手术过程，了解手术进展及术者意图，有预见性地准备好合适的导管、导丝、球囊、支架等，以便在手术中能迅速提供，以减少手术时间。

（2）密切观察患者的反应，倾听患者的主诉，血压升高者给予硝苯地平5mg 舌下含服，并观察血压变化。心绞痛发作者给予硝酸甘油舌下含服或冠状动脉内给药。

（3）注意观察心电示波变化，有严重房室传导阻滞者安置临时起搏器。频发室性期前收缩、短阵室性心动过速及时报告医生处理并记录心电图。

（4）严密监测动脉压力曲线，有异常及时提醒医生。

（5）出现心室颤动立即行 200J 非同步直流电除颤，并观察心电示波了解复律是否成功，同时进行心脏复苏的处理。

（6）支架植入成功后观察冠状动脉再通情况，再次记录心电图，观察生命体征，平稳后送冠心病监护治疗病房（CCU）。

（7）擦拭各仪器，保持清洁，归位。

【射频导管消融术】

1. 用物准备

（1）手术前 1 小时将导管室清扫干净，地面消毒，空气消毒 30 分钟。

（2）避免不必要的人员走动。

（3）连接多导生理仪于工作状态，除颤器置于导管床旁合适位置。

（4）准备各类导管（包括双向射频消融导管、加硬射频消融导管、单向射频消融导管及冷盐水灌注导管）、各类标测电极（包括四极标测电极、冠状窦标测电极、多极标测电极）、各类型号的 Swartz 鞘及 6~8F 动脉鞘管等。

（5）准备临时起搏器及输液泵等。

（6）手术前准备相应的各类抢救药品：如多巴胺、去甲肾上腺素、肾上腺素、异丙肾上腺素、硝酸甘油、阿托品、二甲弗林（回苏灵）、维拉帕米（异搏定）、硝苯地平（心痛定）、硝酸异山梨酯（消心痛）、利多卡因以及各类镇痛药等。

（7）准备各类手术相关耗材：如手术包、手术衣、灭菌手套、空针、输液器、弹力绷带（优力舒）、绷带卷等。

2. 患者准备

（1）做好心理护理：让患者简单了解手术大致过程及手术中的注意事项，消除患者的紧张情绪。

（2）进导管室之前嘱患者排空尿液。

（3）建立静脉通道于左臂。

（4）检查病历：手术当日送手术单并核实患者的姓名、床号、住院号、化验单（包括血常规、肝功能、表面抗原、乙肝和丙肝结果）、术前谈话签字记录。

3. 术中护理

（1）进入导管室人员必须戴口罩、帽子、鞋套，严格遵守无菌操作规程。

（2）接患者进导管室，安置患者于导管床上，暴露上胸部、腹股沟区，准确贴电极片，连接心电监护；患者取平卧位，头偏向左侧，摘掉眼镜，给患者戴无菌帽，防止污染。

（3）记录术前、术中、术后 12 导联心电图。

（4）做好手术记录，手术过程中应及时询问患者病情，严密监测患者心电、血压，注意观察患者有无心脏压塞、房室传导阻滞、气胸，有无血肿及假性动脉瘤，定时监测心律、脉搏、肢体温度及颜色。

（5）手术完毕，协助医生拔除鞘管、加压包扎，注意观察患者术区有无出血、血肿等，及时发现并妥善处理。

（6）手术完毕送患者回病房，注意患者保暖及输液通畅。

（7）物品归位，做好清洁消毒工作。

【永久性起搏器植入术】

1. 术前准备

（1）手术前室内紫外线灯照射消毒 30~60 分钟。

（2）导管室保持安静、清洁，根据季节的不同，保持室温相对恒定，严禁大声喧哗。

（3）术前负责检查多导生理仪机、除颤器、起搏器分析仪、氧气等，保持完好备用状态。

（4）准备临时起搏电极、临时起搏器。

（5）物品准备：28~11F 静脉撕开鞘、6F 动脉鞘、手术包、手术衣、手术器械、灭菌手套、空针、输液器、无菌贴膜、弹力绷带、绷带卷等。

（6）急救药品准备：利多卡因、多巴胺、阿托品、硝酸甘油、肾上腺素、尼可刹米、洛贝林、胺碘酮、肝素、毛花苷丙（西地兰）、地西泮、地塞米松、奥美拉唑等。

2．患者准备

（1）做好患者心理护理，避免患者手术中过分恐惧及紧张，以免影响手术顺利进行。进入导管室前嘱患者排便、排尿。

（2）接患者时应核对患者姓名、床号、住院号，查对患者病情记录、术前所做的各种检查，如血常规、肝功能、乙型病毒性肝炎（简称乙肝）表面抗原以及甲型病毒性肝炎（简称甲肝）、丙型病毒性肝炎（简称丙肝）等，核对手术同意书是否签字，如有疑问，应及时通知手术医生。

（3）术前为患者留置静脉通路以便于手术中给药。

3．术中护理

（1）将患者安置在导管床上，并使患者保持舒适的体位，一般采取平卧位，头偏向左侧，有眼镜的患者应摘掉眼镜，并戴手术帽以防止污染。

（2）皮肤准备，暴露胸部，胸壁彻底消毒，贴电极片，进行心电监护。

（3）巡回护士负责各种用物的准备，包括起搏电极及起搏器的打开以及生理盐水、药物、各种敷料的及时供给。

（4）手术护士负责心电监护及起搏电极的测试，术中严密观察心率、心律的变化，如有异常及时报告手术者。

（5）手术完毕，做好伤口包扎，送回病房，注意运送中患者的保暖和输液通畅。

（6）手术完毕，用物归位，并做好仪器、器械的清洁和保养、消毒物品的归位、外送外取、物品交换工作。

【心脏电复律术】

1．按心血管内科一般护理常规护理。

2．患者准备

（1）正确选择病例，严格掌握适应证。

（2）心理护理：避免恐惧和紧张，取得家属同意，解释相关问题。

（3）纠正电解质紊乱：如低钾。

（4）控制心率及心力衰竭：应用洋地黄者术前24~48小时停药。

（5）电复律前服用奎尼丁者应严密观察心率、血压的变化，并观察其副作用。若出现头晕、耳鸣、眩晕、皮疹、恶心、呕吐等应停用。注意奎尼丁晕厥，警惕奎尼丁引起心室肌纤维传导阻滞诱发尖端扭转型室性心动过速。

（6）术前晚使用镇静剂，保证睡眠。术日晨禁食，术前排尿。

3．器械、药品准备

（1）器械：备心电监护仪、除颤器、负压吸引器、氧气、气管内插管。检查除颤器性能是否良好，触发同步功能是否稳定，接地是否良好。

（2）药品：地西泮及急救药品，如呼吸兴奋剂、正性肌力药、抗心律失常药、升压药等。

4. 电复律的护理配合

（1）患者平卧于木板床上，给予安慰，取下义齿，松解衣裤纽扣，避免接触金属物质。

（2）术前吸氧15分钟，记录心率、呼吸、血压，建立静脉通道。

（3）常规描记心电图，留做对照用。解除心电图电极导线，以免电击损坏心电图机。

（4）连接除颤器，检查同步功能，充电到所需能量水平。

（5）静脉缓慢推注地西泮20~30mg，嘱患者报数，进入嗜睡状态即可电击。

（6）放电后立即进行心脏听诊并描记心电图。

5. 术后护理

（1）持续心电监护8~12小时，严密观察心率、心律、呼吸、血压的变化。

（2）神志不清时头转向一侧，防止呕吐物被吸入，术后2小时内禁食。

（3）术前使用抗凝剂者，术后应观察有无鼻、皮肤紫癜、出血点及出血现象，注意有无栓塞症状。

（4）嘱患者卧床休息2~3日，清醒后给予高热量、高维生素、易消化的饮食，保持大便通畅。按医嘱给予抗心律失常药物以维持疗效，观察药物效果及反应。

（5）电击处皮肤若有红肿热痛可能为灼伤，涂抹烫伤油保护皮肤。

6. 健康教育

（1）避免过度劳累和情绪激动。

（2）戒烟、酒和刺激性食物。

（3）正确服用抗心律失常药物。

【经皮主动脉内球囊反搏（IABP）治疗术】

1. 术前护理

（1）心理护理：患者应用IABP支持治疗时常感焦虑、困惑或不安。护士应耐心解释患者提出的问题，安慰鼓励患者，为患者创造一个安静的能够充分休息的环境。

（2）检查双侧足背动脉、股动脉搏动情况并做标记。

（3）完善血常规及血型、尿常规、出凝血时间等相关检查，必要时备血。

（4）股动脉穿刺术区备皮。

（5）术前常规遵医嘱给予抗血小板凝集药物与地西泮等镇静药物。

（6）备齐术中用物、抢救物品、器械和药品。

2. 用物准备

（1）器械及物品：主动脉内球囊反搏机1台、主动脉球囊管1套、无菌治疗巾、无菌手套、无菌消毒用品、肝素盐水冲洗液等。

（2）球囊的选择与准备：根据患者身高和主动脉的大致直径选择 IABP 的大小，一般以球囊充气时使主动脉阻塞90%~95%较合适。根据球囊充气量的多少，分别选择4、9、10、15、25、35、40、50等不同容积的导管，供不同体重的儿童和成人使用。

（3）打开并取出无菌球囊管：用6ml注射器经单向活瓣给球囊充气，然后抽吸球囊，使之完全瘪下去；用无菌肝素盐水（生理盐水500ml+肝素0.2ml）冲洗球囊导管的中心腔。

3. 术中配合

（1）密切观察测量并记录患者的血压、心率、心律、尿量及双侧下肢皮肤温度、颜色、动脉搏动情况。

（2）对患者出现的临床表现尤其是疼痛有所警觉，及早发现和处理并发症。

（3）插管后常规立即进行床旁 X 线胸片检查，明确导管位置。

4. 主动脉内球囊反搏泵的准备

（1）打开电源。

（2）选择触发方式，最常采用心电图 R 波作为触发的识别标志。

（3）时相转换适当可以使主动脉内球囊在每个心动周期的充气和排气协调地相互交替发生作用。理想的反搏结果是：产生高的动脉舒张压，从而增加冠状动脉的灌注，降低主动脉舒张末压，从而减少心肌氧耗，增加心排血量。

（4）连接动脉压力监测装置。

5. 撤离主动脉内球囊反搏

（1）指征：心排指数＞2.0L/（min·m²）；动脉收缩压＞90mmHg（12kPa）；左心房和右心房压<20mmHg（2.67kPa）；心率<110次/分；尿量>0.5ml/（kg·h）；无正性肌力药物支持或用量<5μg/（kg·min）。

（2）步骤

①由医生逐步地减少主动脉内球囊反搏的辅助比例到1∶3或1∶4，并逐步减少抗凝剂的应用，在拔除球囊导管前4小时停止使用肝素，确认全血激活凝血时间<180秒。

②给予少量镇静剂。

③剪断固定缝线。

④停机后用50ml注射器将球囊内气体抽空。

⑤将球囊导管与鞘管一起拔出。

⑥让血液从穿刺口冲出几秒，可清除血管内存在的血栓碎片。

⑦局部压迫30分钟，继以砂袋压迫8小时。嘱患者平卧12小时，严密观察穿刺部位出血情况。

⑧拔除球囊导管以后，应立即检查远端动脉搏动情况和血流动力学状态，及早发现异常并及时处理。

六、特殊药品管理

1. 洋地黄用药要求

（1）用药注意事项

①洋地黄用药个体差异很大，老年人、心肌缺血缺氧，如冠心病、重度心力衰竭、低钾、低镁血症、肾功能减退等情况对洋地黄较敏感，使用时应严密观察患者用药后反应。

②注意不与奎尼丁、普罗帕酮（心律平）、维拉帕米、钙剂、胺碘酮等药物合用，以免增加药物毒性。

③必要时监测血清地高辛浓度。

④严格按医嘱给药，教会患者服地高辛时应自测脉搏，当脉搏<60次/分或节律不规则时应暂停服药并告诉医生；静脉使用毛花苷丙或毛花苷K时务必稀释后缓慢静脉注射，使用前、后需监测心率、心律的变化。

（2）密切观察洋地黄毒性反应

①洋地黄中毒最重要的反应是各类心律失常，最常见者为室性期前收缩，多呈二联律或三联律，其他如房性期前收缩、交界性心动过速、心房颤动、房室传导阻滞等。

②用维持量法给药时，出现胃肠道反应，如食欲不振、恶心、呕吐等。

③神经系统症状，如头痛、倦怠、视物模糊、黄视、绿视等十分少见。

（3）洋地黄中毒的处理

①立即停用洋地黄。

②补充钾盐：可口服或静脉补充氯化钾，停用排钾利尿剂。

③纠正心律失常：快速性心律失常首选苯妥英钠或利多卡因，有传导阻滞及缓慢性心律失常者可用阿托品静脉注射或安置临时起搏器。

2. 硝普钠用药要求

（1）硝普钠应严格避光保存。

（2）严格按医嘱给药。

（3）硝普钠应现用现配，用5%葡萄糖液溶解。

（4）持续泵入硝普钠时，应用避光空针和避光延长管，静脉滴注时应避光保存，应用避光输液器及避光袋。

（5）硝普钠溶液每6小时更换1次，以免放置时间过长药效降低或因光照等原因造成氰化物中毒。

（6）应用硝普钠时应密切监测血压变化，根据血压调整硝普钠泵速（或滴速）。

七、护士长工作要求

1. 护士长每周排班1次，排班时注意护士职称、年资及能力搭配。

2. 排班时间合理，特别注意中午、夜间护士力量搭配，有条件应上双班，原则上减少交接班环节。

3. 护士长注意护士的心理状态，特别关注恋爱期、孕期、哺乳期护士的心理变化，如有异常情况及时处理。

4. 护士长对新护士、合同制护士严格管理，加强护士素质教育和理论、技术培训。

5. 护士长每日提前10~15分钟进病房，查看夜班护士工作质量及危重患者情况。

6. 参加晨会交班，带领护士床头交班。

7. 参加晨间护理并检查病房管理情况。

8. 为出院患者做出院指导并征求患者及家属意见。

9. 执行周计划。

10. 检查出院病历并签字。

11. 检查护理质量，查看危重患者、手术患者、新入院患者、次日手术患者及有特殊情况患者。

12. 建立护士长留言本和护士留言本，以便于与护士沟通。

八、患者发生猝死的应急预案

一旦确诊为心脏骤停，应迅速、准确、熟练地进行抢救，保证心、肺、脑复苏成功。

1. 初级心肺复苏

（1）胸外心脏按压：按压部位是胸骨中下 1/3 交界处的正中线上或剑突上 2.5~5cm 处，按压应平稳、均匀、有规律，按压频率至少为 100 次/分。

（2）开放气道：迅速清除口腔黏液、分泌物、呕吐物，必要时使用吸引器吸痰。发现义齿立即取下，检查和清除气道内异物。操作者一手置于患者前额用力加压使患者头后仰，另一手的示指、中指抬起下颌，使下颌尖、耳垂与地面垂直，以畅通气道。

（3）人工呼吸：在保持气道通畅的同时，必须立即开始人工通气，气管内插管是建立人工通气的最好方法。当时间或条件不允许时，口对口呼吸是一项简易有效的人工通气方法。但口对口呼吸只是临时紧急措施，应马上争取气管内插管，以人工气囊挤压或呼吸机进行辅助呼吸与给氧。必要时做动脉血氧分压监测。每 30 次胸外按压持续给予 2 次通气。

2. 高级心肺复苏

（1）气管内插管与给氧。

（2）除颤和复律：若心电监护确定为心室颤动或持续性室性心动过速，立即用 200J 能量进行直流电复律，一次不成功，可将能量增大至 300J 或 360J 重复复律。

（3）迅速建立 1~2 条静脉通道，给予急救药物：常用药物有肾上腺素、异丙肾上腺素、阿托品、利多卡因、普鲁卡因胺和溴苄胺、碳酸氢钠、呼吸兴奋剂。

（4）脑复苏：如低温疗法、脱水疗法、防治抽搐、高压氧疗等。

（5）复苏后处理：大动脉搏动出现、呼吸恢复、心音出现是复苏有效的指标。一旦复苏成功，应将患者送至监护室，密切监测生命体征的变化，根据医嘱做好治疗及护理，预防并发症的发生。

第四节　肾内科护理工作易错环节管理

一、肾内科一般护理常规

1. 按内科一般护理常规护理。

2. 心理护理：应同情患者，经常安慰、鼓励患者去除不良心理因素，使之能密切配合治疗，争取治愈或延缓病程进展。

3. 急性期及严重肾衰竭时应绝对卧床休息，协助其完成各种日常活动。缓解或恢复期应适当卧床休息，避免劳累，注意保暖。

4. 根据不同病情，为患者制定合理的营养计划，摄入营养丰富的食物，改善机体营养状态，增加机体的抵抗力。

5. 严密观察并记录患者生命体征的变化，尤其是血压变化的情况，定时测量血压，对于高血压的患者，更应严密观察体液的变化，严格记录患者24小时出入量，定期测量体重。

6. 预防感染：减少探访人数及次数，以防交叉感染；注意观察有无呼吸道、泌尿系、皮肤等部位感染的发生。协助患者做好全身皮肤黏膜的清洁卫生，同时注意保护皮肤，以免损伤水肿的皮肤引起感染。

7. 健康教育

（1）指导患者注意皮肤清洁卫生。

（2）指导患者准确留取各种血、尿标本，特别是24小时尿蛋白定量、1小时细胞计数、尿培养等。

二、肾内科交接班要求

1. 白班责任护士交班要求

（1）办公室清洁整齐，药品、物品数目无误。病房清洁、整齐，符合"三化、八字"要求。

（2）新患者做好入院评估、入院指导及遵医嘱进行初步治疗。

（3）危重患者卧位正确、舒适，生命体征平稳，各种管道通畅，皮肤完好，各项医嘱执行准时、准确。

（4）向家属做好探视、陪护指导，需陪护者一人一陪。

（5）交班内容：住院患者总数、出院人数、入院人数、危重患者数、死亡人数、特殊治疗人数、特殊检查人数、病情变化及情绪波动的患者。

（6）所有记录本、医嘱本、交班报告符合要求。护理记录规范、整洁，按时完成各项治疗。

（7）为下一班准备好所需物品。

（8）因特殊原因本班未完成的工作及晚间治疗，要口头与书面交班。

（9）新入院、危重、肾穿刺、腹膜透析及特殊治疗和检查的患者床头交班。

（10）记出入量，腹膜透析及危重患者写好日间小结。

2. 夜班责任护士交班要求

（1）办公室、治疗室、病房清洁整齐。

（2）物品数目正确。

（3）一级护理、危重患者及时巡视并填写巡视单，护理记录规范、整洁。

（4）危重患者卧位正确、舒适，生命体征平稳，各种管道畅通，皮肤完好。各种引流液及时倾倒，正确记录引流量。

（5）各项治疗准时、正确完成。

（6）监护仪用后摆放有序，清洁备用。

（7）新入院、危重、特殊治疗和检查患者床头交班，写好 24 小时小结并记录。

（8）标本采集及时，符合要求。

三、各环节质量管理要求

1. 新入院患者入院流程

（1）医生根据病房床位及患者病情安排并通知新患者入院。

（2）患者接到入院通知后，持有效身份证、医保证、押金及生活必需品到住院处办理入院手续。

（3）患者到接诊室领取病员服，由接诊人员送到病房。

（4）患者及家属要保管好交费收据，以备出院时使用。

2. 病房接诊新患者流程

（1）患者持住院病历首页及门诊病历到护士站时，责任护士起立，主动热情迎接患者，根据病情安排床位并办理相关手续。

（2）请患者及家属详细阅读入院须知，填写相应条款并签字，此须知签字后由护士放病历夹上妥善保管。

（3）通知责任护士将患者带至床前，将备用床改为暂空床，核对患者姓名，将床头卡插至床尾袋内；嘱咐病情轻的患者休息，将随身携带物品妥善放置；协助病重者安排卧位，初步检查病情；交接皮肤、输液及特殊用药；通知医生，遵医嘱及时进行治疗。

（4）新患者如暂时不能安排床位时，应耐心向患者讲明原因并给予妥善安置。

（5）责任护士为患者测体重、血压、脉搏、呼吸、体温并记录在体温单上。

（6）责任护士带患者（重患者为其直系亲属）熟悉病区环境及讲解病房规章制度，如住院期间患者不能擅自外出，病区内不准吸烟、饮酒，听收音机要戴耳机，住院期间要穿病员服等；做好入院宣传教育，包括病房环境、作息时间、陪住制度、医生查房时间、呼叫器使用、物品保管、防火、防盗、责任护士及主管医生姓名等，责任护士应耐心回答患者及家属提出的问题。

（7）协助家属或患者整理用品，请家属协助将患者暂时不用或多余的物品带回，以保持病房内清洁整齐。

（8）为新患者进行入院评估，记录护理记录。

（9）责任护士通知主管医生患者已到院。

（10）遵医嘱进行各种治疗。

3. 患者转入流程

（1）病房接到通知后，责任护士根据患者情况准备床位。

（2）患者转入后，责任护士接病历，检查病历是否完整，了解患者当日治疗及用药情况。

（3）通知本病房主管医生。

（4）责任护士接患者到床旁，协助患者安排好卧位。观察病情、生命体征、输液、引流等；检查皮肤情况并详细记录；特殊问题做好交班。

（5）协助患者整理物品。

（6）向患者介绍病房的相关规定、环境，以减轻患者紧张情绪，使患者更好地配合治疗和护理。

4. 患者转出流程

（1）病房主管医生根据患者病情变化确定转出患者。

（2）医生开出转出医嘱后，通知责任护士。

（3）责任护士协助医生通知患者及家属，并协助整理物品。

（4）责任护士将转出患者所有病历按转出要求书写、登记、整理。

（5）转出前，责任护士评估患者的一般情况、生命体征，危重患者需有医生及护士同时护送。

（6）将病历及所有药物等交到转入病房责任护士。

（7）转至新病房后，由医生交代病情，护士交代患者皮肤、输液、引流、用药及护理记录等。

5. 接肾穿刺手术患者流程

（1）责任护士和其他人员一起将患者安置床上，嘱患者平卧6小时，卧床24小时，以避免肾脏出血。24小时后可适当床边活动。

（2）测量血压、脉搏，观察患者穿刺处有无渗血、渗液，嘱患者大量饮水，以增加尿量，减少出血。

（3）留取术后前3次尿送检。

（4）如有不适，及时与医生联系。

（5）24小时后可以解除腹带。

（6）嘱患者少食多餐，勿过饱，以免引起腹胀。

（7）遵医嘱输液。

6. 患者办理出院流程

（1）由主管医生根据患者病情决定其出院时间。

（2）出院前一日由主管医生告知患者，并向患者交代病情及出院后应注意的问题，开出院医嘱及出院带药。

（3）病房责任护士见医嘱后办理相关出院手续。

（4）患者出院当日，责任护士再次核对医嘱，将患者一览表改为出院状态，通知患者家属到住院处办理出院手续。

（5）责任护士为患者做好出院指导。

（6）家属先到药房领取出院带药，再到住院处办理出院手续。

（7）家属持住院结算单回病房，责任护士将门诊病历交给家属，责任护士帮助患者整理用品，恭送患者离开病房。

7. 调床工作流程

（1）医生开出调床医嘱并写于黑板上。

（2）责任护士见医嘱后执行调床医嘱。

（3）责任护士准备床单位。

（4）责任护士进行调床前查对患者床号、姓名，将床头卡、护理及饮食标记换至所需床位，向患者及家属做好解释工作，征得患者同意。

（5）责任护士遵医嘱将患者调至所需床位后，将患者所有治疗单、服药单、护理单、服药杯、静脉药的床号更正。

（6）责任护士更换病历夹、一览表并核对无误。

四、特殊护理人员的管理

1. 入科时由护士长介绍科内各项规章制度、专科护理特点及护理常规。

2. 介绍肾内科疾病特点、专业技术操作方法及注意事项。

3. 取得执业证书前不得独立值班。

4. 选出以身作则、专业水平高的护士作为带教老师，实行专人带教，随时讲解临床知识、操作技术，耐心解答轮转护士的疑问。

5. 利用每月 1 次的护理查房及业务学习，讲解肾内科常见病及多发病。

6. 利用晨会提问及季度考试的机会考察轮转护士知识掌握的情况，不断提高业务水平。

7. 出科前，要求每位轮转护士写一份肾内科护理记录，掌握腹膜透析的护理操作及肾内科的护理查体，熟练地为患者做常见病的健康教育。

8. 出科前进行轮转护士意见反馈，不断提高带教质量。

五、护理告知

1. 尿毒症患者的护理告知

（1）注意休息，避免在短时间内重体力劳动和剧烈活动。生活要有规律，保持心态稳定、乐观、开朗，树立战胜疾病的信心。

（2）进食高热量、高维生素、优质蛋白、高钙、低磷、低钾、低钠的饮食。

①可多吃的食物：优质的动物蛋白，如瘦肉、牛奶、鸡蛋清、海参、鱼；富含 B 族维生素和维生素 C 的食物；含丰富纤维素的食物。

②应该少吃的食物：避免食用高磷的食品，如动物的内脏（肝和肾）、鱿鱼和虾米，少喝汤；避免食用高钾的食品，如新鲜水果类（香蕉、橘子、柚）、蔬菜类（西红柿、土豆、蘑菇）、水果汁、酒；限制盐的摄入，如咸肉、火腿、香肠、咸饼干、土豆片、坚果、熏鱼、罐装金枪鱼等；限制甜食和脂肪的摄入。

（3）控制体重，预防高血压。

理想体重可按以下公式计算。

①男性：身高(cm)−100＝理想体重(kg)。

②女性：身高(cm)−105＝理想体重(kg)。

（4）戒烟酒。

（5）限制水分的摄入

①尿量>1000ml/d：可不必过分限制入液量。

②尿量<1000ml/d：应限制水分摄入，可按以下公式计算。

入液量=尿量+500~600ml。

（6）预防感冒，保持室内空气新鲜，每天通风2次，每次20~30分钟。

（7）定期复查，每月复查1次，按医嘱规律服药。

（8）保护透析通路（临时性血管通路、动静脉内外瘘），保持局部清洁，防止感染。

2. 腹膜透析患者出院后的护理告知

腹膜透析是代替肾脏功能的有效方法。尽管它给患者提供了极大的灵活性和诸多的优越性，但仍需要患者的积极参与和主动配合。这样才能成功地进行居家腹膜透析。

（1）透析环境要清洁、整齐，空气新鲜，房间物品每日用消毒液擦拭，用紫外线灯照射2次，每次20~30分钟，有条件者可设透析间。

（2）腹膜透析液应用干燥恒温箱或微波炉加热，干燥恒温箱或微波炉每周用消毒液擦洗1次。

（3）操作前必须洗干净手。

（4）注意个人卫生，每日更换内衣，衣服以宽松、柔软、合体为宜。

（5）保持良好心态，在病情稳定情况下，劳逸结合，可到户外活动及做一些力所能及的事情。

（6）注意饮食，因透析丢失大量蛋白，在饮食中要补充大量优质蛋白，多食含维生素丰富的蔬菜，注意提高营养状况及免疫功能。

（7）透析初期，由于透析液中不含钾，易出现低钾血症，应多吃含钾高的食物，如干果、香蕉、小米等，必要时口服或静脉补钾。

（8）保护好伤口及腹膜透析管，防止下腹部剧烈活动或挤压、撞伤等。观察引流液的颜色、量，并正确记录。

（9）每2周联系1次，定期（1~2个月）到医院复查，如有感染或其他意外可随时就诊。

六、特殊用药管理要求

1. 重组人促红细胞生成素（rhEPO）用药要求

（1）此药需要在2~8℃的环境中妥善存放备用，避免过冷或过热而致药液变质失效。

（2）此药药液容积小，价格昂贵。采用皮下注射，所以使用时应用胰岛素 BD 针抽取干净，胰岛素 BD 针经过双斜面设计，使穿刺阻力最小，注射几乎无疼痛。

（3）注射时选择皮下无硬结的部位缓慢推注，拔针后用干棉签按压片刻，防止药液外渗，造成药液浪费。

（4）注射部位每周更换 1 次，避免引起局部疼痛及药物吸收不良。

（5）治疗过程中应密切观察患者生命体征、精神状况、食欲等情况，定期监测红细胞、血红蛋白、血细胞比容等。

2. 腹膜透析液用药要求

（1）腹膜透析液要妥善保存，专人管理，放置在清洁、阴凉干燥处，防止被污染。

（2）将腹膜透析液成分详细记录，如电解质浓度、酸碱度、葡萄糖等。

（3）透析液按浓度不同分别放置，根据脱水量不同选择透析液浓度。

（4）使用前检查腹膜透析液包装有无破损、使用期限及有无浑浊、絮状物等。

（5）腹膜透析液应用干燥恒温箱或微波炉加热，干燥恒温箱或微波炉应每周用消毒液擦洗 1 次。

（6）加热温度适宜，透析液温度在 34~37℃之间。

（7）操作前必须洗手。

（8）各管路连接时严格无菌操作。

（9）严格记录出入量。

（10）观察引流液颜色、量，并详细记录。

七、肾内科特殊检查护理常规

【关节腔穿刺术】

1. 术前护理

（1）向患者讲解关节腔穿刺的意义、穿刺部位及配合方法，介绍治疗成功的病例，解除紧张、焦虑、恐惧的心理，使患者积极配合治疗。

（2）询问患者有无药物过敏史、晕针史，嘱患者治疗前充分休息并禁食，以减少晕针发生。

（3）备好氧气、急救药品。

（4）关节处皮肤若有皮屑，要用温热水清洗干净。

2. 术中护理

（1）协助患者取仰卧位。

（2）确定穿刺部位。

（3）严格无菌技术操作，用碘伏以进针点为中心做直径5cm的环形消毒。用5ml空针接7号针头垂直进针，有落空感、回抽有关节液证实是在关节腔内。

（4）动作要轻柔，避免损伤关节软骨。

（5）抽液完毕后，如需注入药物，则应另换无菌注射器。注射完毕拔出针头，用棉签按压穿刺点1分钟再用敷贴贴于穿刺点处。然后缓慢活动关节5~6次，使药物在关节内均匀分布。

3. 术后护理

（1）注射后应卧床休息30分钟，下床行走时可使用手杖。

（2）2日内禁用水冲洗注射部位。

（3）治疗期间暂时停止按摩、热敷等其他治疗。

（4）注意观察患者有无出现皮疹、瘙痒等症状，一旦出现应停止用药。若注射部位出现疼痛、肿胀，注意休息2~3日可自行缓解。

【肾脏穿刺术】

1. 术前护理

（1）心理护理：认真地根据患者的不同情况做好术前教育，多与患者沟通，了解其心理状态。耐心细致地介绍实行活检术的必要性及手术过程，讲解术中的注意事项及术后可能出现的并发症。

（2）征得患者及家属的同意，指导患者练习憋气（肾穿刺术需要短暂憋气）及卧床排尿（肾穿刺术后需要卧床24小时），以便更加密切地配合。

（3）准备宽松棉质的睡衣。

（4）采血送检查出凝血时间、血小板计数及凝血酶原时间、血型，并备血。

（5）查肌酐清除率、血肌酐及尿素氮，了解肾功能，并做B超了解肾脏的大小、位置及活动度。

2. 术中护理

（1）安慰患者缓解其紧张心理，并运用肢体语言给予安慰。

（2）协助患者取俯卧位，在肾区部位垫一软枕，密切观察患者面色及生命体征。

3. 术后护理

（1）术后严密观察脉搏、血压、面色及肢体温度，每3分钟各1次，连续4小时后，每2小时测脉搏、血压各1次。若出现脉搏、血压下降、面色苍白等休克症状时，应迅速通知医生，积极配合抢救。

（2）用砂袋或盐袋加压于穿刺点。

（3）术后绝对卧床24小时，安静休息，减少躯体移动，避免引起伤口出血，同时应观察患者伤口有无渗血，6小时后可翻身，24小时后下床适当活动。若有肉眼血尿需卧床休息至消失为止。

（4）观察尿液颜色和量，穿刺后尿液连续3次送检。

（5）协助做好患者生活护理，并鼓励患者多饮水，患者术后如有不习惯卧床排尿，可导致术后膀胱充盈、紧张，不能自行排尿可采取腹部热敷，或听流水声刺激排尿等方法。

（6）嘱患者术后3日内不要沐浴以避免伤口感染。

八、护士长工作要求

1. 护士长每周排班1次，排班时注意护士职务、年资及能力搭配。

2. 排班时间合理，特别注意中午及夜班护士的力量搭配。

3. 护士长注意护士的心理状态，特别关注恋爱期、孕期、哺乳期护士的心理变化，如有异常情况应及时谈心，帮助解决。

4. 护士长对新护士、合同制护士等，应制定管理计划，加强素质教育和理论、技术培训。

5. 护士长每日提前10~15分钟进病房，查看夜班护士工作质量及危重患者情况。

6. 参加晨会交班，开展晨间提问及晨间英语学习，参加床头交班。

7. 参加晨间护理，并检查病房管理情况。

8. 为出院患者做出院指导，并征求患者及家属的意见。

9. 检查出院病历并签字。

10. 执行周计划。

九、急性肾衰竭的应急预案

1. 嘱患者绝对卧床休息。

2. 指导饮食。高热量：每日每千克体重给予35kJ热量。高维生素：每日应给适量多种维生素。蛋白质摄入应根据病情而定，一般肾实质损伤期48~72小时内，由于组织代谢旺盛，应避免外源性蛋白质摄入。3~4日后组织分解代谢减慢，此时可给予适量蛋白质每日20g，以蛋和奶为主。进入多尿期的患者应给予高蛋白饮食。

3. 少尿期的患者应严格控制水、钾和盐的摄入。这是预防水中毒及高钾血症的关键措施。应嘱患者禁食含钾量高的食物，如土豆、橘子、菠菜、紫菜、干蘑菇等。

4. 严格记录出入量。密切观察尿量变化，为治疗提供依据。

5. 密切观察病情变化，如意识、血压、心率、心律、高钾血症、脑水肿、出血、水、电解质及酸碱平衡失调等情况。

6. 加强口腔护理和皮肤护理。保持室内空气清洁。严格执行无菌操作原则，避免感染。

7. 遵医嘱进行血液透析。

第五节　神经内科护理工作易错环节管理

一、神经内科一般护理常规

1. 按内科一般护理常规护理。

2. 心理护理：加强对患者和家属的心理支持和疏导，最大程度地减少患者的不适感，增强其对治疗及护理的信心。

3. 观察患者生命体征及意识、瞳孔的变化，注意肢体活动、头痛的性质、恶心、呕吐情况。

4. 保持呼吸道通畅，防止呼吸道阻塞，及时吸痰，必要时行气管切开。

5. 病情危重者绝对卧床休息，避免不必要的搬动。

6. 昏迷或偏瘫后大小便失禁者，女患者留置导尿，男患者套阴茎套引流尿液。对3日无大便者可给予缓泻剂。

二、神经内科交接班要求

1. 白班责任护士交班要求

（1）物品数目无误。

（2）办公室、治疗室清洁整齐。病房清洁、整齐，符合"三化、八字"要求。

（3）新患者做好入院评估、入院指导及遵医嘱进行初步治疗。

（4）昏迷、瘫痪等危重患者卧位正确、舒适，生命体征平稳，各种管道通畅，皮肤完好，各项医嘱执行准时、准确。

（5）向家属做好探视、陪护指导，需陪护者一人一陪。

（6）交班内容：住院患者总数、出院人数、入院人数、转科人数、危重人数、死亡人数、特殊治疗人数、使用呼吸机者、特殊检查人数、病情变化及情绪波动的患者。

（7）所有记录本、医嘱本、交班报告符合要求。护理记录规范、整洁，按时完成各项治疗。

（8）为下一班准备好所需物品。

（9）因特殊原因本班未完成的工作，要口头与书面交班。

（10）昏迷、危重患者床头交班。

2. 小夜班责任护士交班要求

（1）办公室、治疗室、病房清洁整齐；物品数目正确。

（2）各种记录完善。

（3）一级护理、危重患者及时巡视并填写巡视单，护理记录规范、整洁。

（4）昏迷、瘫痪等危重患者卧位正确、舒适，生命体征平稳，各种管道通畅，皮肤完好。

（5）各项治疗准时、正确完成。

（6）监护仪用后摆放有序，清洁备用。

（7）昏迷、危重患者床头交班。

3. 大夜班责任护士交班要求

（1）办公室、治疗室、病房清洁整齐。

（2）物品数目准确。

（3）各项记录正确、完善。

（4）各种引流液及时倾倒，正确记录引流量。

（5）标本采集及时，符合要求。

（6）口服药及各种治疗无误。

（7）一级护理、危重患者及时巡视并填写巡视单，护理记录规范、整洁。

（8）昏迷、瘫痪等危重患者卧位正确、舒适，生命体征平稳，各种管道通畅，皮肤完好。

（9）昏迷、危重患者床头交班。

三、各环节质量管理要求

1. 新患者入院流程

（1）医生根据病情开出住院证。

（2）患者或家属持住院证及相应数额的住院押金、医保证（双卡）到住院处办理住院手续。

（3）住院处通知病房准备床位。

（4）患者或家属到接诊室领取病员服。

（5）由接诊人员送患者到病房。

2. 病房接诊新患者流程

（1）患者持住院病历首页及门诊病历和身份证到护士站。

（2）责任护士起立，主动热情接待患者，根据病历封面登记的床位号安排患者床位。

（3）责任护士为患者测量体重并记录在体温单上，请患者及家属仔细阅读相关条款并签字后存放于病历中。

（4）责任护士将患者带至床边，向其做详细的入院指导（包括住院环境的介绍、探视制度、安全制度、作息制度、饮食制度及主管医生、责任护士等）。

（5）责任护士同时通知主管医生看患者。

（6）责任护士为患者测血压、脉搏、呼吸、体温，做床边心电图等收集患者资料，进行入院评估，完成护理记录。

（7）遵医嘱进行各种治疗。

3. 患者转入流程

（1）病房接到患者转入通知后，责任护士准备床位。

（2）患者转入后责任护士接病历，检查病历是否完整，并了解患者当日治疗及用药情况。

（3）通知主管医生接患者。

（4）责任护士详细查看患者的病情、生命体征、皮肤及各种管道的通畅情况等。特殊情况做好记录。

（5）协助患者整理物品。

（6）向患者介绍本科室的相关制度及环境，以减轻患者紧张情绪，使患者更好地配合治疗和护理。

4. 患者转出流程

（1）主管医生根据患者的病情确定患者转出。

（2）医生开出转出医嘱后，通知责任护士。

（3）医生通知患者转科，责任护士协助患者整理物品。

（4）责任护士将转出患者的所有病历按转出要求书写、登记、整理。

（5）患者转出时由医生携病历护送至转入科室。

（6）将病历和所用药物交转入科的责任护士。

（7）危重患者由医生和护士共同护送，医生交代病情，护士交代患者的皮肤、输液、各种管道等。

5. 患者出院流程

（1）主管医生根据患者病情提前 1 日下出院医嘱。

（2）责任护士见出院医嘱，在白板"明日出院"一栏处写上患者的床号。

（3）责任护士为患者做出院指导，并告知患者为次日出院做好准备（带好押金收据等）。

（4）责任护士出院当日再次检查患者的医嘱情况，无误后通知患者到住院处办理出院手续。

（5）责任护士向患者或家属仔细讲解办理出院的具体步骤。

（6）患者结账回病房，责任护士将门诊病历及出院记录交给患者，并留下联系电话。

（7）责任护士检查床单位物品是否齐全，做好床单位的处理。

6. 患者调床的流程

（1）医生根据患者病情下调床医嘱。通知责任护士、患者。

（2）责任护士见医嘱后，在白板"调床"一栏处写"X 床→Y 床"。

（3）责任护士向患者或家属解释调床的必要性，取得配合后将患者搬至新床位，协助患者整理用物，更换床头卡、护理标记、饮食牌、隔离标志及翻身卡等，告知患者新的床号。

（4）调床护士负责将电脑、病历夹、记账单、护理单、服药单、注射单上的床号更改。

（5）责任护士将患者的输液卡片、输液单及输液瓶上的床号更改，并将患者小药杯号更改，并核对无误。

四、护理告知

1. 腰椎穿刺（简称腰穿）前告知

（1）腰穿的目的

①可以测定脑脊液压力，取脑脊液做常规、生化和免疫学等检查来诊断

脑、脊髓病变。

②可于椎管内注射药物，或先放出少量脑脊液，再注入药物，达到治疗的目的。

③预防血液有形成分阻塞脑脊液循环通路，引起颅内压增高。

（2）术前告知

①向患者做好解释，解除患者顾虑，取得合作。

②术前做好皮肤清洁，洗澡更衣，以防感染的发生。

③术前排尿，使精神和身体尽量放松。

④术中配合医生摆体位，取侧卧位，弯腰抱膝，使穿刺部位充分暴露。

⑤腰穿后注意事项：腰穿后去枕平卧 4~6 小时，避免起床活动过早，造成脑脊液自硬膜穿孔外漏，而引起低颅压综合征；低颅压综合征表现为坐起或站立时头痛加重，平卧时减轻，需要及时通知医生；保持情绪稳定，避免恐惧、紧张、情绪波动较大。

2. 癫痫、躁动患者告知

（1）保持环境安静，避免外来刺激，必要时加床挡及约束带；禁止患者自行外出，防止自伤或他伤，协助做好生活护理。

（2）24 小时留陪护，遵医嘱按时服药。

（3）避免癫痫诱发因素，如上呼吸道感染、情绪激动、睡眠过少等均可导致诱发。

（4）癫痫发作时

①迅速通知医护人员（用呼叫系统），扶患者平卧，解开衣领、腰带，取下义齿，将毛巾、手帕或外裹纱布的压舌板塞入臼齿之间防止咬伤。

②头偏向一侧，吸净口腔分泌物，避免窒息。

③惊厥时不可按压患者肢体，防止发生骨折或脱臼，可在背后垫棉被之类的软物，防止脊椎骨折。

④记录发作次数、经过、间歇时间，以及发作开始的部位。

⑤注意周围环境安全，热水壶、火炉、锐利器械等应远离患者。

3. 脑血管造影的告知

（1）脑血管造影的目的：脑血管造影时将含有碘的造影剂注入颈动脉、椎动脉或股动脉内，经连续 X 线摄片记录造影剂随血管进入脑内的不同时间、行径和分布，从而显示脑动静脉、静脉窦的形态和部位，帮助诊断颅内动脉瘤、血管畸形、血管痉挛和颅内占位病变。

（2）造影前告知

①告知患者及家属脑血管造影的必要性和方法，以及造影过程中可能发生的反应，消除紧张、恐惧心理；进行碘过敏试验；训练患者床上大小便；清洗会阴部及股内侧皮肤；术前更衣、禁饮食 4~6 小时，术前 30 分钟排空大小便。

②造影术后穿刺侧肢体制动 6~8 小时，穿刺处加压包扎；24 小时卧床休息；术后即可多饮水，以促进造影剂排泄；保持情绪稳定，避免情绪波动过大；如有不适及时通知医护人员。

五、特殊护理人员的管理

1. 进修人员管理

（1）严格遵守医院各项医疗护理规章制度，迅速熟悉科室各项技术操作规程、护理常规和工作流程，防止各类差错事故的发生。

（2）关心进修护士的工作生活和学习，经常沟通，交流意见。

（3）安排业务水平高、经验丰富的护师以上人员进行指导，解答进修过程中遇到的疑难问题，安排参加护理部、科室组织的业务学习、护理查房，保证完成进修计划。

（4）服从护士长排班，不得随意调、换班。进修护士在本单位无单独值班资格。不管在原单位何职务，进修期间一律按护士要求。

（5）进修期间要爱护公共财物及科技资料。未经批准不得擅自复制科室材料。

（6）进修期间不能享受探亲假期，不得随意请假，如有特殊情况需要请假者，1 日内由科室批准，1 日以上由护理部批准，3 日以上需选送单位证明方可，进修结束后补齐休假天数。病假须经医生证明、护理部同意。全休 1 个月以上者回原单位请假。无故旷工者，通过护理部酌情通报原单位，直到终止进修。

（7）进修期间与科室人员团结协作。

（8）进修结束前护士长征求进修人员意见，以改进工作。

2. 合同制护士的管理

（1）在病区护士长和护师以上职务人员指导下工作，履行本科室护士职责。

（2）严格执行科室各项规章制度、技术操作规程、护士行为规范及各相关规定；正确执行医嘱，及时完成各项护理工作，做好"三查七对"及交接班工作，防止差错事故发生；与护士长签订"护理安全管理办法实施手册"签约书。

（3）与医护人员团结协作好，能胜任各班次工作，保质保量完成工作任务。

（4）护士长经常与他们谈心，了解在工作、生活、学习中存在的问题和遇到的困难，尽最大努力帮助他们，使他们热爱护理专业，充分发挥主观能动性。

（5）按科室的培训计划进行业务培训；参与科室组织的业务讲座及护理查房。

（6）积极参加护理部组织的讲座，每季度科室组织理论、操作考试 1 次。积极参加护理部举办的各项活动和每年 1 次的理论、操作考试。严格要求，严格管理，与正式护士一视同仁。

3. 实习人员的管理

（1）科室设立由护士长和带教老师组成的带教小组，根据护理部下发的实习大纲制定本科室带教计划，带教小组成员职责明确，不同学校、不同层次的护生有专人负责。

（2）学生进病房前召开全科护士会，讲明带教计划及具体要求，指定工作 3 年以上、业务水平高的护士参与带教和授课任务。

（3）根据大纲要求安排讲课和护理查房，体现专科特点。

（4）实行"一带一"带教方法，老师认真指导学生进行各项技术操作，解答学生疑问。

（5）学生入科后首先进行入科指导，介绍环境、规章制度、劳动纪律、本科室疾病特点、实习计划安排和科室内规定等。对仪表、言行、服务态度等要求与护士一致，必须人人遵守。

（6）每周二、周五晨间提问，最后 1 周进行出科考试。

（7）严格请假管理，所有请假必须由学生所在学校出具请假条。

（8）经常征求学生意见，不断总结经验，改进教学工作。

（9）由带教老师征求全科护士意见后填写实习手册。

六、病房内仪器的安全使用

1. 监护仪

【风　　险】漏电，报警，机器故障。

【预防措施】

（1）专人负责，每周进行检查及试机并清洁机身。

（2）应用时严格按规程操作。

（3）使用时要设定好监护项目的报警参数。

（4）确保各导联线连接正确妥当。

（5）注意袖带、血氧饱和度监测仪的使用，避免导线扭曲及损坏。

（6）定期进行保养，若出现问题及时维修。

2. 血压计

【风　　险】水银中毒，计数不准。

【预防措施】

（1）使用血压计时禁止碰撞受损、水银泄漏，应放置稳妥处。

（2）测血压前将开关打开，用后将血压计向右倾斜45°关闭。

（3）使用时避免水银柱打得过高。

（4）如有水银泄漏，要及时回收或请专业人员处理。

（5）定期进行检测。

3. 简易呼吸器

【风　　险】漏气，交叉感染。

【预防措施】

（1）专人负责，使其处于备用状态。

（2）每周检查各连接管路是否紧密、通畅。

（3）每周检测气囊是否漏气。

（4）用后及时消毒。

4. 心电图机

【风　　险】漏电，损坏，出现误差影响诊断。

【预防措施】

（1）专人负责保管、保养。使用前测试各功能键。

（2）使用时避免消毒液及水进入机器，用后关掉电源，用无水酒精擦拭导联线及电极片接头。放置时各导联线避免扭曲。

（3）及时充电备用，补充记录纸。

（4）出现问题及时维修。

（5）定期检测。

5. 吸氧装置

【风　　险】泄漏，流量不准确。

【预防措施】

（1）专人负责保管、保养。经常检查氧气阀门有无漏气。

（2）使用时注意防火、防震、防油、防热。

（3）每天更换湿化水、鼻塞，每天更换湿化瓶、吸氧管道，消毒后晾干备用。

（4）经常检查各连接管路是否紧密、配套，防止管道扭曲。

（5）定期检测流量表。

（6）出现问题及时维修。

6. 吸痰装置

【风　　险】漏气，连接管道错误、扭曲，交叉感染。

【预防措施】

（1）专人负责保管、保养。

（2）每天更换吸痰装置，消毒晾干备用。

（3）经常检查各连接管路是否紧密、配套，防止管道扭曲。

（4）正确连接吸痰管路。

（5）及时倾倒吸痰瓶中的吸痰液，防止反流入吸引器，损坏机器。

（6）定期检测压力表。

7. 微量泵

【风　　险】漏电，电源脱落，泵入剂量不准确，机器故障。

【预防措施】

（1）专人负责，每周进行检查及试机并清洁机身。

（2）应用时严格按规程操作。

（3）使用时妥善放置机器，确保电源连接正确妥当。

（4）使用时要设定好泵入速度。

（5）注意药液勿滴到机身上，避免损坏机器。

（6）定期进行保养、检测，若出现问题及时维修。

七、特殊药物应用要求

1. 甘露醇用药要求

（1）严格按医嘱用药。

（2）甘露醇遇冷易结晶，故使用前应仔细检查。如有结晶，可置热水中或用力振荡待结晶完全溶解后再使用。

（3）20%甘露醇要求30~60分钟快速静脉滴注，以迅速提高血浆胶体渗透压，导致组织内水分进入血管内，从而降低颅内压，防止脑疝。

（4）当静脉滴注 20% 甘露醇时，注意防止外渗，以免引起组织水肿、皮肤坏死。

2. 尼莫地平（尼莫同）用药要求

（1）严格按医嘱用药。

（2）尼莫地平注射液经静脉注射用输液泵连续静脉滴注，并通过三通阀可与任何一种液体同时输注，如 5% 葡萄糖液、生理盐水、甘露醇、血液等。

（3）严禁将尼莫地平注射液加入其他输液瓶及袋中，严禁与其他药物混合。

（4）在输注尼莫地平时应使用聚乙烯（PE）输液器，应用时避免日光直射，以防药效降低。

3. 肝素用药要求

（1）严格按医嘱用药。

（2）按医嘱每次注射前应测定凝血时间。

（3）应用肝素可致自发性出血倾向，故要加强用药后的观察。

八、护士长管理病房要求

1. 科室岗位规章制度健全，严格遵守。

2. 有管理目标、实施措施、计划达标率。

3. 科室有对各级护理人员考核标准。

4. 严格执行各项工作流程和技术操作规范。

5. 排班合理，责任明确，各负其责。

6. 做好科室质量控制，设有质量控制小组，制定质量标准，每周检查 2 次，发现问题及时整改。

7. 抢救仪器、设备有专人管理，定期检查，并处于备用状态。

8. 病房符合"三化、八字"要求。

9. 加强探陪人员管理，降低陪床率，提高患者满意度。

10. 护士长每天巡视病房 2 次，征求患者意见，及时解决存在的问题。

11. 每月召开座谈会，征求患者意见，及时整改。

12. 工作中严格执行仪表行为规范和语言行为规范，搞好医、护、患关系。

13. 要求责任护士做到上午上班前、下午上班前、下班前巡视病房，做好新患者入院指导及住院患者健康教育工作。

14. 重视护士的业务水平的提高，制定培训计划。

15. 将医院及护理部要求及时贯彻到每位护士。

16. 监督护理员、卫生工人工作，病房每日开窗通风 2 次，预防交叉感染。

九、应急预案

1. 患者发生高渗药物 20% 甘露醇外渗时的应急预案

（1）发生高渗药物 20% 甘露醇外渗后要及时通知主管医生和护士长或年资高的护士。

（2）立即停止高渗药物的输入，可保留头皮针接无菌注射器回抽漏于皮下的药液，然后拔出头皮针。

（3）采取有效措施防止药物外渗后引起的局部坏死。

（4）外渗 24 小时内可用冰袋局部冷敷，这样可使血管收缩，减少药液向周围组织扩散。在做冷敷期间应密切观察外渗局部变化，以防冻伤。

（5）避免患处受压，外渗的局部肿胀严重者可用 50% 硫酸镁湿敷，皮肤破损者可局部清洁换药，并涂消炎药膏。

（6）密切观察局部病情变化，严格交接班。

2. 患者发生脑疝的应急预案

（1）患者突发脑疝时，立即平卧，头偏向一侧，清除口腔及呼吸道分泌物，保持呼吸道通畅。

（2）迅速通知医生，准备好抢救车、抢救用品，积极配合抢救治疗。

（3）迅速建立有效的静脉通路，遵医嘱快速滴注 20% 甘露醇，以降低颅内压。

（4）给予氧气吸入；通知麻醉科，准备气管内插管，备好呼吸机。

（5）严密观察患者的意识、瞳孔、体温、血压、脉搏、呼吸、尿量及肢体活动情况，必要时进行心电监护。

（6）迅速做好急诊行脑室引流术的准备。

（7）认真及时做好各项记录。

3. 患者发生坠床时的应急预案

（1）患者坠床或摔倒时，立即奔赴现场。

（2）立即通知主管医生及护士长。

（3）对患者情况初步判断，如测血压、心率、呼吸、判断意识等。

（4）医生到场后，协助医生检查，为医生提供信息，遵医嘱进行正确处理。

（5）如病情允许，将患者抬至抢救室或病床上。

（6）有外伤者遵医嘱联系紧急做 CT 或拍片。

（7）有血肿者可局部冰袋冷敷，冷敷期间应加强观察病情变化，防止冻伤，冷敷可使血管收缩，达到及时止血的目的。对有外伤者遵医嘱给予清洁换药或缝合。

（8）对烦躁不安者及时加用床挡和约束带。

（9）对陪护人员讲明陪床的重要性，不要离开患者身边。

（10）严密观察病情变化，加强交接班。

（11）向上级领导汇报，认真记录坠床或摔倒经过及抢救过程。

4. 输错液、液体浑浊的应急预案

（1）立即停止药液输入，然后更换液体及输液管。

（2）及时通知主管医生和护士长。

（3）严密监测患者血压、脉搏、呼吸、体温及神志的变化，注意有无变态反应，准备好抢救车、抢救用品，积极配合抢救。

（4）加药前及时了解药物的配伍禁忌。

（5）向主管医生了解新药的作用和副作用。

（6）保留浑浊药液、空针，停加其他药液，以备送检。

（7）严格交接班，每班留有标记。

第六节　内分泌科护理工作易错环节管理

一、内分泌科一般护理常规

1. 按内科一般护理常规护理。

2. 心理护理：解除思想顾虑，树立战胜疾病的信心。

3. 根据不同疾病安排休息与活动，对骨质疏松的患者应注意适当活动、睡硬板床，护理操作必须轻柔，防止发生病理性骨折；有低血钾与周期性麻痹发生者需卧床休息，注意有无吞咽困难和呼吸抑制。

4. 饮食：根据疾病种类给予不同饮食，如肥胖超重者应给予低热量饮食；消瘦者宜给高热量饮食；糖尿病患者特别要控制碳水化合物的摄入；垂体功能减退并有水中毒现象时，特别要控制饮水量；尿崩症患者要及时供给饮料。

5. 对某些内分泌及代谢疾病要正确记录出入量，例如，糖尿病、尿崩症。按时测体重、身高，并做好记录。

6. 严密观察病情变化，内分泌及代谢疾病常常会出现严重的并发症或危象。例如，糖尿病合并酮症酸中毒、甲状腺危象及垂体卒中等。因此，要严密观察病情变化，发现异常及时通知医生并配合抢救、治疗。

7. 熟悉各种检查的目的、方法、注意事项，做好各种化验检查的准备工作，及时收送各种化验标本。

8. 加强健康教育，定期复查。

二、内分泌科交接班要求

1. 白班责任护士交班要求

（1）办公室物品数目账物相符。

（2）办公室、治疗室清洁整齐，病房清洁、整齐，符合"三化、八字"要求。

（3）新患者做好入院评估、入院指导，书写护理记录及指导护工进行卫生处置。

（4）危重患者卧位正确、舒适，生命体征平稳，各种管道通畅，皮肤完好，各项医嘱执行准时、准确。

（5）次日需做特殊检查的患者，要做好各种检查前的准备，包括心理护理、检查前的注意事项、健康指导等。

（6）向新患者及家属做好探视、陪护指导，需陪护者一人一陪，正在抢救的患者可留2人陪护。

（7）交班内容：住院患者总数、出院人数、入院人数、转科人数、危重人数、死亡人数、特殊治疗、特殊检查、病情变化及情绪波动的患者。

（8）所有点物本、记录本、医嘱本、交班报告符合要求。护理记录规范、整洁，按时完成。

（9）为下一班准备好所需物品。

（10）因特殊原因本班未完成的工作或晚间治疗，要口头与书面交班。

2. 小夜班责任护士交班要求

（1）办公室、治疗室清洁整齐。

（2）物品数目账物相符。

（3）一级护理及危重患者及时巡视并填写巡视单，护理记录规范、整洁。

（4）危重患者卧位正确、舒适，生命体征平稳，各种管道通畅，皮肤完好。

（5）各项治疗及工作职责准时、正确完成。

（6）危重患者床头交班。

3. 大夜班责任护士交班要求

（1）办公室、治疗室、病房清洁整齐。

（2）物品数目账物相符。

（3）各种记录正确、规范。

（4）危重患者卧位舒适，各种引流液及时倒掉，正确记录引流量。

（5）协助特殊检查患者做好检查前的准备工作，嘱需空腹的患者禁食并暂停注射胰岛素。

（6）各种标本采集及时，符合要求。

（7）口服药及各种治疗无误。

（8）危重患者生命体征平稳，皮肤完好，各种管道通畅，卧位正确。

（9）危重患者床头交班。

三、各环节质量管理要求

1. 加床、撤床、调床的管理要求

（1）加床的管理要求

①科室加床由总住院医生根据情况决定。

②由总住院医生通知责任护士加床。

③责任护士准备床单位。

④责任护士接到通知后，向将要加床房间所在的患者进行解释，取得患者的谅解，准备好床单位及各种用品。

⑤由于条件所限，原则上对病情特别危重或正在抢救的患者不加床，以免耽误抢救。

⑥其他同新入院患者入院流程。

（2）撤床的管理要求

①加床患者出院或换到正式床位，由医生开具医嘱。

②责任护士执行医嘱。

③责任护士负责送走患者，将加床床单位撤掉，分别进行终末处置。

（3）调床的管理要求

①调床由医生和护士长根据整个病区安排情况决定，并通知责任护士。

②责任护士遵医嘱调床。

③责任护士接通知后准备床单位。

④责任护士进行调床前查对患者床号、姓名，将床头卡、护理及饮食标记调至所需床位，向患者及家属做好解释工作，征得患者同意。

⑤责任护士遵医嘱将患者调至所需床位后，将所有治疗单、服药单及护理单上的床号进行更正。

⑥责任护士在微机上调床，更换病历夹号，并核对无误。

2. 新入院患者入院流程

（1）门诊医生根据患者病情通知患者住院治疗，并开具住院证。

（2）患者持有效身份证、住院证、医保证、押金及生活必需品到住院处办理入院手续。

（3）患者到接诊室领取病员服，由接诊人员送到病房。

（4）患者及家属要保管好交费收据，以备出院时使用。

3. 病房接诊新患者流程

（1）患者持住院病历首页及门诊病历到护士站时，责任护士起立，主动热情迎接患者，根据病情安排床位并建立新病历，给患者称体重并登记在体温单上。

（2）责任护士将患者送至床前，将备用床改为暂空床，核对患者姓名，将床头卡插至床尾袋内。

（3）责任护士嘱病情轻的患者休息，将随身携带物品妥善放置；协助病重者安排卧位，初步检查病情；交接皮肤、输液及特殊用药等。

（4）责任护士为患者进行详细的入院指导，带患者（重患者的直系亲属）熟悉病区环境及讲解病房规章制度，如住院期间患者不能擅自外出，病区内不准吸烟、饮酒，听收音机要戴耳机，住院期间要穿病员服等；做好入院宣传教育，包括病房环境、作息时间、陪住制度、饮食制度、医生查房时间、呼叫器使用、物品保管、防火、防盗、责任护士及主管医生姓名等，责任护士应耐心回答患者及家属的询问。

（5）责任护士通知主管医生看患者、下医嘱，并及时处理医嘱。

（6）责任护士为患者测血压、脉搏、呼吸、体温并记录在体温单上。

（7）协助家属或患者整理用品，请家属协助将患者暂时不用或多余的物品带回，以保持病房内清洁整齐。

（8）为新患者进行入院评估，记录护理记录。

（9）准确按医嘱给患者及时进行各种治疗。

4．患者转入流程

（1）病房接到通知后，责任护士根据患者情况准备床位。

（2）患者转入后，责任护士接病历，检查病历是否完整，了解患者当日治疗及用药情况。

（3）通知本病房主管医生。

（4）责任护士接患者到床旁，协助患者安排好卧位。

（5）观察病情、生命体征、输液、引流等；检查皮肤情况并详细记录；特殊问题须做好交班。

（6）协助患者整理物品。

（7）向患者介绍本病房的相关规定、环境，以减轻患者紧张情绪，使患者更好地配合治疗和护理。

（8）其他同新入院患者。

5．患者转出流程

（1）病房主管医生根据患者病情变化确定转出患者并下医嘱。

（2）责任护士见到转出医嘱后，给患者办理相关手续。

（3）责任护士协助医生通知患者及家属，并协助整理物品。

（4）责任护士将转出患者所有病历按转出要求书写、登记、整理。

（5）转出前，责任护士评估患者的一般情况、生命体征并记录护理记录，危重患者需有医生和护士同时护送。

（6）将病历及所用药物等交转入病房责任护士。

（7）转入新病房后，由医生交代病情，护士交代患者皮肤、输液、引流、用药及护理记录等。

6．患者办理出院流程

（1）由主管医生根据患者病情决定其出院时间。

（2）出院前一日由主管医生告知患者，并向患者交代病情及出院后应注意的问题，开出院医嘱及出院带药。

（3）病房责任护士见医嘱后办理相关出院手续。

（4）患者出院当日，责任护士再次核对医嘱，将患者一览表改为出院状态，通知患者家属到住院处办理出院手续，并向其详细讲解出院手续办理的程序。

（5）责任护士为患者做好出院指导。

（6）家属先到药房领取出院带药，再到住院处办理出院手续。

（7）家属持住院结算单回病房，责任护士将门诊病历交给家属，帮助患者整理用品，恭送患者离开病房。

四、护理告知

1. 对新入院的患者，护士应向其详细进行入院指导，包括病区的环境、科室的作息时间及各项规章制度、主管医生及责任护士的姓名等。

2. 住院期间的各项护理操作前，要向患者讲明目的、意义、注意事项及如何配合。

3. 应用胰岛素的患者，要向患者讲解应用胰岛素的注意事项，如注射胰岛素后要按时进餐、发生低血糖时的症状及应急措施。

4. 佩戴胰岛素泵的患者，要告知患者使用胰岛素泵的意义及注意事项。

五、轮转护士的管理

1. 轮转护士进入科室后，由护士长进行 2~3 小时的岗前教育，主要内容包括护士素质、医德规范、科室各项规章制度及注意事项等。

2. 选派 1 位工作认真、责任心强、业务水平高、护师以上职称的人员专人负责带教。

3. 经护士长考核合格，并取得了护士执业证书后，方可单独值班，否则不能单独值班。

4. 轮转护士必须参加院内及科室内的各种业务讲座和查房，并记录读书笔记。

5. 轮转护士在轮转期间，必须参加科室的季度考试考核，成绩记录在档案上。

6. 对轮转护士重点进行基础护理和"三基三严"的训练。

六、内分泌科特殊检查护理常规

【CR6 眼底检查】

1. 心理护理：告知患者拍眼底时无须散瞳，快速准确，解除思想顾虑，避免紧张。

2. 检查时嘱患者放松心情，坐在镜头前，将下颌支在下颌架上，前额靠在置头架上，闭上双眼休息片刻。

3. 拍完眼底后指导患者闭目休息片刻，直到视物清晰后再离开检查室。

4. 定时监测血糖：控制血糖是预防眼底并发症的重要措施。

【多普勒超声检查及感觉阈值检查】

1. 心理护理：向患者解释检查的目的及方法，使患者消除紧张、不安情绪，主动积极地配合检查，提高检查的准确度。

2. 一般护理：感觉阈值检查时，如果患者以前从未检查过，或者检测的部位以前从未涉及到，振动测量是第一次使用，应该告诉患者感觉是什么样的，以便于更准确地得出结果。

3. 检查前应告知患者脱去鞋袜平躺至少 10 分钟；检查过程中告知患者保持放松、平静呼吸，避免激动、紧张，有不适感时及时告诉检查者。

【指血血糖的检测】

1. 检查前让患者洗净双手并晾干。

2. 在示指或中指的指尖处用酒精棉球或棉签消毒并晾干。

3. 用采血针将消毒处皮肤刺破，挤出鲜血，用采血器将血液吸入。

【尿微量白蛋白的检测】

医护人员告知患者留取尿液时间从当日晚 10 时至次日晨 6 时或当日晚 11 时至次日晨 7 时（共 8 小时）。

七、胰岛素用药要求

1. 胰岛素的应用必须严格按医嘱执行，做到制剂种类正确、剂量准确、按时注射。

2. 注射胰岛素时应严格无菌操作，防止发生感染。

3. 胰岛素采用皮下注射法，宜选择上臂外侧、臀部外上侧、股前侧、腹部等部位，注射部位应交替使用，以免形成局部硬结和脂肪萎缩，影响药物吸收及疗效。

4. 掌握胰岛素的注射时间，如短效胰岛素应在饭前半小时皮下注射。

5. 注射胰岛素后一定要嘱咐患者在半小时内吃饭，以免发生低血糖反应。

6. 注射胰岛素的患者，要向其讲明低血糖的症状及发生低血糖时的应急措施。

7. 当长、短效胰岛素混合使用时，应先抽吸短效胰岛素，再抽吸长效胰岛素，切不可逆行操作，以免将长效胰岛素混入短效内，影响其速效性。

8. 胰岛素应保存在 2~8℃ 的冰箱冷藏室内，开瓶后使用时间不能超过 1 个月。

9. 应用胰岛素时要严密观察胰岛素的副作用，如低血糖反应、胰岛素过敏、注射部位皮下脂肪萎缩或增生等，发现问题及时解决。

10. 使用胰岛素治疗过程中，应定期监测血糖变化，以便及时调整用药剂量。

八、护士长工作要求

1. 护士长在护理部和科主任的领导下，负责本病区的管理工作。

2. 病区建立护士排班联系本，护士可以在周四前将下周的特殊安排写上，护士长在周五排班时可适当安排。在不影响工作的前提下，尽量满足护士的要求。

3. 护士长每周排班 1 次，排班时注意护士职称、年资及工作能力的搭配。

4. 排班时间合理，特别注意中午、夜间护士力量搭配，有条件应上双班，原则上减少交接班环节。

5. 建立健全病房内的各项规章制度、各班工作职责、各种操作程序及护士考核标准和制度，并严格考核，考核结果与奖金挂钩。

6. 护士长注意护士的心理状态，特别关注恋爱期、孕期、哺乳期护士的心理变化，尽最大努力协助护士处理好生活和工作中的困难。

7. 护士长对新护士、合同制护士严格管理，制定素质教育和理论、技术培训计划，并严格按计划执行。

8. 护士长每日提前 10~15 分钟进病房，查看夜班护士工作质量及危重患者情况。

9. 参加晨会交班，带领护士床头交班。

10. 参加晨间护理并检查病房管理情况。

11. 每周至少检查 2 次病区护理质量，利用周会进一步强调普遍存在的问题。

12. 检查出院病历并签字，对病历质量进行终末质量把关。

13. 建立护士留言本，将一些不便于在交班报告上和护理记录上写的内容记录在留言本上，以便于护士长与各班护士之间的沟通。

14. 执行周计划。

九、应急预案

1. 患者发生酮症酸中毒时的应急预案

（1）患者绝对卧床休息，注意保暖，必要时吸氧。

（2）立即建立 2 条静脉通路，准确执行医嘱，确保液体和胰岛素的输入。

（3）遵医嘱及时采取各种化验标本。

（4）严密观察生命体征和尿量变化，为及时准确的治疗提供依据。

（5）准确记录 24 小时出入量。

（6）昏迷者按昏迷患者护理常规护理，预防压疮等护理并发症。

2. 患者发生低血糖时的应急预案

（1）患者立即卧床休息。

（2）立即床边测血糖并通知医生。

（3）能进食者立即进食数块饼干或糖果。

（4）不能进食者，遵医嘱立即静脉注射 50% 葡萄糖注射液 20~40ml。

（5）密切观察患者生命体征及神志变化。

（6）30~60 分钟再次测量血糖，如有异常及时通知医生。

第七节　血液科护理工作易错环节管理

一、血液科一般护理常规

1. 按内科一般护理常规护理。

2. 心理护理：血液疾病常因病程长、易反复，加之治疗过程中各种并发症及沉重的经济负担，常在患者心中引起负面情绪。及时评估患者的心理状态及承受能力，给予必要的心理支持。

3. 重度贫血或贫血发生的护理：发病迅速的患者应绝对卧床休息，监测心功能及脉搏的变化；必要时吸氧。

4. 感染的防护

（1）监测体温，观察有无感染征象。

（2）白细胞数低下时可采取保护性隔离措施，防止外源性感染；每日病房紫外线照射，每次 30 分钟。

（3）指导患者养成良好的卫生习惯。

（4）高热患者按高热护理常规护理，避免乙醇擦浴及应用能引起白细胞计数减少的退热药物。

（5）严格执行无菌操作，防止院内感染。

（6）遵医嘱合理应用抗生素。

5. 出血的防护

（1）在进行护理操作时，避免人为的创伤。静脉穿刺时尽量避免反复穿刺造成出血，行股、颈静脉穿刺后用棉球压紧穿刺部位10~15分钟，以免引起血肿。

（2）皮肤出血的防护：保持床单平整，被褥衣裤轻软，避免皮肤摩擦及肢体受挤压而引起出血；定期检查出血部位、出血点、淤斑的情况。

（3）保持室内相对湿度在50%~60%，以防鼻黏膜干燥增加出血机会。不用力擤鼻。

（4）指导患者用软毛刷刷牙，或用漱口液漱口，忌用牙签剔牙。

（5）保持大便通畅，注意防治呼吸道疾患。观察大、小便颜色、性状，消化道少量出血者，进温凉的流质饮食，大量出血应禁食，准确记录出入量。

（6）出现头痛、视物模糊、喷射性呕吐，及时给予对症处理，谨防颅内出血；并发颅内出血者，应备好急救物品及药品，观察并记录患者的生命体征、意识状态及瞳孔大小。

（7）血小板计数在 $50×10^9/L$ 以下时，避免强体力活动，可适当散步；血小板计数在 $20×10^9/L$ 以下及出血严重时，绝对卧床休息。

6. 输血或成分输血的护理

（1）出血明显者，遵医嘱输入新鲜全血、浓缩血小板悬液、新鲜血浆或抗血友病球蛋白浓缩剂等。

（2）输血前应认真核对。

（3）血小板取回后，应尽快输入；新鲜血浆于采集后6小时内输完；抗血友病球蛋白浓缩剂用等渗盐水稀释时，沿瓶壁轻轻注入，勿剧烈冲击或振荡，以免泡沫形成影响注射。

（4）及时观察有无输血反应发生。

7. 化疗护理

（1）饮食宜清淡易消化，并多饮水，必要时静脉补液，以利于尿酸的排出。

（2）合理、有计划地选择静脉，适当限制接受化疗侧肢体的活动，防止药物漏出血管。

二、血液科交接班要求

1. 白班责任护士交接班要求

（1）办公室物品交接清楚，数目无误。

（2）办公室清洁、整齐。病房清洁、整齐，符合"三化、八字"要求。

（3）新患者做好入院评估及入院指导，并遵医嘱进行相应的护理、治疗。

（4）危重患者卧位正确、舒适，皮肤完好，各项医嘱执行及时、准确，对患者的贫血、感染、出血等病情变化及治疗、护理情况进行床头和书面交班。

（5）发热患者的被服干燥、卧位舒适，对患者的体温变化、所采取的各种物理、药物等降温措施及效果进行床头和书面交班。

（6）对化疗患者的化疗方案、药物使用情况、穿刺部位及血管的反应情况、患者所出现的药物不良反应及采取的缓解措施等进行床头和书面交班。

（7）对红细胞、血小板、清蛋白、球蛋白等血液制品输注者输注的时间、剂量及患者的反应情况进行床头和书面交班。

（8）对腰椎穿刺、骨髓穿刺、白细胞单采、血浆置换的患者情况及注意事项要进行床头和书面交班。

（9）对重度贫血、血小板计数很低有出血或严重出血倾向的患者进行重点交班。

（10）向家属做好探视、陪护指导，需陪护者一人一陪。

（11）交班内容：住院患者总数、出院人数、入院人数、转科人数、危重人数、死亡人数、特殊治疗人数、特殊检查人数、病情变化及情绪波动的患者。

（12）各种记录本、医嘱本、交班报告符合要求。护理记录规范、整洁，记录及时，用词准确、科学。

（13）为下一班准备好所需物品。

（14）因特殊原因本班未完成的工作及晚间治疗，要口头与书面交班。

2. 小夜班责任护士交班要求

（1）办公室、治疗室清洁、整齐。

（2）病房安静、有序。

（3）各种物品数目正确，登记无误。

（4）一级护理、危重患者及时巡视并填写巡视单，护理记录规范、整洁。

（5）危重患者卧位正确、舒适，生命体征平稳，皮肤完好。

（6）各项治疗准时、正确完成。

（7）输血、化疗及出血等患者要加强巡视，发现问题及时处理。

（8）病情变化及危重患者要床头和书面交班。

3. 大夜班责任护士交班要求

（1）办公室、治疗室、病房清洁整齐。

（2）物品数目准确。

（3）各种记录正确、完善。

（4）治疗室、病房紫外线消毒及时。

（5）标本采集及时、符合要求。

（6）口服药发放、肌内注射、皮下注射严格无误。

（7）病情变化及危重患者加强巡视，处理及时，记录准确。

（8）交班方式为集体交班和床头交班。

三、各环节质量管理要求

1. 新入院患者入院流程

（1）门诊值班医生根据患者病情对需要住院治疗者开具住院证明。

（2）住院处值班人员根据病房床位及患者情况安排患者入院。

（3）患者接到入院通知后，持有效身份证、医保证、押金及生活必需品到住院处办理入院手续。

（4）患者到接诊室领取病员服，进行卫生处置后更换病员服。

（5）患者凭住院病历首页和门诊病历，医保患者带医保证到病房护士站办理住院手续。

（6）患者及家属要保管好押金收据。

2. 病房接诊新患者流程

（1）患者持住院病历首页及门诊病历到护士站时，责任护士起立，主动热情迎接患者，根据病房床位及患者情况安排床位并办理相关手续，通知责任护士和主管医生新患者入院。

（2）责任护士为患者测体重、血压、脉搏、呼吸、体温并记录在体温单上。

（3）责任护士将患者带至病床前，将备用床改为暂空床，核对患者姓名，将床头卡插入床尾袋内；嘱病情轻的患者休息，将随身携带物品妥善放置；协助安排病重者舒适卧位，初步了解病情，简单查体；交接皮肤、输液及特殊用药；通知医生，遵医嘱及时进行治疗。

（4）新患者如暂时不能安排床位时，责任护士应耐心向患者讲明原因并给予妥善安排。

（5）责任护士带患者（重患者为其直系亲属）熟悉病区环境及讲解病房

规章制度，如住院期间患者不能擅自外出，病区内不准吸烟、饮酒，听收音机要戴耳机，住院期间要穿病员服等；做好入院宣传教育，包括病房环境、作息时间、陪住制度、饮食制度、医生查房时间、呼叫器使用、物品保管、防火、防盗、责任护士及主管医生姓名等，责任护士应耐心回答患者及家属提出的问题。

（6）责任护士协助家属或患者整理用品，请家属协助将患者暂时不用或多余的物品带回，以保持病房内清洁整齐。

（7）责任护士对新患者进行入院评估，进行健康宣传教育，记录护理记录。

（8）遵医嘱进行各种治疗。

3. 患者转入流程

（1）病房接到通知后，责任护士根据患者情况准备床位。

（2）患者转入后，责任护士接病历，检查病历是否完整，了解患者当日治疗及用药情况。

（3）通知本病房主管医生。

（4）责任护士接患者到床旁，协助患者安排好卧位。

（5）观察病情、生命体征、输液，检查皮肤情况并详细记录；特殊问题做好交班。

（6）协助患者整理物品。

（7）向患者介绍本病房的相关规定、环境，以减轻患者紧张情绪，使患者更好地配合治疗和护理。

4. 患者转出流程

（1）病房主管医生根据患者病情变化确定转出患者。

（2）医生开出转出医嘱后，通知责任护士。

（3）责任护士协助医生通知患者及家属，并协助整理物品。

（4）责任护士将转出患者所有病历按转出要求书写、登记、整理。

（5）转出前，责任护士评估患者的一般情况、生命体征，危重患者需由医生和护士同时护送。

（6）将病历及所用药物等交至转入病房责任护士。

（7）转至新病房后，由医生交代病情，护士交代患者皮肤、输液、用药及护理记录等。

5. 患者办理出院流程

（1）由主管医生根据患者病情决定其出院时间。

（2）出院前一日由主管医生告知患者，并向患者交代病情及出院后应注意的问题，开出院医嘱及出院带药。

（3）病房责任护士见医嘱后办理相关出院手续。

（4）患者出院当日，责任护士再次核对医嘱，将患者一览表改为出院状态，通知患者家属到住院处办理出院手续。

（5）责任护士为患者做好出院指导。

（6）家属先到药房领取出院带药，再到住院处办理出院手续。

（7）家属持住院结算单回病房，责任护士将门诊病历、出院记录交给家属，并再次嘱咐出院后注意事项。

（8）责任护士帮助患者整理用品，恭送患者离开病房。

6. 调床工作流程

（1）医生根据病房床位使用情况决定调床并将调床情况写于黑板上，同时通知责任护士。

（2）责任护士准备床单位。

（3）责任护士进行调床前查对患者床号、姓名，将床头卡、护理及饮食标记换至所需床位，向患者及家属做好解释工作，征得患者同意。

（4）责任护士将患者调至所需床位后，将所有治疗单、服药单及护理单上的床号进行更正。

（5）责任护士在微机上调床，更改一览表，更换病历夹号，在医嘱单上床号一栏中标志清楚并核对无误。

7. 化疗药物使用流程

（1）化疗前了解患者的基础资料，如体温、脉搏、呼吸、血压，心电图，白细胞、血红蛋白、血小板、骨髓象、肝功能、肾功能等。有心脏疾患或老年患者要进行心电监护。

（2）指导患者保持安静，精神愉快。

（3）选择合适的血管进行静脉穿刺，一般从肢体远端开始，两臂静脉轮换注射，不宜选择最细的血管，避开肘窝、手腕以免患者活动后引起药液外渗。

（4）静脉穿刺成功后先滴注生理盐水 50~100ml，确保滴注安全无渗漏再使用化疗药。胃肠道反应明显的要先用减轻胃肠反应的药。

（5）加强巡视，注意穿刺部位和血管的反应情况，观察药物的不良反应，发现问题及时处理。

（6）化疗药注射完毕，继续用生理盐水 100~250ml 静脉滴注，以冲洗停留在静脉血管壁上的药物，并嘱患者抬高被注射的肢体以利于药物随静脉回流，从而防止静脉炎。

8. 输血流程

（1）2 人核对患者病历、输血申请单并核对患者，无误后进行抽血并在输血申请单和临时医嘱单上签名。

（2）由专人送输血申请单和血样到输血科，然后凭取血单在输血科领取需输注的成分血。

（3）成分血领回病房后经 2 人核对输血单和血袋上血型、血号、剂量一致，血袋完整无破损，成分血无过期，确保安全后准备输注。

（4）选择较粗、较直的血管，用生理盐水开辟静脉通路，选用较大针头的输血器，穿刺成功后先根据医嘱静脉注射地塞米松预防输血反应的发生。

（5）2 人核对患者、输血单、成分血，确保准确、安全后缓慢给患者输入，密切观察不良反应。

（6）20 分钟后患者无寒战、皮肤瘙痒等不良反应发生，可根据患者实际情况适当加快输注速度。血小板则要快速输入，一般在 30 分钟内输完。

（7）一袋成分血输注结束后继续滴注生理盐水冲管，直至输血管内成分血全部输入再输注另外一袋。

（8）输血结束后输血袋在低温下保存 24 小时，观察患者输血后反应。

四、化验标本采集管理要求

1. 责任护士根据医嘱核对化验单，确认无误后采集标本。

2. 急查的检验项目经责任护士认真核对后立即采集标本，由专人送检验科。

3. 新患者的化验项目由责任护士告知患者化验的内容、目的、留取标本的时间及注意事项，以取得患者的配合。

4. 小夜班责任护士核对并整理第二天抽空腹血的化验单，再次告诉患者禁饮食等注意事项。

5. 大夜班责任护士核对化验单、试管和患者无误后准确采取化验标本。

6. 由专人送检到相关科室化验。

五、病房感染管理要求

1. 新患者入院后由责任护士详细给患者介绍探视陪护制度，强调控制探视陪护人数对预防和控制患者感染的重要意义。

2. 主管医生根据患者病情决定是否留陪护，病情轻者不留陪护，病情危重和进行特殊治疗的留 1 人陪护，以便随时和家属进行沟通。

3. 责任护士根据医生医嘱，告诉患者加强漱口和高锰酸钾坐浴的时间、方法和必要性，教给患者漱口方法并遵医嘱为患者坐浴。

4. 加强病房巡视和管理，每天做好晨、晚间护理，随时对患者和家属进行卫生宣传教育，尽量限制探视人数，减少探视时间，床单位清洁、整齐。

5. 责任护士 24 小时内做好入院评估，详细了解患者的白细胞数和患者的身体情况，监督检查患者漱口和坐浴的执行情况，并根据患者情况给予相关的指导并进行饮食、卫生等的宣教。

6. 病房进行紫外线消毒并通风，每日 2 次。

7. 责任护士每周二、周四下午执行周计划，检查患者的指甲、毛发及皮肤等卫生情况，督促患者讲卫生，协助危重患者洗头、洗脚、擦浴、剪指甲等，确保病房患者"六洁"，减少患者感染的机会。

8. 对一些特殊感染和严重感染，以及一些化疗后白细胞处于抑制期的患者安排单间病房给予适当隔离，感染者有利于控制感染，未感染者有利于预防感染。

六、血液科特殊检查护理常规

【骨髓穿刺术】

1. 术前护理

（1）向患者做好解释工作，让患者知道检查的目的、意义及操作过程，解除思想顾虑，取得患者的配合。

（2）若用普鲁卡因做局部麻醉，术前需做普鲁卡因皮试。

2. 术中护理

（1）备齐用物携至床边，遮挡屏风。

（2）骨髓穿刺部位：最常用的穿刺部位是髂前上棘，此外还可取髂后上棘、胸骨、腰椎棘突。根据穿刺部位选择适当体位，如仰卧、坐位或侧卧位。

（3）选择体位暴露局部，铺好治疗巾。待医生选好穿刺点后，协助常规皮肤消毒，术者戴无菌手套、铺盖洞巾，2% 利多卡因自皮肤至骨膜行局部浸润麻醉。

（4）配合医生进行穿刺及留取标本。

（5）拔出穿刺针，覆盖无菌纱布，局部按压 1~2 分钟后，如无出血现象再用胶布加压固定。

（6）嘱患者卧床休息，整理用物，将制成的骨髓片和骨髓培养标本及时送检。

3. 术后护理

（1）注意观察穿刺处有无出血，如果渗血较多，立即换无菌纱块，压迫伤口直至无渗血为止。

（2）穿刺伤口 48~72 小时内避免潮湿，卧床休息，避免剧烈运动，防止伤口感染。

【腰椎穿刺术】

1. 术前护理

（1）向患者解释穿刺目的及注意事项，消除紧张、恐惧心理，取得配合；检查前嘱患者排尿。

（2）做普鲁卡因皮试。

2. 术中护理

（1）备齐用物，携至患者床前，以屏风遮挡。患者侧卧硬板床上，去枕，背部齐床沿，铺好橡皮巾、治疗巾，头向胸前弯曲，双手抱膝，双膝向腹部弯曲，腰背尽量向后弓起，使椎间隙增宽，有利于穿刺。

（2）穿刺时协助患者固定姿势，避免移动以防针头折断，儿童尤为重要。

（3）穿刺部位一般以第 3~4 腰椎间隙为穿刺点进行穿刺。

（4）穿刺部位严格消毒，术者戴无菌手套，铺洞巾，以 2% 普鲁卡因做局部浸润麻醉。

（5）穿刺过程，观察患者意识、瞳孔、脉搏、呼吸的改变，若发现瞳孔不等大、意识不清、呼吸异常等脑疝症状时，应立即停止放液，并协助抢救，并向椎管内注入空气或生理盐水 10~12ml，静脉注射 20% 甘露醇 250ml。如病情突变，应立即报告医生停止操作，给予抢救。

（6）有躁动不安和不能合作者，可在镇静剂或基础麻醉下进行，需有专人辅助。

（7）接取脑脊液 3~5ml 于无菌试管中送检。需做细菌培养，应将无菌试管口经酒精灯火焰灭菌，接取脑脊液，然后管口及棉塞再通过酒精灯火焰灭菌后盖上棉塞。如需做鞘内注射时将药液缓慢注入。

（8）术毕套入针芯，拔出腰椎穿刺针，针孔以碘酒消毒，覆盖无菌纱布，以胶布固定，1周内勿沾湿穿刺处。

（9）清理床单及用物，记录脑脊液量、颜色、性质，将采集标本立即送化验。

3. 术后护理

（1）穿刺后使患者去枕平卧4~6小时，颅压高者平卧12~24小时，继续观察患者情况及有无头痛、恶心、腰痛等反应。

（2）防止低压性头痛，患者站立时头痛加重，平卧后缓解，经1~3日可消失，长者可达7~10日。一旦发生，患者应平卧，多饮用盐水，或静脉滴注生理盐水500~1000ml，或加垂体后叶素，以促进脑脊液的分泌。

七、化疗药物使用管理要求

1. 化疗药物的配制工作只能由接受过专门训练的护理人员进行。

2. 接触化疗药物的护士操作前要穿防护衣，戴一次性口罩，防止由呼吸道吸入；戴一次性帽子，戴乳胶手套，减少皮肤接触。

3. 戴手套前及脱离手套之后应认真洗手。

4. 在打开粉剂安瓿时，应用无菌纱布包裹；当溶解药物时，溶媒应沿安瓿壁缓慢注入瓶底，待药粉浸透后再搅动。

5. 使用针腔较大的针头抽取药液，所抽药液不宜超过注射器容量的3/4，防止药液外溢。

6. 如果药液不慎溅入眼内或皮肤上，应立即用生理盐水反复冲洗。撒在桌面或地面的药液，应及时用纱布吸附并用清水冲洗。

7. 操作时应确保空针及输液管接头处衔接紧密，以免药液外漏。

8. 药液输完后拔针时应戴橡胶手套。

9. 接触化疗药物的用具、污物应放入专用袋内集中封闭处理，化疗废弃物应放在带盖的容器中，并注明标记。

10. 护士处理化疗患者的尿液、大便、呕吐物或分泌物时必须戴手套。

11. 凡有化疗药物的医疗单位，一定要坚持化疗的防护原则

（1）工作人员尽量减少对化疗药物不必要的接触。

（2）尽量减少化疗药物对环境的污染。

（3）切实加强对接触抗癌药护士的工作科学规范化管理，除加强接触抗癌药护士的自我防护知识的教育、进行专职培训、实行常规性防护知识考核外，还要制定护士接触抗癌药操作规程、安全防护措施。

（4）每年定期为接触抗癌药护士进行体检，合理安排休假，护士怀孕和

哺乳期可考虑暂时脱离接触抗癌药物的环境。

八、护士长工作要求

1. 护士长每周排班 1 次，排班时注意护士职称、年资及能力搭配。

2. 排班时间合理，特别注意中午、夜间护士力量搭配，有条件应上双班，原则上减少交接班环节。

3. 护士长注意护士的心理状态，特别关注恋爱期、孕期、哺乳期护士的心理变化，如有异常情况及时处理。

4. 护士长对新护士、合同制护士严格管理，加强素质教育和理论、技术培训。

5. 护士长每日提前 10~15 分钟进病房，查看夜班护士工作质量及危重患者情况。

6. 参加晨会交班，带领护士床头交班。

7. 参加晨间护理并检查病房管理情况。

8. 为出院患者做出院指导并征求患者及家属意见。

9. 执行周计划。

10. 检查出院病历并签字。

11. 检查护理质量，查看危重患者、新入院患者及特殊情况患者。

12. 建立护士长留言本和护士留言本，以便于与护士沟通。

九、应急预案

1. 患者发生化疗药物外渗时的应急预案

（1）立即停止化疗药液的注入，可保留针头接无菌注射器回抽漏于皮下的药液，然后拔出针头。

（2）发生化疗药物外渗后要及时通知主管医生和护士长。

（3）用 0.4% 普鲁卡因局部封闭，既可以稀释外漏的药液和防止药液的扩散，又可以起到镇痛的作用，封闭液的量可根据需要配制。

（4）外渗 24 小时内可用冰袋局部冷敷，冷敷期间应加强观察，防止冻伤。冷敷可使血管收缩，减少药液向周围组织扩散。

（5）避免患处局部受压，外涂多磺酸黏多糖（喜疗妥）软膏，外渗局部肿胀严重者可用 50% 硫酸镁湿敷，并与多磺酸黏多糖交替使用。

（6）加强交班，密切注意观察局部变化。

2. 患者发生输血反应时的应急预案

（1）立即停止输血，同时用生理盐水保持静脉输液通路通畅，剩余的血液连同血袋一起保存，以备检验。

（2）及时通知主管医生和护士长。

（3）如果是单纯的过敏反应，轻者只发生皮疹，为局部红斑、瘙痒，不发热，无寒战，中间型可以有皮肤潮红、血压低、呼吸困难，甚至会厌水肿，最严重者发生休克和神志不清或死亡。轻者遵医嘱给予抗组胺的药物，症状缓解后继续缓慢滴注，严密观察；中间型者遵医嘱给予肾上腺素静脉推注，同时给对症处理，如吸氧、保暖、补充血容量等抗休克治疗，如发生会厌水肿，立刻施行喉插管或气管切开术，同时可注射氢化可的松。

（4）如果发生急性溶血性输血反应，遵医嘱给予抗休克、防治弥散性血管内凝血（DIC）、防治急性肾衰竭等治疗，并行换血疗法，所剩血液不可再用。将保留的血袋及抽取的患者血样一起送输血科。

（5）对发生输血发热反应的患者给予对症处理，寒战者给予保暖，高热者给予冰袋、冰帽物理降温，遵医嘱给予口服新癀片或静脉推注地塞米松等，所剩血液不可再用。

（6）按要求填写输血反应报告卡，上报输血科。

（7）加强巡视及病情观察，做好抢救记录。

第八节　肿瘤科护理工作易错环节管理

一、肿瘤科一般护理常规

1. 患者入院后，按病情轻重及不同病症分别送至指定床位，向患者介绍病区环境和有关制度，介绍主管医生、护士。测体温、脉搏、呼吸、血压、体重等，通知相关医生。

2. 心理护理：癌症不仅影响一个人的正常生活，也危害其家庭，不仅破坏机体正常功能，也可造成身体形象的改变，以及患者在家庭中角色的转换，加重了恐惧、愤怒、抑郁、绝望等情绪反应，这些消极情绪对机体免疫功能有抑制作用，致使癌细胞活跃、肿瘤发展。因此，给予患者心理安慰，帮助建立积极的情绪，锻炼坚强的意志和对生活充满希望，是战胜癌症的重要精神支柱。

3. 病房内保持清洁、安静、空气流通，根据病症特点调节适宜的温湿度。

4. 新患者入院后，每日测体温、脉搏、呼吸各4次，连续3日；体温在37.5℃以上每日测4次；体温达39℃以上者，每4小时测体温1次，体温恢复正常 3 日后改为每日 1 次。每日记录大、小便 1 次，每周测体重 1 次。

5. 应鼓励肿瘤轻症患者参加适合体力的活动，晚期重症患者应卧床休息。当血小板计数 $<50\times10^9/L$ 时实施预防出血的措施。当血小板计数 $<20\times10^9/L$ 时，严格卧床，限制活动，防止摔伤。

6. 24 小时内留取血、尿、便常规标本送检。

7. 输液时加强巡视，严防药液外渗，如有外渗应立即处理。

8. 做好口腔护理。

9. 维持患者最佳营养状态：表现为摄入足够的热量，出入量平衡，皮肤弹性好。

10. 做好呕吐护理：剧烈呕吐及时汇报医生，并严密观察水、电解质、酸碱紊乱情况。

11. 做好肛周护理：如有便秘及腹泻及时处理。

12. 白细胞低的患者进行保护性隔离。

13. 遵医嘱按 WHO 制定的三阶梯镇痛方案进行疼痛治疗并做好疼痛护理。

二、放疗护理常规

1. 按肿瘤科一般护理常规护理。

2. 放疗前应耐心做好解释工作，告知患者治疗的目的及不良反应，消除患者紧张、恐惧的心理，使患者坚定信念，积极接受治疗。

3. 照射野的保护：在治疗期间，标记部位保持清晰，若标记不清，应及时通知医生重新描记，切勿自行描画；照射野皮肤应避免阳光直接照射及强风、过热或过冷的刺激；避免粗、硬的织物、金属物件刺激；内衣宜棉质、柔软、宽大、吸湿性强；照射部位忌用肥皂和粗毛巾擦洗；局部不可粘贴胶布或涂抹酒精及刺激性油膏。若颈部有放射野应避免粗糙围巾和硬衣领的摩擦，也不宜佩戴项链，冬天宜用柔软的纱布或丝绸围巾保暖。

4. 密切观察放射反应：出现乏力、头晕、头痛、恶心、呕吐时立即给予对症处理；当皮肤脱屑、脱皮、瘙痒难忍时，勿用手撕剥、抓痒以防感染；局部红斑、灼痛、刺痒等反应者可用皮炎洗剂冷湿敷；局部感染按外科常规换药；每次放疗后应卧床休息 30 分钟左右。

5. 消化道照射时，应注意保持腔道清洁。

6. 脊髓受较大剂量照射时，应谨防发生瘫痪。如发生瘫痪时，按瘫痪患者护理。

7. 饮食护理：给予高蛋白、高维生素食物；鼓励患者多饮水、多食瓜果，避免辛辣刺激性食物；消化道照射时应注意饮食宜细软，忌粗糙、硬的食物；照射前后半小时不宜进食；鼓励患者多饮水，每日 2000~4000ml。

8. 定期复查血常规，观察血象变化，复查血常规每周 1 次。当白细胞、血小板计数降低，遵医嘱给予升白细胞或血小板药物治疗，必要时暂停放疗，行成分输血，进行保护性隔离，预防感染。

三、化疗护理常规

1. 执行肿瘤科一般护理常规。

2. 心理护理

（1）耐心倾听患者的主诉，取得其信任，鼓励患者克服化疗不良反应。

（2）帮助患者度过脱发等所造成的心理危险期。

3. 健康指导

（1）鼓励患者进食高蛋白、高维生素、高热量、易消化的食物，禁食刺激性及坚硬食物，以免损害口腔及消化道黏膜；鼓励患者健康饮食，保证营养及液体的摄入。

（2）饭前饭后漱口，保持口腔卫生。

（3）保持皮肤清洁、干燥，预防感染的发生。

（4）保持良好心态及充足的睡眠。

4. 用药观察及护理

（1）遵医嘱用药，应现用现配。一般常温下不超过 1 小时，尤其是氮芥类药物。如联合用药应根据药物的性质进行排序。避光的药物，使用中采取避光措施。

（2）注意保护静脉，从远端开始，有计划地进行穿刺。

（3）用药前先注入少量生理盐水，确定针头在静脉后再注入化疗药物。强刺激性药物给药过程中，必须注意床旁监护，防止药物外渗。

（4）如发现药液外渗，应立即停止输入，根据药液对组织刺激强度的不同，给予局部冷、热敷，进行局部封闭，再用金黄散外敷。

（5）按化疗药物作用机制，采用正确的给药方法及给药顺序，并加强巡视。

（6）拔针后，应压迫穿刺点 5~7 分钟，以保护血管。

（7）给药后 2 小时不宜进餐，如有恶心、呕吐等反应严重者，可在给药前使用镇吐药。

5. 病情观察与护理

（1）心电监测患者生命体征的变化，发现异常及时通知医生。

（2）观察有无牙龈出血、鼻出血、皮下淤血、阴道活动性出血等。

（3）观察患者腹痛、腹泻的次数及性质，及时收集大便标本并送检，警惕假膜性肠炎的发生。

（4）观察患者有无肝脏损害、膀胱炎及神经系统副作用：如肢体麻木、肌肉柔软、偏瘫等，发现症状立即通知医生。

（5）遵医嘱定期测定白细胞计数，白细胞计数低于 $3.0×10^9$/L 时，应采取预防感染的措施；白细胞计数低于 $1.0×10^9$/L 时，应对患者进行保护性隔离，如戴口罩、减少探视、禁止带菌者入病房、注意病房空气的净化。

6. 药物副反应的观察及护理

（1）脱发的护理：化疗后会出现不同程度脱发现象，3～5个月后头发会再生，护理头发时应轻柔，禁止烫发。

（2）贫血：注意休息，限制不必要的活动，更换体位应缓慢，多食富含铁的食物，如菠菜、肝脏等。

（3）口腔炎：保持口腔清洁，用软毛牙刷刷牙和漱口；进食前后用清洁溶液漱口，给予温凉流质饮食或软食，避免吃粗糙辛辣和含糖多的食物；有口腔溃疡者进食前后遵医嘱进行溃疡面的治疗。

（4）恶心、呕吐：少量多餐，进食后要漱口；合理安排用药时间、分散注意力、创造良好的进餐环境；可遵医嘱给予镇吐药物；对不能进食者，遵医嘱补液以防电解质紊乱。

（5）腹泻：遵医嘱补充液体，少食多餐，多饮水，食含钾高的食物。

四、肿瘤科交接班要求

1. 白班责任护士交接班要求

（1）物品、药品、器械账物相符。

（2）办公室、治疗室、病房清洁整齐。

（3）交班内容：住院患者总数、出院人数、入院人数、转科人数、放化疗人数、次日放化疗人数、特殊检查人数、病情变化及情绪波动的患者。

（4）新入院患者做好入院评估、入院指导及遵医嘱进行初步治疗。

（5）次日放化疗患者做好心理护理及健康指导，告知治疗方案及治疗不良反应的预防措施。

（6）危重患者及放化疗、介入治疗患者床头交班。危重患者卧位正确、舒适，生命体征平稳，各种管道通畅，皮肤完好，各项医嘱执行及时、准确。放化疗中及放化疗、介入治疗后的患者要做好病情观察及治疗不良反应的观察。

（7）护理记录记录及时、规范、整洁，内容详实、简明扼要，按时完成各项治疗。

（8）对一些特殊用药的患者用药顺序、滴数等一些特殊要求要进行口头和书面交接。

（9）因特殊原因未完成的治疗及晚间治疗要口头与书面交班。

（10）各种治疗、抢救仪器功能完好，处于备用状态，各仪器都挂有详细的使用说明和操作程序并有专人管理。为下一班准备好所需物品。

（11）所有记录本、医嘱本、交班报告符合要求。

2. 小夜班责任护士交接班要求

（1）物品、药品、器械账物相符。

（2）办公室、治疗室、病房清洁整齐。

（3）一级护理、危重患者及时巡视，护理记录记录及时、规范。

（4）危重患者卧位正确、舒适，生命体征平稳，各种管道通畅，皮肤完好。

（5）各种治疗及时、正确完成。

（6）病房安静、整洁。

3. 大夜班责任护士交接班要求

（1）物品、药品、器械账物相符。

（2）办公室、治疗室、病房清洁整齐。

（3）交班内容：住院患者总数、出院人数、入院人数、转科人数、放化疗人数、次日放化疗人数、特殊检查人数、病情变化及情绪波动的患者。

（4）重点是危重患者、一级护理及绝对卧床的患者，做好基础护理、晨间护理、专科护理。放化疗中及放化疗、介入治疗后的患者要做好病情观察及治疗副反应的观察。

（5）各项医嘱执行及时、准确。护理记录记录及时、规范，内容详实、简明扼要。按时完成各项治疗。

（6）认真执行操作规程和查对制度。

（7）标本采集及时、符合要求。

（8）所有记录本、医嘱本、交班报告符合要求。

五、肿瘤科各环节质量管理要求

1. 肿瘤患者病情较重，治疗方案复杂，患者及家属心理压力大，要求肿瘤科护士必须具有耐心、细心、精心、责任心。

2. 坚持按职称职务上岗，能级对应，分工明确，并结合个人特点、综合素质等情况合理排班，使他们在工作中担当起相应的角色，扬长避短，提高工作效率，提高护理质量。

3. 心理护理：多与患者及家属沟通，了解患者的生活习惯，尽可能满足患者的需求。

4. 护士长每周对病区进行质量检查，做到自控、自查、自纠。根据检查情况进行质量分析、总结，制定改进措施。

5. 强化差错防范意识，提高应对能力：工作中充分发挥质量督查小组、责任组长的作用，定期召开隐患分析会，发现差错隐患，及时纠正，保证护理安全。

6. 加强护理技术的管理，不断提高技术水平，为患者提供正确、安全、可靠、先进的诊疗和护理手段，提高医疗效果和护理质量。

7. 进行"三基三严"的训练："三基"训练是提高医务人员业务素质的基本途径和提高医疗质量的重要环节，每月进行一次护理"三基"理论知识的考试、一次护理技术操作的培训和考核。要求护士熟练掌握操作程序，达到操作标准化、规范化。

8. 进行肿瘤专科知识的培训：每月对全体护士进行一次讲座，进行专科知识考试，并记录在绩效考核中。

9. 树立法制观念，遵纪守法，以患者安全为第一位。

六、肿瘤科特殊检查及治疗护理常规

【肝癌患者介入治疗后护理】

1. 按肿瘤科一般护理常规护理。

2. 术前护理

（1）心理护理：多与患者交谈，疏导患者不良心情；讲解治疗的作用及其治疗过程，并讲明介入治疗方法疗效好、不良反应小、术后恢复快；告知患者积极愉快的心情、稳定的情绪可降低治疗的不良反应，以增强患者治疗的信心和勇气。

（2）为患者创造良好的休息环境，保持病房安静、整洁、明亮、舒适，必要时可留陪护，以免患者孤独，产生抵触情绪。

（3）术前准备

①详细了解病情，观察生命体征，了解理化报告结果，若有异常及时报

告主管医生。

②因术后患者需卧床 12~24 小时，故需训练患者床上大、小便。

③按医嘱做碘过敏试验，并做好记录。术前 3 小时禁食水以免术中化疗药引起呕吐导致窒息。

④手术前如发现患者有以下情况，应及时报告主管医生考虑暂停手术，如发热（体温 38℃ 以上）、感冒或患者月经来潮等。

⑤按医嘱准备好术中所需物品如化疗药物、镇吐剂、造影剂、麻醉药、肝素、生理盐水、栓塞剂等，由 2 名护士严格按医嘱核对所带术中药物，做到准确无误。

⑥准备好急救物品和药品，以备应急抢救。

3. 术后不良反应及并发症的护理

（1）穿刺点的观察与护理：治疗完毕，穿刺点压迫 3 分钟后加压包扎，术肢制动 6~8 小时，卧床 12~24 小时。密切观察穿刺点局部有无血肿形成，有无渗血、渗液等现象，如有此征象应及时更换绷带加压包扎，保持穿刺点干燥，预防感染。对于凝血功能较差、手术时间过长者，穿刺点压迫时间要长。绝对卧床 24 小时后逐渐增加活动量，以防穿刺部位血栓脱落，防止皮下血肿及大出血。

（2）术后 24~48 小时注意观察肢体皮肤颜色、温度及肢端血运、足背动脉搏动情况，注意有无肢体疼痛及感觉障碍，若出现趾端苍白、小腿疼痛、皮温下降、感觉迟钝等情况，应警惕穿刺部位动脉血栓形成，发现异常及时报告医生。

（3）疼痛：介入治疗后，由于栓塞剂（或化疗药物）使肿瘤组织缺血、水肿和坏死引起不同程度疼痛，此时护士应告诉患者疼痛是介入治疗的一种常见反应，缓解其紧张心理，分散患者的注意力，如听音乐、看电视等松弛疗法，必要时给予药物镇痛，并观察用药后效果。

（4）发热：一般在栓塞化疗后 1~3 日出现，通常 38℃ 左右，大多是吸收热。高热时，嘱患者卧床休息，鼓励其多饮水，给予物理降温如酒精擦浴、冰敷、温盐水灌肠等，必要时药物降温。高热时保持患者口腔清洁，注意保暖，出汗后及时更换衣服，保持患者舒适。

（5）消化道反应：化疗药物引起不同程度的胃肠道反应，可持续 1 周左右，如食欲缺乏、恶心呕吐、胃部不适、便秘、厌食等，护士应指导患者合理调节饮食，多进食高蛋白、高热量、高维生素、易消化的食物，保证舒适的环境和体位。

（6）肾脏的毒性反应：术后3日内鼓励患者每日饮水3000ml以上，碱化尿液，减轻肾脏毒性。

（7）肝脏的毒性反应：术后应用保肝药物。

（8）呃逆：血管栓塞可继发性引起膈肌充血或膈肌痉挛产生呃逆。轻者嘱患者深吸一口气，然后再慢慢呼出，反复多次，或用纱布包住舌尖轻轻地牵拉，反复多次，一般都可奏效，重者药物治疗。

（9）骨髓抑制：由于化疗药物不同程度引起骨髓抑制，以白细胞减少最为严重，如果白细胞计数低于2.0×10^9/L，则要对患者进行保护性隔离，入住单人病房，每天2次用紫外线照射消毒房间，严禁探视，必要时药物治疗。

【腹腔热灌注化疗】

1. 按肿瘤外科一般护理常规护理。

2. 热灌注前准备

（1）心理护理：鼓励安慰患者，介绍成功的治疗实例，使其产生信赖和安全感，树立战胜疾病的信心，并向患者的家属详细解释治疗目的及注意事项。

（2）热灌注化疗前的准备：应进行血常规、肝功能、肾功能和心电图检查。病房进行紫外线消毒，将病房温度控制在20～22℃，湿度在60%～70%为宜，指导患者适当地休息，不要做剧烈运动，注意个人卫生，避免皮肤黏膜感染。

（3）灌注液的准备：一般将灌注液加温至42～44℃为宜，以增加舒适感和热灌注化疗时腹腔内温度能迅速达到治疗要求，如温度超过45℃，会增加化疗药物对腹膜的刺激作用。

3. 穿刺中的注意事项

（1）严格无菌操作，防止腹腔感染。

（2）灌注液中可加入利多卡因以减轻疼痛，还能扩张局部血管，增加化疗药物的疗效。

（3）输液不畅时，可稍变换体位或轻柔按压腹部。

（4）观察穿刺部位有无渗血渗液，以防发生局部感染。

（5）保持温度在40～42℃，加热后的化疗药物应快速输注。温度超过45℃，增加化疗药对腹膜的刺激作用，可引起化学性腹膜炎；温度低于40℃，影响疗效。

（6）指导患者多变换体位，以利于药液与腹膜腔充分接触。

4. 穿刺后护理

（1）血象的监测：若患者出现白细胞、粒细胞计数下降，应根据医嘱给予升白细胞的药物，使之恢复至正常水平。

（2）并发症的观察：严密注意观察化疗灌注的并发症，热灌注化疗后大部分患者会出现腹部热感，体温在治疗后 8~90 分钟升至 37.2~38.4℃，不用做任何处理，体温会自行下降。热灌注化疗还可引起出血、吻合口瘘、尿潴留等并发症，故患者有出血倾向或正在出血者一般不宜做热灌注化疗，以免加重出血。热灌注化疗后的患者出现腹胀、排尿困难，应及时向医生汇报，立即在无菌操作下行留置导尿，以解除尿潴留。

（3）营养支持：给予高热量、高蛋白、高维生素、易消化的饮食，注意饮食卫生和少量多餐。同时还可静脉补液以增强患者的体质，达到最佳治疗效果。

七、应急预案

1. 化疗药物外渗时的应急预案

（1）化疗药物外渗时立即停止药物输入，保留针头并接注射器，抽出头皮针内及漏于皮下的化疗药物，生理盐水冲洗血管，然后拔出针头。

（2）立即通知医生和护士长。

（3）局部皮下注入解毒剂环状封闭。

（4）根据药物不同性质 24 小时内选择间断冰、热敷，防止冻烫伤的发生。

（5）根据药物不同性质选择相应的外敷药物，如多磺酸黏多糖软膏、50%硫酸镁、如意金黄散加香油调制后外敷等。

（6）抬高患肢。

（7）根据患者具体情况进行进一步治疗。

（8）做好护理记录，认真交班，密切观察局部变化。

2. 肺癌患者大咯血的应急预案

（1）当肺癌患者大咯血时，首先协助患者将头偏向一侧，清除口腔内血液和血凝块，应保持呼吸道通畅，防止窒息。

（2）立即通知医生。

（3）评估出血量，监测生命体征。发现异常及时通知医生。

（4）当出现窒息的表现时，立即取头低足高位，并轻轻叩击患者背部，促使血凝块的排出。给予吸引器吸引，并通知医生。

（5）给予吸氧，必要时行气管内插管。

（6）建立静脉通道，遵医嘱输入止血药物，补充血容量。

（7）及时清除血迹，安抚患者，缓解恐惧心理。

（8）做好护理记录，并认真交班。

3. 鼻咽癌患者鼻出血的应急预案

（1）发现鼻咽癌患者鼻出血时，立即通知医生。

（2）安慰患者及家属，缓解恐惧心理。

（3）协助医生清除鼻腔内血凝块，评估出血量，监测生命体征。

（4）给患者取半卧位，保持呼吸通畅。

（5）给予患者局部、全身止血治疗（用拇指、示指捏住鼻翼两侧向鼻中隔方向加压止血，同时进行鼻额部冷敷，1%麻黄碱或肾上腺素棉球压迫出血处、明胶海绵压迫出血处，静脉输入止血药）。出血量大时行鼻后孔填塞，必要时请耳鼻喉科会诊行外科治疗。

（6）及时清除血污，必要时更换被服。

（7）及时记录并做好交接班。

4. 脑瘤患者癫痫发作的应急预案

（1）脑瘤患者癫痫发作时，立即平卧，解开衣领、扣子，松腰带。

（2）立即通知医生。

（3）并将压舌板置于上、下齿之间，防止咬伤舌。

（4）及时清理口腔分泌物，保持呼吸道通畅。

（5）用床单、衣服等保护患者四肢及关节。上床挡，防止坠床。

（6）遵医嘱予镇静治疗。

（7）观察患者生命体征及意识。

（8）及时记录并做好交接班。

5. 脑瘤患者发生脑疝的应急预案

（1）脑瘤患者发生脑疝时，立即通知医生。

（2）观察意识、瞳孔变化，监测生命体征。

（3）遵医嘱予20%甘露醇250ml加地塞米松5~10mg静脉滴注。

（4）呕吐时头偏向一侧，防止发生窒息。烦躁时加护栏，防止坠床。

（5）给予氧气吸入，并行心电监护。

（6）协助医生做好对症处理和脑室体外引流术前准备。

（7）做好详细护理记录，认真交接班。

6. 介入治疗时接到停电通知或突然停电的应急预案

（1）接到停电通知后，立即做好停电准备，备好应急灯、手电筒、蜡烛等。如有抢救患者使用备用电源，提前向患者做好解释工作，尽量避免由停电造成的患者恐慌。

（2）突然停电后，术者根据患者病情的具体情况采取合理安全的操作方法，保证患者安全，并开启应急灯照明等。与相关部门联系，及时通知电工，查找原因。

（3）在手术或医疗操作过程中，如果突然遇到意外停电、跳闸等紧急情况时，医务人员应采取补救措施，以保证手术和各项操作的顺利进行。

（4）如果是局部停电，立即检查是否跳闸或保险丝有问题，针对相应问题进行解决。

（5）如果是全科停电，立即启用各仪器的备用蓄电池暂时维持功能，同时通知电工班、总务科等相关科室进行检修及发电。

（6）停电期间，护士不得离开手术间，并密切观察患者的病情变化，以便随时处理紧急情况。加强巡视，安抚患者，同时注意防火、防盗。

（7）将各种用电仪器关闭，以免突然来电时损坏仪器。

（8）来电后，打开手术所用仪器，并重新调整参数。

（9）护理人员将停电经过、时间、原因及患者的特殊情况，准确地记录于护理记录单上或书写报告交有关科室。

（10）每位护士应熟悉电工班的电话号码及各手术间线路走行情况。

7. 介入栓塞治疗患者突发迷走神经反射的应急预案

（1）各种抢救药品及器械要齐全：连接好心电监护，严密观察患者的生命体征变化，一旦出现面色苍白、血压下降、心率减慢、出汗、恶心等迷走神经张力增高表现，立即进行对症处理。

（2）建立良好的静脉通路，补液要充足，避免因血容量不足引起的迷走神经反射。

（3）正确拔管：在拔管前先给予快速补液，鞘管周围应用利多卡因局部麻醉；拔除鞘管时术者操作应熟练，避免粗暴拔管，拔管同时也可以与患者交流，询问有无不适，以分散其注意力，减轻疼痛或紧张感；对血压偏低或心率偏慢者，可在拔管前给予多巴胺和阿托品；拔管方法正确，按压力度适当；在术中及术后拔管过程中要严密观察患者生命体征及病情变化，必要时安装临时起搏器。

（4）患者如有尿潴留，膀胱的过度充盈也易诱发迷走神经反射出现，术前要排空膀胱，术中及术后协助排尿，必要时行导尿。

（5）重视患者的心理护理，避免患者出现精神紧张、焦虑不安等负性心理。

8. 介入栓塞治疗突发急危重症患者抢救处理的应急预案

（1）急危重症患者行介入栓塞治疗，护士要了解患者的病情，注意观察患者的神志、皮肤、口唇颜色、肢体温度及生命体征等情况。

（2）平时应备有足量的手术器械和敷料，每日清点补充，以保证应急使用。对特殊器械及抢救仪器应常规准备，同时备有足量抢救物品及药品，以保证突发抢救时的应用。

（3）各类抢救物品、药品、仪器固定放置并保持性能良好，严格交接，以备应急时使用。

（4）立即吸氧，开放 2 条以上套管针静脉通路，保证呼吸道通畅，密切监测患者的生命体征变化，全体医护人员均应熟练掌握各种抢救技术，熟悉抢救药品的使用方法，严格执行各项操作规程和急救规程。

（5）工作人员要有高度的责任心和应急能力，所有相关人员应全力以赴投入急危重症患者的抢救工作。

（6）根据患者的病情，合理安排抢救人员，由科主任统一指挥。导管室护士密切配合手术医生进行抢救，做好患者的心理护理，使之配合治疗。

（7）做好医疗记录，各班分工负责，忙而不乱，及时报告协调。

第二章　外科护理工作易错环节管理

第一节　普通外科护理工作易错环节管理

一、普通外科一般护理常规

1. 按普通外科一般护理常规护理。

2. 术前护理

（1）心理护理：向患者说明本次手术的重要性、手术中及术后可能出现的情况以及注意事项，取得患者的配合。

（2）了解患者的体温、脉搏、呼吸、血压，出、凝血时间，心、肝、肾功能，手术部位皮肤有无化脓性病灶，各种化验报告，女性患者月经来潮日期以及患者的情绪等。

（3）皮肤准备：术前一日患者应沐浴、理发、剃须、剪指甲、更衣，不能自理者由护士协助按手术部位做好皮肤准备工作。

（4）遵照医嘱做血型、备血准备，完成常规药物的皮肤过敏试验，如青霉素、普鲁卡因等。

（5）对肠道手术患者按医嘱进行肠道准备，一般手术前 12 小时禁食，术前 4~6 小时禁水。

（6）准备术中用物：特殊药品、X 线片、CT 片、MRI 片、胸带、腹带等。

（7）指导患者做床上大小便、床上翻身及深呼吸及有效咳嗽练习。

（8）手术日晨测体温、脉搏、呼吸、血压；取下义齿、眼镜、发夹、饰品、手表及贵重物品交家属，遵医嘱给予术前用药。

（9）整理床单位：包括麻醉床、输液架、吸引器、氧疗装置、引流管（袋）以及各种监护设备等。

3. 术后护理

（1）做好与麻醉师交接班，了解术中情况及术后注意事项，按各种麻醉后常规护理。

（2）正确连接各种输液管、引流管及氧气管，妥善固定，保持通畅。

（3）正确执行术后医嘱。

（4）按麻醉方式不同给予正确的卧位，血压稳定后给予半卧位。

（5）注意保暖，防止意外损伤。必要时使用约束带或床挡保护，防止坠床。保持呼吸道通畅，观察有无呼吸道阻塞现象，防止舌后坠、痰痂堵塞气道引起缺氧、窒息。

（6）密切观察生命体征的变化，观察切口有无渗液、渗血，如切口敷料外观潮湿，应及时通知医生换药，使用胸腹带时松紧度要适宜，并观察和记录引流液的颜色、性质及量。

（7）局麻或小手术患者术后即可进食，全麻患者当日禁食，第二日可进流质，以后视情况逐渐进半流质、普食。胃肠道手术者，待恢复胃肠蠕动、肛门排气后给少量流质，2~3 日后给全量流质，再过 1~2 日改半流质，2 周后可改软食或普通饮食。

（8）禁食、置胃管、生活不能自理的患者行口腔护理，留置导尿管者行会阴护理，并协助床上翻身、叩背，防止呼吸道、泌尿系感染及压疮等并发症的发生。

（9）疼痛者及时给予疼痛评估，通过分散患者的注意力、解除腹胀等措施以缓解疼痛，如疼痛剧烈，术后 1~2 日可适量使用镇静、镇痛药物。

（10）鼓励患者床上翻身、抬臀，以促进胃肠道蠕动。一般术后第一日床上活动，第二日坐起，第三日在护理人员协助下床边坐或床边活动，第四日可在他人搀扶下去卫生间，以后逐渐增加活动量。

（11）对病情危重者建立危重病记录单，为治疗提供依据。

4. 健康教育：根据患者的健康状况，从饮食、活动、病情观察、预防措施、门诊随访等方面给予具体的可操作性的指导，促进患者康复。

二、病房监护室管理要求

病房监护室主要收治手术后患者和病房的危重患者，因患者病情重、变化快，要求有护士 24 小时监护，随时观察并记录病情变化。病房监护室应有完整的规章制度，应做到以下几点。

1. 病房安静且与外界相对分开，有良好的通风条件，有条件的可采用空气灭菌净化机进行室内空气净化消毒。

2. 为减少患者感染的机会，应尽可能减少出入监护室的人流、物流。工作人员进监护室时应换鞋、戴工作帽，为患者进行各项操作前要洗手，严格执行无菌技术要求。监护室应定期消毒，做空气培养。

3. 监护室的药品、物品、仪器设备都应严格管理。药品应标记清楚、放置有序，班班交接并有专人负责，护士长每周检查。急救物品和仪器设备用毕及时清洁，按相关规定进行消毒，有故障及时维修，保证仪器随时处于良好的功能状态。

4. 监护室的护士应掌握本专业疾病的一般护理常规和操作技能，并熟练掌握循环系统、呼吸系统、中枢神经系统等监护知识，熟练掌握监护室各仪器设备的使用。

三、普通外科交接班要求

1. 白班责任护士交班要求

（1）病房及各室（办公室、治疗室、换药室）清洁整齐，符合"三化、八字"要求。

（2）物品数目无误，为下一班准备好所需的各种物品。

（3）新患者做好入院评估、入院指导及遵医嘱进行初步治疗。

（4）手术及危重患者卧位正确、舒适，生命体征平稳，各种管道通畅，皮肤完好，各项医嘱执行准时、准确。

（5）次日手术患者做好各种术前准备，包括心理护理及健康指导，使患者知道术前注意事项及术后如何配合医疗、护理。

（6）次日出院患者做好出院指导、健康教育。

（7）向家属做好探视、陪护指导，需陪护者一人一陪。

（8）各种护理表格记录规范整洁，如交班报告本、医嘱本、护理记录单等。

（9）交班内容：住院患者总数、出院人数、入院人数、转科人数、手术人数、危重人数、死亡人数、次日手术人数、特殊治疗人数、特殊检查人数、病情变化及情绪波动的患者。

（10）因特殊原因未完成的治疗及晚间治疗要书面交班。

（11）危重及手术患者床头重点交班。

2. 小夜班责任护士交班要求

（1）办公室、治疗室、换药室、处置室清洁整齐。

（2）物品数目正确。

（3）一级护理、危重及手术患者及时巡视并填写巡视单，护理记录规范、整洁。

（4）危重及手术患者卧位正确、舒适，生命体征平稳，各种管道通畅，皮肤完好。

（5）各项治疗准时、正确完成。

（6）危重及手术患者床头交班。

3．大夜班责任护士交班要求

（1）办公室、治疗室、检查室、换药室、病房清洁整齐。

（2）物品数目准确。

（3）各种记录正确、完善。

（4）手术后患者卧位舒适，各种引流液及时倾倒，正确记录引流量。

（5）手术后患者符合下床条件者，督促并帮助患者下床活动；不能下床者如无禁忌证可取半卧位，各种管道通畅，皮肤完好，患者按医嘱进食，不能进食者督促并协助患者刷牙、漱口、洗脸、更换衣服。

（6）按医嘱准备当日手术的患者，认真执行操作规程和查对制度。

（7）标本采集及时，符合要求。

（8）口服药及各种治疗无误。

（9）危重及手术患者生命体征平稳，皮肤完好，各种管道通畅，卧位正确。

（10）交班的方式为集体交班和床头交班。

四、各环节质量管理要求

1．新入院患者入院流程

（1）医生根据病房床位及患者病情安排并通知新患者入院。

（2）患者接到入院通知后，持有效身份证、医保证、押金及生活必需品到住院处办理入院手续。

（3）患者到接诊室领取病员服，由接诊人员送到病房。

（4）患者及家属要保管好交费收据，以备出院时使用，医保卡存放在住院处。

2．病房接诊新患者流程

（1）患者持住院病历首页及门诊病历到护士站，责任护士起立，主动热情迎接患者，根据病情安排床位并办理相关手续。

（2）请患者及家属详细阅读入院须知，填写相应条款并签字，此须知签字后由护士放病历夹中妥善保管，为患者测量体重。

（3）责任护士将患者带至床前，将备用床改为暂空床，核对患者姓名，将床头卡插至床尾袋内，为患者测血压、脉搏、呼吸、体温并记录在体温单上。

（4）责任护士带患者（重患者为其直系亲属）熟悉病区环境及讲解病房规章制度，如住院期间患者不能擅自外出，病区内不准吸烟、饮酒，听收音机要戴耳机，住院期间要穿病员服等。做好入院宣教，包括病房环境、作息时间、陪住制度、饮食制度、医生查房时间、呼叫器使用、物品保管、防火、防盗、责任护士及主管医生姓名等。责任护士应耐心回答患者及家属提出的问题。

（5）嘱病情轻的患者休息，将随身携带物品妥善放置；协助病重者安排卧位，初步检查病情；交接皮肤、输液及特殊用药；通知医生，遵医嘱及时进行治疗。

（6）协助家属或患者整理用品，请家属协助将患者暂时不用或多余的物品带回，以保持病房内清洁整齐。

（7）为新患者进行入院评估，记录护理记录。

（8）责任护士通知主管医生患者已到院。

3. 患者转入流程

（1）病房接到通知后，责任护士根据患者情况准备床位。

（2）患者转入后，责任护士接病历，检查病历是否完整，了解患者当日治疗及用药情况。

（3）通知本病房主管医生。

（4）责任护士接患者到床旁，协助患者安排好卧位并为患者测血压、脉搏、呼吸、体温并记录在体温单上。

（5）观察病情、生命体征、输液、引流等；检查皮肤情况并详细记录；特殊问题做好交班。

（6）协助患者整理物品。

（7）向患者介绍本病房的相关规定、环境，以减轻患者紧张情绪，使患者更好地配合治疗和护理。

4. 患者转出流程

（1）病房主管医生根据患者病情变化确定转出患者。

（2）责任护士协助医生通知患者及家属，并协助整理物品。

（3）责任护士将转出患者所有病历按转出要求书写、登记、整理。

（4）转出前，责任护士评估患者的一般情况、生命体征，危重患者需有医生和护士同时护送。

（5）将病历及所用药物等交与转入病房责任护士。

（6）转至新病房后，由医生交代病情，护士交代患者皮肤、输液、引流、用药及护理记录等。

5. 手术前准备流程

（1）协助医生准确、及时地做好患者的全面检查：如血常规、尿常规、便常规、出凝血时间、血型及肝、肾、心、肺功能等检查。

（2）心理护理：评估患者身心状况，减轻患者术前紧张、焦虑、恐惧等心理问题，增加患者参与治疗和护理的意识，建立面对事实、稳定乐观的心理状态，利于机体的康复。

（3）做好术前准备：如皮肤准备、胃肠道准备、交叉配血及药物过敏试验。

（4）保证休息：术前保证良好的睡眠。

（5）术前宣教：责任护士详细交代术前注意事项，并班班交代。

（6）病情观察：监测生命体征，注意病情变化。

（7）术日晨准备：按要求为患者做好胃肠道准备，留置胃管，患者取下活动义齿、眼镜、发卡、手表、耳环、项链等，嘱患者勿化妆。术前半小时给予麻醉前用药。

（8）手术后用物准备：备好麻醉床、术后用物，如全麻护理盘、氧气、负压装置、腹带及监护仪等。

6. 送手术患者流程

（1）病房护士做好术前准备，如肠道准备、留置胃管等，指导患者更换病员服，摘掉发卡、义齿、眼镜、手表、耳环、项链、腕带等，戴好有患者信息的腕带。

（2）术前半小时给予麻醉前用药。

（3）准备好带入手术室用物，如 X 线片、CT 片、药品、病历及引流袋等。

（4）病房护士与接患者人员一起核对床号、姓名后签字，协助患者上车，送至病房门口。

（5）准备好麻醉床、全麻护理盘、氧气、负压装置、腹带、监护仪等。

7. 接手术患者流程

（1）病房监护室护士迅速迎接手术患者，与其他人员一起将患者平稳安置床上，根据麻醉方式安排体位，认真与麻醉师、手术室护士或麻醉恢复室的护士交接班，了解手术名称、手术方式、麻醉方式、术中情况及输液、皮肤情况。

（2）观察患者意识状态，接监护仪，测量心率、血压、脉搏、呼吸、脉搏氧饱和度及体温，观察切口和引流情况，固定各引流管，并认真记录护理单上。

（3）根据医嘱为患者吸氧、输血、输液等。

（4）每15~30分钟检测血压、脉搏、呼吸各1次，持续监测生命体征2小时，稳定后改为每4小时1次，并记录于护理记录单上。

（5）患者肢体知觉恢复前禁用或慎用热水袋，以防烫伤。

（6）注意皮肤护理，防止压疮发生。

8．患者办理出院流程

（1）由主管医生根据患者病情决定其出院时间。

（2）出院前一日由主管医生告知患者，并向患者交代病情及出院后应注意的问题，开出院医嘱及出院带药。

（3）病房责任护士见医嘱后办理相关出院手续，病房护士长征求意见、建议，并做出院指导。

（4）患者出院当日，责任护士再次核对医嘱，将患者一览表改为出院状态，通知患者家属到住院处办理出院手续。

（5）责任护士为患者做好出院指导。

（6）家属先到药房领取出院带药，再到住院处办理出院手续。

（7）家属持住院结算单回病房，责任护士将门诊病历交给家属，并帮助患者整理用品，恭送患者离开病房。

五、护理告知

为了切实提高护理服务质量和工作效率、进一步减少护患纠纷、改进护理工作、树立护理队伍的良好形象、更好地为患者服务，结合护理工作的实际，在工作中经常要应用到告知行为。护理告知如下。

1．口头告知：对于护理工作中所有操作，执行前必须告诉患者缘由、如何配合、注意事项等。

2．告知单告知：对于一些有创性操作，实行告知单告知，告知单上必须明确注明各项注意事项、并发症，并由患者或家属签字。对没有做到及时告知，造成患者及家属不理解，甚至发生纠纷的人员，视情节轻重给予批评或诚勉教育；被有效投诉的，按规定进行处罚。

六、特殊护理人员的管理

1. 进修人员的管理

（1）进修人员进病房后由护士长进行入科介绍，讲解科室规章制度、工作要求、排班特点和科室环境，使其尽快熟悉科室情况。

（2）进修人员要严格遵守医院及科室的各项规定，服从管理，严格遵守劳动纪律。

（3）护士长根据进修人员的进修目的和进修计划，安排专人进行有计划的带教，原则上不单独值班。带教护士及护士长定期对其进行工作检查。

（4）进修人员在进修期间不安排休假，原则上不准事假。如确实有事需由进修人员的原单位护理部代其提出，并要在原规定结束进修后补够其休假天数。未经批准擅自回原单位者，终止其进修学习资格。

（5）护士长要定期了解进修人员的思想、工作、学习和生活情况，安排讲课，有问题及时协助其解决。

（6）进修期满护士长要对其进行考试，并写出书面鉴定。

2. 实习人员的管理

（1）实习人员进病房后由护士长进行入科介绍，讲解科室规章制度、工作要求、疾病谱和护理常规，以及排班特点和科室环境，使其尽快熟悉科室疾病的常规护理。

（2）实习人员要严格遵守医院及科室的各项规定，服从管理，严格遵守劳动纪律。

（3）护士长根据科室工作人员的情况选择带教老师，实行"一对一"的带教模式。对实习人员的带教，要求坚持简单工作放手不放眼、专业性强的工作带着实习人员一起做的原则。

（4）护士长要定期了解实习人员的思想、工作、学习和生活情况，安排讲课，并利用各种早、晚查房的机会对其进行提问，以促进其学习。

（5）实习人员在实习期间不安排休假，原则上不准事假。如确实有事需由本人写出请假条，并由学校批准盖章，报护理部同意后方可准假。未经批准擅自不上班者可报护理部，视情节轻重给予处分，严重者可取消其实习资格。

（6）科室实习结束时由带教老师对其进行理论和操作考试，并写出书面鉴定。

3. 合同制护士的管理

（1）合同制护士进病房后由护士长进行入科介绍，讲解科室规章制度、工作要求、疾病谱和护理常规，以及排班特点和科室环境，使其尽快熟悉科室疾病的常规护理和科室情况。

（2）合同制护士要严格遵守医院及科室的各项规定，服从管理，严格遵守劳动纪律。科室工作人员要为他们创造良好的科室氛围，关心其生活、待遇，鼓励其积极参加集体活动。尽快适应角色的转变，树立良好的主人翁意识、慎独精神，养成严谨的工作作风。

（3）护士长要根据合同制护士的具体情况，制定带教计划，认真做好传、帮、带。定期进行理论考试，组织基础护理理论、常用护理技术操作考核，在工作中严格要求，排班一视同仁。并根据考核成绩及患者、其他工作人员的反映等进行综合评定，实行奖优罚劣，激发其工作积极性。

七、普通外科特殊检查护理常规

【内镜逆行胰胆管造影术（ERCP）】

1. 按普通外科一般护理常规护理。

2. 术前护理

（1）心理护理：术前患者多有紧张心理，担心手术是否危险、是否疼痛剧烈。术前向患者讲解检查目的和有关操作过程，告诉患者这种手术安全性高、创伤小，从而消除患者紧张心理，接受检查。

（2）术前准备

①了解过敏史，做碘过敏试验。

②术前查血清淀粉酶以利手术后对照观察病情；必要时查出凝血时间，凝血功能不正常者补充维生素 K_1。

③术前禁食 6 小时，重症及体质弱者术前静脉注射 50% 葡萄糖。术前测血压，进行心电图检查，排除禁忌证。

3. 术中护理：密切观察病情变化，术中患者可能出现恶心、呕吐等不适，应调整好患者的体位，选择合适的导管，嘱患者做吞咽动作或深呼吸以减轻不适；发现异常情况立即停止操作并进行抢救。

4. 术后护理

（1）嘱患者卧床休息，病情稳定后逐步下床活动。

（2）术后禁食 3 小时，待腹痛症状消失，血、尿淀粉酶正常后进食流质、半流质至普食。

（3）术后 3 小时及次日晨常规抽血查血清淀粉酶，如淀粉酶显著增高伴有腹痛、恶心、呕吐等症状，应按急性胰腺炎治疗，术后一周抽血查肝、肾功能，观察病情变化及术后恢复情况。

（4）观察生命体征的变化、有无呼吸抑制及过敏反应等，必要时给氧气吸入，保持呼吸道通畅。特别是老年人和原有心血管及呼吸系统疾病者应密切观察。

（5）遵医嘱，常规静脉输液及给予抗生素治疗。

（6）并发症的观察及护理

①急性胰腺炎：ERCP 术后 2~24 小时注意观察腹部体征、恶心、呕吐、发热及血、尿淀粉酶，必要时做腹部 B 超和 CT 检查。

②胆道感染或化脓性胆管炎：严密观察病情变化，稳定患者情绪，做好术前准备，禁食，胃肠减压，建立静脉通道，维持水、电解质平衡，按医嘱及时给药；立即行十二指肠乳头括约肌切开术或内镜下胆汁内引流术（ERBD）或手术治疗；做血细菌培养；供给适当营养，采用胃肠外营养；高热者行物理降温，吸氧，药物退热，做好皮肤护理。

③十二指肠乳头损伤、胰胆管破裂：患者突发腹部剧痛、面色苍白、休克等症状应立即报告医生，给予中凹卧位，建立静脉双通道补液，做好术前准备，行手术治疗。

④药物反应：患者出现皮疹、全身皮肤瘙痒、心率快、脉搏快、呼吸急促等，按过敏反应进行处理。

【内镜下鼻胆导管引流术（ENBD）】

1. 按普通外科一般护理常规护理。

2. 术前护理

（1）心理护理：向患者及家属做耐心细致的解释工作，告之 ENBD 对疾病诊断和治疗的意义。缓解患者紧张心情，取得患者的配合。

（2）做碘过敏试验。

（3）仪器设备处于良好状态。

3. 术中护理：严密观察患者生命体征的变化。

4. 术后护理

（1）卧床休息，减少活动。接好引流袋，引流管固定于颊部，防止导管脱出。

（2）对能进食的患者，术后 2 小时病情缓解或稳定可逐渐进食。

（3）观察引流液颜色、量，引流液需经医生、护士观察记录后处理。确定导管位置，如怀疑导管有少许脱出，不宜强行往里输送导管，应固定好导管，观察胆汁引流情况，如无胆汁流出及时报告医生进行处理。

（4）胆汁颜色及引流量的变化与病情的关系

①胆汁颜色：长期胆道梗阻的患者胆汁为深黄色或酱油色，置管引流通畅2~4日后颜色渐渐变成淡黄色，同时患者腹胀、黄疸逐渐减轻。化脓性胆管炎患者的胆汁中可有大量黄白色脓性絮状物及泥沙漂浮，易堵塞导管，在解除梗阻、通畅引流后，腹痛、发热等症状可明显缓解。

②胆汁量：梗阻患者置管后，胆汁引流可达 400 ~ 1100ml/d，平均500ml/d。随着梗阻的缓解，肝功能逐渐改善。某些梗阻患者 ENBD 后引流量不多，约在 100ml/d，但症状得到明显好转。

（5）故障排除方法

①选用注射器抽吸，如为胆汁或脓性絮状物堵塞导管，应在医生指导下用庆大霉素生理盐水低压冲洗，冲洗后一般均可疏通。

②抽吸时注射器呈负压，多系导管插入胆管内过深或导管折叠有关。此时，由医生在 X 线电视监测下推入15%的泛影葡胺充盈导管及胆管后，调整导管在胆管内的位置。

③用注射器抽出十二指肠液，有气泡无负压表示导管滑入十二指肠。

④鼻胆导管间歇引流不畅，如经 X 线造影证实导管在胆管内，病情又允许，可不做处理，因导管可起到支撑 Oddi 括约肌、防止胆石再次嵌顿堵塞胆管的作用。

【置三腔二囊管】

1. 置管前护理

（1）置管前检查三腔二囊管是否老化、有无漏气，确保食管引流管、胃管、食管中段、胃中管通畅，并分别做出标记。

（2）解释插管目的，说明患者配合的方法，争取患者的主动配合。

（3）润滑三腔二囊管，插入50~60cm，以抽出胃内容物为准；胃囊先注气钳夹并稍向外拉，然后自管端以 0.5kg 重量牵拉；若仍出血不止，再自食管囊注气钳夹；胃管接胃肠减压，观察止血效果，也可自此注入止血药或进行冲洗。

2. 置管后护理

（1）三腔二囊管在鼻孔处做好记号，注意导管是否外滑，严防气囊外滑堵塞咽喉造成窒息，也应注意气囊破裂失去压迫作用。牵拉用绳保持直线，重量应悬空。

（2）患者侧卧或仰卧，头偏向一侧。

（3）保持胃肠减压管通畅在位，密切观察及详细记录吸出液颜色及性状，并注意了解治疗效果。

（4）观察体温、脉搏、呼吸、血压、胃内容物、胃肠减压量及大便次数、大便颜色和量等，判断有无继续出血。

（5）保持鼻腔黏膜清洁湿润，及时清除分泌物及结痂。

（6）压迫期间严格禁食、禁水。

（7）每12小时将食管气囊放气20~30分钟，防止黏膜长期受压发生糜烂、坏死。在放置三腔二囊管24小时后应将胃气囊放气15~30分钟，再注气加压。

（8）石蜡油棉签涂口唇以防干燥。

（9）石蜡油滴入插有三腔二囊管的鼻腔内，3次/日。

（10）牵拉时三腔二囊管与皮肤呈45°，拉力为1kg。

（11）床旁置弯盘、纸巾，及时清除口鼻腔分泌物，嘱患者勿咽下唾液等分泌物。

（12）压迫止血：在完全止血48~72小时后可放松气囊，先抽去食管气囊的气，然后抽去胃气囊的气，暂不拔出，观察患者有无出血征象，患者口服液体石蜡50ml，将三腔二囊管缓缓拔出。

【T形管引流护理】

1. 患者返回病房后，妥善固定T形管，立即将T形管接无菌引流袋，并妥善固定于床旁，保持引流管通畅，勿将引流管扭曲、受压。

2. 保持引流管通畅，如有阻塞，应以无菌等渗盐水缓慢冲洗，勿加压冲洗。

3. 保持无菌，防止逆行感染，每天更换引流袋，并检查有无破损，注意无菌操作。平卧时引流袋应低于腋中线，防止胆汁逆流造成逆行性感染。

4. 观察记录引流液颜色、性质、量、有无鲜血或碎石等沉淀物，同时注意观察体温及腹痛情况、大小便颜色及黄疸消退情况。

5. T形管周围皮肤的护理：每日清洁消毒T形管周围皮肤1次，并覆盖无菌纱布，如有渗漏，应及时更换纱布，并局部涂氧化锌软膏保护。应严格按医嘱应用抗生素，控制感染。

6. T形管一般留置 14 日，拔除 T 形管指征为：黄疸消退、无腹痛、无发热、大小便正常，胆汁引流量逐渐减少、颜色呈透明黄色或黄绿色、无脓液、无沉渣及絮状物，可考虑拔管。

拔管前在 X 线下经 T 形管行胆道造影，若胆道通畅，可夹管 3 日；若无发热、腹痛、黄疸，即可拔除 T 形管。拔管后 1 周内，应警惕胆汁外漏，甚至发生腹膜炎，观察体温、有无黄疸和腹痛发作，以及时处理。

八、肠内、肠外营养应用要求

1. 肠内营养应用要求

（1）严格按医嘱给药，掌握各种营养制剂的特点以及其应用的适应证和禁忌证。

（2）掌握肠内营养的输注途径和各种途径的适应证、禁忌证及并发症的预防和处理。

（3）掌握肠内营养的输注方式和各方式的应用。

（4）应用肠内营养时应严密观察患者的腹部情况，并倾听患者的主诉，了解有无腹痛、腹胀、腹泻等情况，有问题及时处理。

（5）保持各种营养喂食管道的通畅，肠内营养输注结束后，及时用温开水冲管道。

（6）输注时对营养制剂进行加温时要注意保护患者，防止烫伤。

2. 肠外营养应用要求

（1）严格按医嘱给药，掌握其应用的适应证和禁忌证。

（2）肠外营养的配制应在有层流环境的配制室进行，工作人员配制肠外营养时必须严格按无菌原则操作。

（3）配制室必须严格按规定消毒，并定期对环境进行监测。

（4）配制室内物品的出入途径必须有相应规定，工作人员必须严格按规定执行。

（5）肠外营养输注时最好应用中心静脉，如无条件，选择外周静脉时应选较粗的浅表静脉，并严密观察静脉情况以防出现静脉炎。

（6）应用肠外营养制剂时应尽可能根据输注量匀速输注，超过 24 小时后营养制剂应弃去。

（7）对长期应用肠外营养的患者，应定期监测各项生化指标。

九、护士长工作要求

1. 护士长每周排班 1 次，排班时注意护士职称、年资及能力搭配。

2. 排班时间合理，特别注意中午、夜间护士力量搭配，监护室及病房应上双班，原则上减少交接班环节。

3. 护士长注意护士的心理状态，特别关注恋爱期、孕期、哺乳期护士的心理变化，如有异常情况及时处理。

4. 护士长对新护士、合同制护士严格管理，加强素质教育和理论、技术培训。

5. 护士长每日提前10~15分钟进病房，查看夜班护士工作质量及危重患者情况。

6. 参加晨会交班，带领护士床头交班。

7. 参加晨间护理并检查病房管理情况。

8. 为出院患者做出院指导并征求患者及家属意见。

9. 执行周计划。

10. 检查、修改出院病历并签字。

11. 查看危重患者、手术患者、新入院患者、次日手术患者及有特殊情况患者，组织下午的晚查房，检查护理质量、护理措施的落实情况并记录。

12. 建立护士长留言本和护士留言本，以便与护士沟通。

十、应急预案

1. 患者发生切口裂开的应急预案

（1）嘱患者立即平卧，用无菌纱布垫覆盖切口，禁止把外露的肠内容物回纳至腹腔。

（2）及时通知主管医生和护士长。

（3）主管医生根据切口裂开的具体情况及时床边缝合或通知手术室做好急诊手术准备。

（4）加强交班，密切注意观察局部变化。

（5）术后按普通外科腹部手术后护理常规护理。

2. 患者输错液应急预案

（1）立即停止错误的液体输入，更换输液器，迅速建立有效的静脉通路。

（2）立即通知医生及护士长，准备好抢救车、抢救用品，积极配合抢救。

（3）遵医嘱输液及应用药物。

（4）给予氧气吸入，注意保暖。

（5）严密监测患者的血压、脉搏、呼吸、体温及神志变化，必要时进行心电监护，准确记录尿量及病情变化。

（6）遵医嘱急查血常规、凝血时间及各项生化指标。

（7）由护士长立即向护理部、科主任汇报，进行相应处理。

第二节　泌尿外科护理工作易错环节管理

一、泌尿外科一般护理常规

1. 按外科一般护理常规护理。

2. 心理护理：主动和患者沟通，取得患者的信赖，了解患者的病情、生理、心理及社会等方面的需求，提供相应的指导，减轻患者的心理负担。

3. 新入院的患者进行常规检查，严密观察尿的量、颜色、性质，必要时记液体出入量。鼓励患者多饮水，一般每日入量在 3000ml 左右（尿少、尿闭、肾功能差、继发性高血压、水肿者除外），保持每日的尿量在 1500ml 以上。

4. 有尿失禁和尿漏的患者，使用尿不湿或一次性中单，保持床单和内裤的清洁、干燥，注意会阴部皮肤，防止发生糜烂、湿疹及压疮。

5. 经泌尿系统器械检查和治疗后，如有发热、寒战、尿少、尿痛等反应者，及时报告医生，做出相应的处理。特别要注意老年患者可能由此而发生心脑血管疾病。

6. 留置尿管和引流管的护理

（1）行导尿术或更换引流管时严格执行无菌操作技术，引流袋每日更换 1 次，导尿管每周更换 1 次。

（2）定时倾倒引流液，引流管末端不能接触引流液，保持引流袋的高度低于耻骨联合水平，以防逆行感染。

（3）保持尿道口清洁，用碘伏（安尔碘）棉球每日消毒 2 次；保持引流管通畅，防止受压、扭曲、折叠，固定好引流管，防止脱落。

（4）尿管如有堵塞，用生理盐水冲洗，及时清除管内堵塞物。

7. 手术前准备

（1）劝患者戒烟、酒，练习在床上大小便，做深呼吸及有效咳嗽练习。

（2）术前一日配血，手术区皮肤准备，做抗生素、普鲁卡因皮试。

（3）术前晚、术日晨给予灌肠或导泻药（如开塞露）。

（4）术前晚必要时给予镇静剂。

（5）术前 30 分钟给予麻醉前用药。

（6）术前 12 小时禁食，4~6 小时禁水。

8. 术后护理

（1）术后患者去枕平卧 6 小时，小儿及全麻患者头偏向一侧，保持呼吸道通畅，必要时心电监护、吸氧，严密观察生命体征及神志变化。

（2）正确连接各种引流管，保持引流通畅，观察引流液的量、颜色、性质，必要时做好记录，出现异常及时报告医生。

（3）严密观察伤口情况，保持伤口敷料清洁干燥，疼痛时给予镇痛药物。

（4）术后患者腹胀、排气困难时，可腹部热敷或新斯的明双足三里封闭，也可使用肛管排气或低压灌肠等方法，促进肠蠕动、减轻腹胀。

（5）术后 24~48 小时肠鸣音恢复后可给流质饮食，无不适后可给半流质食物。给予高热量、高蛋白饮食，增强机体抵抗力。多吃蔬菜、水果，多饮水，以防便秘。

（6）鼓励术后及长期卧床患者咳嗽，预防坠积性肺炎及肺不张发生。鼓励患者早日下床活动，促进肠蠕动，防止肠粘连。

9. 做好出院指导，定期复查。

二、泌尿外科交接班要求

1. 白班责任护士交班要求

（1）病房及各室（办公室、治疗室、换药室）清洁整齐。

（2）物品账物相符，抢救物品呈完好备用状态。

（3）交班内容：住院患者总数、出院人数、入院人数、转科人数、手术人数、危重人数、死亡人数、次日手术人数、特殊治疗人数、特殊检查人数、病情变化及情绪易波动的患者；本班因故未完成的工作交下一班做的内容。交班报告字迹应清晰简明。

（4）新患者做好入院评估、入院指导及遵医嘱进行初步治疗。

（5）手术及危重患者床头交班。卧位正确，各种管道通畅，皮肤完好，护理措施得当。

（6）次日出院患者做好出院指导及健康教育。

（7）次日手术患者做好术前准备，如备皮、备血、肠道准备、个人卫生处置，给予心理护理及健康指导。

（8）为夜班准备好所需物品，落实次日手术及特殊检查患者的准备工作。

（9）向家属做好陪护指导。

2. 小夜班责任护士交班要求

（1）物品账物相符，各种登记准确无误。

（2）护士站、治疗室、换药室及病房干净整洁。

（3）一级护理、危重及手术患者巡视及时并填写巡视单，护理记录规范。

（4）危重及卧床患者卧位正确、舒适，各种管道通畅，皮肤完好。

（5）准时正确完成各项治疗及次日手术患者的肠道准备，检查禁饮食的落实情况。

（6）床头及书面交班清楚明确。

（7）危重、手术患者床头交班。

3. 大夜班责任护士交班要求

（1）物品账物相符。

（2）护士站、治疗室、换药室、病房整洁。

（3）各种记录正确，各种引流管通畅，出入量、引流量记录准确，引流管通畅，及时倾倒引流液。

（4）为不能自理患者做好个人卫生处置，术后除绝对卧床者，鼓励、协助患者床上和床边活动。

（5）卧床患者卧位正确，皮肤完好，翻身卡记录准确及时。

（6）按时完成当日手术患者术前准备，与手术室接手术者查对准确。

（7）按操作程序完成标本的采集，与取标本者查对无误。

（8）口服药及各种治疗执行无误。

（9）危重及手术患者护理措施安全有效。

（10）交班方式为集体交班和床头交班。

三、各环节质量管理要求

1. 加床管理要求

（1）根据病情需要由医生决定加床。

（2）责任护士接到医生加床通知后，确定加床的位置，并在白板入院栏内注明。

（3）责任护士准备用物，按加床指定位置加好床，并在床头挂上加床的床号标牌。

（4）患者及家属入病房后由责任护士说明加床不影响患者治疗及护理，取得患者的理解。

（5）责任护士将患者送到床前，按新患者入院流程进行。

（6）加床数原则上不超过规定床位数的10%，保留一张加床准备收治急症患者。

2. 调床管理要求

（1）责任护士根据医嘱在临时执行本上注明调床顺序，并写在白板上。

（2）责任护士见临时医嘱执行本后向患者做好解释工作，协助患者调床并将床头牌床号更改为正确床号，饮食护理标记一同带至所需床位。

（3）责任护士安置好患者后，在临时执行本上签名及时间，并在护理记录上注明由"X床"换至"Y床"，记录调床后患者的一般情况。

（4）责任护士将患者病历、一览表卡片、微机一览表调床，检查更改服药单、注射单、输液卡、护理单上的床号。两人进行查对。

3. 撤床管理要求

（1）责任护士根据已空的加床，执行撤床。

（2）责任护士将床单位按终末消毒规范处理。

（3）责任护士将加床标记取回，加床用物归放至固定地点备用。

4. 病房接诊患者入院流程

（1）患者持住院病历首页及门诊病历到护士站时，责任护士起立，主动热情迎接患者，根据病情安排床位并办理相关手续。

（2）请患者及家属详细阅读入院须知，填写相关条款并签字，此须知签字后由护士放病历夹中妥善保管。

（3）责任护士将患者带至床前，将备用床改为暂空床，核对患者姓名，将床头卡插至床尾袋内；嘱病情轻的患者休息，将随身携带物品妥善放置；协助病重者安排卧位，初步检查病情；交接皮肤、输液及特殊用药；通知医生，遵医嘱及时进行治疗。

（4）新患者如暂时不能安排床位时，应耐心向患者讲明原因并给予妥善安置。

（5）责任护士为患者测体重、血压、脉搏、呼吸、体温并记录在体温单上。

（6）责任护士带患者（重患者为其直系亲属）熟悉病区环境及讲解病房

规章制度，如住院期间患者不能擅自外出，病区内不准吸烟、饮酒，听收音机要戴耳机，住院期间要穿病员服等；做好入院宣传教育，包括病房环境、作息时间、陪住制度、饮食制度、医生查房时间、呼叫器使用、物品保管、防火、防盗、责任护士及主管医生姓名等，责任护士应耐心回答患者及家属提出的问题。

（7）协助家属或患者整理用品，请家属协助将患者暂时不用或多余的物品带回，以保持病房内清洁整齐。

（8）为新患者进行入院评估，记录护理记录。

（9）责任护士通知主管医生患者已到院。

（10）遵医嘱进行各种治疗。

5. 患者转入的管理

（1）责任护士接到转出科室的联系电话后，从微机中将患者安排到指定床位，通知责任护士做好迎接转入患者的准备。

（2）患者转入时责任护士与转出科护士详细交接病情、治疗、服药、饮食、引流管、切口、皮肤、情绪变化等，并做好记录。

（3）安置好患者，介绍本病区环境及相关制度、主管医生、责任护士，通知医生看患者并正确执行医嘱。

6. 患者转出流程

（1）病房主管医生根据患者病情变化确定转出患者。

（2）责任护士协助医生通知患者及家属，并协助整理物品。

（3）责任护士将转出患者所有病历按转出要求书写、登记、整理。

（4）转出前，责任护士评估患者的一般情况、生命体征，危重患者需有医生和护士同时护送。

（5）将病历及所用药物等交与转入病房责任护士。

（6）转至新病房后，由医生交代病情，护士交代患者皮肤、输液、引流、用药及护理记录等。

7. 患者术前管理流程

（1）做好心理护理。协助患者做好卫生处置，检查有无病员服。

（2）通知禁饮食的时间（术前8小时以上）。

（3）填写供查对用的腕带，交给患者。

（4）通知患者取下首饰、手表、义齿等并交家属保管。

（5）按医嘱备皮、备血、灌肠，观察体温、脉搏、呼吸及血压变化。

（6）按医嘱执行术前静脉、肌内注射用药。

（7）与手术室接手术人员交接患者，带病历、X线片或CT片。检查患者是否穿病员服，取下首饰、义齿等。

（8）护士长每天下午4时检查次日术前准备落实情况，每天交接班前再次检查。

8. 患者术后的管理流程

（1）责任护士与麻醉恢复室护士详细交接术中及术后麻醉恢复情况，检查静脉输液、引流管、切口、皮肤、患者生命体征等。

（2）妥善安置患者。按医嘱执行各项护理措施，准确记录各项监测指标及引流量。

（3）责任护士向患者及家属交代术后注意事项，保持床铺清洁。

（4）护士长每日检查手术后3日内的患者护理措施落实情况。

（5）一般患者术后6小时翻身，术后第二天取半卧位，协助其床边活动，必要时围腹带。对于绝对卧床患者，责任护士定时为患者做皮肤护理。严格做好床头交接班。

（6）责任护士负责术后患者的健康指导，如正确的饮食、体位、活动，教会患者保持引流管通畅及咳嗽时切口的保护方法。

（7）保持室内空气新鲜，限制陪护人数。

9. 患者出院流程

（1）责任护士接到患者出院医嘱后，写在白板的当日病房工作动态表上，停止各项治疗、服药、注射等执行单。

（2）责任护士为患者做出院指导。

（3）护士长与患者及家属沟通，征求患者意见，登记联系电话。

（4）责任护士按医嘱查对病房费用，无误后通知家属持处方到药房领取出院带药并到住院处办理出院手续。

（5）结账完毕后由责任护士将出院记录及门诊病历交给患者，将患者送出病区；检查并整理出院病历，出院1~3日内电话回访患者。

四、特殊护理人员的管理

1. 实习学生的管理

（1）由科室带教护士长和1名护师以上人员担任带教老师，负责管理、制定本科带教计划，组织实施完成教学大纲，指导学生进行各项护理操作。

（2）每小组实习学生进病房前1~2日到病房向带教护士长或带教老师报

到，带教护士长或带教老师排班。

（3）实习学生入病房第一日由带教护士长向实习学生介绍病房基本情况：护理人员的基本组成、病区环境、物品位置、消毒隔离要求，根据带教计划向实习学生提出本科室实习要求。

（4）带教护士长及带教老师对实习学生严格考勤制度，出勤情况记录于实习学生手册，旷课学生上报护理部。

（5）根据实习大纲要求，每周组织护理查房和业务讲座1~2次，每周进行晨会提问2次。

（6）实习学生护理操作的管理：在本科室首次进行的任何一项护理操作，先由带教老师示范，实习学生口述操作程序及注意事项无误后，在带教老师指导下进行操作，带教老师对学生操作负完全责任。

（7）对患者及家属提出的有可能导致纠纷的问题，实习学生要请示带教老师后回答。

（8）严格进行出科考试，客观填写实习鉴定。

（9）出科前进行背对背打分，评出优秀学生及科室优秀带教老师，护士长征求实习学生意见、带教老师意见、患者及家属意见，改进带教工作。

2. 进修人员的管理

（1）科室接到护理部送来的进修人员后，由带教护士长热情接待进修人员，对其工作单位、参加工作年限、学历、职称、入科时间、拟进修时间进行登记，了解其进修内容并进行入科考试，制定出进修人员带教计划，指定专人带教。

（2）带教老师介绍本病房相关工作制度、工作流程、技术操作规范和疾病护理常规，并进行护理安全教育。

（3）科室尽量安排进修人员参加院内的各项政治活动、业务学习及护理查房。

（4）护士长严格执行医院有关进修人员管理规定，定期检查业务学习情况和进修计划完成情况，进修人员不能独立值班。

（5）教育进修人员爱护公物，损坏公物要赔偿，未经医院领导同意不得复制科室相关资料。

（6）进修结束，进行出科考试，进修人员写出书面总结，护士长考核鉴定后交护理部。

（7）科室严格考勤，请假由进修人员到护理部办理手续，护理部通知科室护士长后方可安排休假，并延长相应的进修时间。

3. 合同制护理人员的管理

（1）科室接到护理部送来的合同制护理人员后，护士长要查看合同，明确合同内容及合同的有效时间，续订合同的护理人员要查看合同时间及更改的合同内容。

（2）科室进行入科考试，掌握其护理理论和专业技能水平，建立个人护理技术档案。续订合同的护理人员按平时考核要求进行。

（3）关心爱护合同制护理人员，使其对医院有使命感和责任感。

（4）护士长定期检查业务学习记录和专科护理水平的提高情况。

（5）鼓励合同制护士参加护理科研，撰写护理论文，要求标准同正式护士。

（6）合同制护士护理质量考核同正式护士。

（7）合同期末注意合同制护士的思想动态，教育其安心工作，确保护理安全。

（8）科室严格考勤，请假按合同内容执行（到人事处办理）。

五、护理告知

1. 入院告知：责任护士向患者详细介绍病区环境、规章制度、主管医生、责任护士、科主任、护士长、科主任查房时间、饮食制度、护士执行医嘱、实施护理措施的相关内容等；急危重症患者在以抢救为主的前提下对其家属口头告知病情变化及用药治疗、护理等方面的情况；特护患者应告知家属特别护理的原因及目的，以取得家属认可。

2. 出院告知：出院前责任护士向患者讲解如何办理出院手续，责任护士根据医嘱出院日期通知患者或家属，以做好准备；责任护士进行出院指导，交代注意事项（如饮食调理、康复治疗、定期复查、卫生习惯、出院带药的服用、本病房及门诊的联系电话等），并征求患者及家属对医院的意见。

3. 护理操作的告知

（1）做清洁护理操作前要向患者及家属说明清洁护理的目的及方法，语言要亲切，态度要诚恳，以取得患者的同意。在操作过程中始终保持与患者交流，如果患者出现不适，应及时停止一切操作。

（2）对有坠床、抓伤、撞伤可能的患者使用保护用具，并向患者家属解释说明目的及注意事项，以取得家属的同意和理解。

（3）发口服药时要向患者及家属说明药名、作用、服用时间、方法。健胃药宜在饭前服用，磺胺类药物服药后要多饮水；对呼吸道黏膜起保护作用的止咳合剂服后不宜立即饮水，以免冲淡药物，降低疗效；对牙齿有腐蚀作用或使牙齿染色的酸类或铁剂，服用时避免与牙齿接触，可用吸管吸入药液并服后漱口。

（4）注射药物前应告知患者药名、性能、剂量及药物反应，易引起过敏反应的药物应用前，应详细询问过敏史，告知患者及家属药物可能引起的不良反应及应对措施。静脉输血、输液时应向患者及家属告知目的、滴速调节的原因、输血过程中及 24 小时内的不良反应，交代家属注意观察并及时与护士联系。

（5）灌肠前向患者解释灌肠的目的、作用及配合方法、保留时间，操作过程中可张口呼吸，以减轻腹压和便意，操作结束时嘱家属注意患者有无异常感觉并保暖。

（6）采集血标本时告知患者采血的目的、采血量和采血后注意事项。需空腹采血者要在前一日晚上通知患者。留取尿标本时应告知患者留取晨尿 2ml 左右于试管中。留取大便标本应告知患者清晨留取，用竹签取大便似蚕豆大小放入标本盒中送检，如查大便隐血，嘱患者于检查前 3 日内禁食肉类、肝类、血类、叶绿素饮食及含铁剂药物。

4. 肾移植术后患者的告知：应告知患者病房的消毒隔离要求，绝对卧床 1 周，保持口腔清洁，预防口腔感染，术后用复方硼砂含漱液漱口；带尿管期间每日用 0.2%碘伏清洁尿道口；测每小时尿量及记出入量的意义；保持导尿管通畅，导尿管保留 7～10 日，支架管保留 4 周；术后 7 日开始每日称体重；服药和静脉用药的目的；应用免疫抑制剂的名称、剂量、时间、药物反应、排斥反应的表现；反复多次采血的目的及意义；免疫抑制剂不可随意更换，以免影响体内的血药浓度。

5. 留置导尿管患者的告知：应告知患者由于 Foley 导尿管的结构特殊，不可自行拔出，以免造成尿道损伤；引流袋保持低于膀胱水平或使用抗反流引流袋；保持尿道外口清洁，每天用生理盐水棉球或 0.2%碘伏棉球拭除尿道口及尿管上的分泌物；引流袋每日更换 1 次，导尿管留置时间不超过 1 个月；鼓励患者适当多饮水；尿液浑浊时应通知医生处理。

6. 留置输尿管支架管患者的告知：应告知患者输尿管支架管的作用，注意观察排尿量，如排尿量减少伴留置支架管侧腰痛，应立即请医生进行处理；留置支架管期间适量多饮水；留置支架管一侧肢体禁止做过伸运动，避免输尿管支架管移位；留置支架管时间：国产管不超过 1 个月，进口管不超过 3 个月，以免引起上尿路感染或结石形成，按规定时间来医院取管。

7. 膀胱肿瘤电切术或膀胱部分切除术后出院患者的告知：应告知患者自手术后每周行膀胱内丝裂霉素或吡柔比星灌注 1 次，连续 8 周后，改为每 2 周灌注 1 次，8 次以后改为每月灌注 1 次，连续 6 次，出院 3 个月后复查膀胱镜 1 次，半年后改为半年复查膀胱镜 1 次，2 年后每年复查膀胱镜 1 次。膀胱内灌注药物要求：灌注药物前 2 小时限制饮水，先排尽小便，插入导尿管，灌入膀胱内药物后每 15 分钟变换体位 1 次，使药液与膀胱黏膜充分接触 2 小时后排尿。

六、常规仪器管理要求

1. 微量泵

（1）专人负责管理，有操作程序及注意事项卡，挂在微量泵醒目处。

（2）严格交接班，定期检查，定期检测，定期维护，用后清洁备用。

（3）使用前向患者及家属说明目的，告知其不要自行调节速度，注意保持清洁。

（4）使用前要设置好注射速度，并挂输液卡，注明患者床号、姓名、药名、浓度，以及每小时泵入剂量及速度。

（5）注意无菌操作，在活塞上盖一块无菌纱布，防止药物污染。

（6）使用过程中尽量减少更换注射器所用时间。

（7）定时更换蓄电池，以备断电时使用。

（8）微量泵要妥善固定，防止跌落损坏。

2. 监护仪

（1）专人负责，有操作程序及注意事项卡挂在监护仪醒目处，监护仪应放在清洁牢固处，定期检测，定期维护，保持清洁。

（2）监护仪应严格交接班，对监护系统运转情况详细交接，并做好记录。

（3）建立使用登记本，有使用记录。使用前设置好监护项目的报警参数，使用过程中保持报警系统的完好状态。

（4）使用前向患者及家属说明使用目的、翻身时导联线的保护方法。

（5）使用开始、使用过程中、停止使用前要详细记录监护指标。

（6）使用停止，做导联线、袖带等的消毒，清洁后备用。

3. 呼吸机

（1）专人负责，操作者熟练掌握呼吸机的性能、各种参数的调节及临床意义，定期检修，定期维护，操作程序及注意事项卡挂呼吸机醒目处。

（2）使用前应向患者及家属说明应用呼吸机的目的及注意事项。

（3）使用呼吸机或改变呼吸机条件后30分钟应复查血气分析。

（4）使用呼吸机过程中注意观察呼吸机运转情况及患者神志、呼吸、发绀、尿量等变化，并通过心电监护观察心律、心率、血压、血氧饱和度的变化，发现异常及时查找原因并处理。呼吸机报警系统处于完好状态。

（5）观察并及时纠正与人工气道有关的并发症，如导管阻塞或脱出、气囊滑脱或破裂及气管黏膜受压引起的缺血、坏死等。

（6）观察并预防机械通气并发症的发生，如肺部感染、肺不张、肺与纵隔的气压伤、通气不足和通气过度、氧中毒等。

（7）患者呼吸状态改善后，可间歇使用呼吸机，逐渐延长停机时间，直至完全脱机。

（8）呼吸机停用后要严格消毒管道及湿化罐等，检查无损时置清洁处备用，严格交接班。

4. 简易呼吸器

（1）简易呼吸器和用于固定的四头带、面罩、氧气连接管，备用状态放于急救车内，定期检查，定期消毒，专人负责，严格交接班。

（2）简易呼吸器用于使用呼吸机之前的过渡适应或使用呼吸机过程中患者暂时停用呼吸机（如检查、翻身、吸痰等）的替代。

（3）操作前要保持呼吸道通畅，根据患者体重计算出潮气量，一般挤压气囊1/3潮气量为300ml，挤压气囊1/2潮气量为600ml，正确掌握挤压节律，吸：呼=1:（1.5~2.0）。速度为12~20次/分。

（4）操作过程中注意患者呼吸状况的变化、呼吸困难有无缓解并记录。

（5）操作结束后按消毒隔离要求处理用物，清洁后备用。

5. 吸氧管理要求

（1）氧气由医院供氧站通过管道供给各病房，供气站有总开关，各病房有流量表，每个床头有氧气插座，使用时将备好的氧气湿化瓶连接氧气插座后打开流量表，调节所需流量即可使用。

（2）按医嘱正确使用吸氧方式。

（3）操作前向患者及家属说明目的及用氧注意事项，挂"四防"牌于湿化瓶上，口头强调"四防"，给患者吸氧前调节好流量，吸氧过程中注意缺氧状态有无改善并记录，调节流量时分离鼻导管再调节。

（4）对缺氧伴有二氧化碳潴留的患者，应采取低浓度持续吸氧。

（5）持续吸氧患者每日更换鼻导管 1 次，并由另一侧鼻孔插入，湿化液每日更换 1 次，湿化瓶每周更换 2 次。

（6）根据患者病情及血氧饱和度监测计算给氧浓度，氧浓度高于 70%，持续时间超过 24~48 小时会发生氧中毒，表现为恶心、烦躁不安、面色苍白、咳嗽、进行性呼吸困难等。

（7）吸氧结束，按消毒隔离要求处理湿化瓶等，并在护理记录上注明停止吸氧时间及患者病情。

七、特殊药物应用管理

1. 环孢素用药要求

（1）严格按医嘱给药，正确的服药时间为每 12 小时 1 次。

（2）服药前备好果汁（固定一种果汁）、温开水。

（3）抽吸的环孢素剂量准确，抽吸时平视空针内药物液平面，确保药量准确无误。

（4）先在杯中倒入 30~50ml 果汁，然后缓慢抽入所服用环孢素的剂量，摇匀后喝完，再加入适量温开水喝完，以保护牙齿。

（5）药瓶的盖子要盖严，以防瓶子倾倒时外漏，置室温阴凉处保存，2 个月内服完。

（6）避免胃肠功能紊乱，以免影响环孢素的吸收，造成体内环孢素浓度波动导致排斥反应发生。

（7）观察环孢素造成的肝毒性和肾毒性，肝毒性表现为胆汁淤积性肝炎，化验胆红素、转氨酶及碱性磷酸酶升高，与服用剂量有关，减少剂量或停用环孢素后可逆转；肾毒性表现为尿量减少、蛋白尿、高血压和肾功能减退，环孢素减量后可逆转。由于环孢素用药个体差异较大，并有肝、肾毒性，服用时要检查血药浓度，并严格执行"三查七对"以保证安全用药。

2. 抗淋巴细胞球蛋白（ALG）和单克隆抗体（OKT3）用药要求

（1）此类药为蛋白制品，应保存在冰箱 0~10℃冷藏，因价格昂贵，按贵重药品严格交接班。

（2）严格按医嘱及时用药，ALG 250mg 或 OKT3 5mg 加入生理盐水100ml 内，静脉滴注，现用现配。开始 10 分钟内速度宜慢，15~20 滴/分，观察患者有无胸闷、憋气、发热等不适，如无不良反应，剩下药液在 20~30

分钟内快速滴入。

（3）用药前检查患者钠水潴留情况，以防急性肺水肿发生。

（4）ALG 非首次使用前要做过敏试验。

3. 甲泼尼龙用药要求

（1）严格按医嘱准确给药。

（2）甲泼尼龙静脉推注前 30 分钟，遵医嘱应用法莫替丁（高舒达）40mg 或泮托拉唑（韦迪）40mg 静脉推注，使用甲泼尼龙后注意观察有无应激性溃疡出现。

（3）甲泼尼龙应现用现配。

（4）甲泼尼龙属肾上腺糖皮质激素，大剂量使用易诱发精神症状。要注意保护患者，确保安全，做好消毒隔离，预防感染。

八、护士长工作要求

1. 各项护理工作制度健全，护理常规及操作程序完备，有应急预案，日常护理工作及重大抢救特护工作有序。

2. 科室护理工作有 5 年规划、年计划、月重点，每月有工作小结，护理人员每季度有理论考试、操作考核、周计划。

3. 根据护理人员的资历、工作能力合理排班，掌握护理人员的思想动态，随时做好护理人员思想工作，调动护理人员积极性，使之处于工作的最佳状态。

4. 病区护理工作有序，病区符合"三化、八字"要求，护理质量有质量要求和控制措施，每周检查 1~2 次。发现问题及时通知责任人并签名确认，及时纠正护理缺陷，并有记录，每月总结护士个人工作的分值，年终公布供年终考评参考。

5. 制定护理业务学习和护理查房计划，每月组织实施，每周定时进行护理业务提问并记录。

6. 有护理科研计划，随时总结工作经验，护理论文发表符合岗位聘任要求。

7. 每月组织工休会 1 次，主动征求患者及家属意见。

8. 护理人员语言行为规范，健康指导安全有效，让患者了解住院须知（主管医生、责任护士、护士长、科主任、住院患者管理制度等），患者外出检查有人陪同。

9. 专人负责临床带教，护生护理操作在带教老师指导下进行。

10. 物品管理：各类物品专人管理，账物相符。

11. 有消毒隔离制度及措施。

12. 护士长手册记录及时准确，各种数据上报及时。

九、应急预案

1. 肾移植术后超急性、加速性排斥反应的应急预案

（1）超急性、加速性排斥反应发生时间为术后 24 小时内，甚至几分钟、几小时内，其临床表现为尿量突然减少或无尿，体温升高，血压升高，移植肾区胀痛，精神萎靡，血肌酐、尿素氮上升，对呋塞米无反应。如出现以上症状，立即报告值班医生，严密观察病情变化并记录。

（2）严格控制出入量，量入为出，出入平衡。根据尿量及时调整输液速度。如果患者尿量突然减少或无尿，应及时通知医生，同时检查尿管是否通畅、膀胱是否充盈，防止因血块阻塞尿管使尿液不能排出。准确记录出入量，按医嘱进行采血。

（3）遵医嘱正确应用抗排斥药物，如抗淋巴细胞球蛋白、OKT3、甲泼尼龙、环磷酰胺等。做到用药及时准确，并注意用药后反应。

（4）绝对平卧位，防止因移植肾或血管扭转导致肾血液循环障碍而出现少尿或无尿。

（5）做好患者心理护理，随时与家属进行沟通。

（6）严格执行消毒隔离制度，预防交叉感染。

（7）随时根据医嘱做好术前准备。

2. 特殊事件的应急预案

（1）特护应急程序

①接收到危重患者或住院患者需特护时，值班护士立即报告护士长。

②护士长上报护理部，必要时请求人力支援。

③护士长立即通知休息的护士到岗组成特护小组，担当起特护任务。

④护士长每天参加和检查特护工作，保证特护质量。

⑤护士长、医生及时与患者家属沟通，取得家属配合。

⑥护士及时准确执行各项医嘱及护理措施并记录。

⑦患者转归或死亡特护结束，护士长组织护士讨论总结特护经验教训。

（2）输错液应急程序

①发现输错液，立即终止输液并上报护士长和值班医生、科主任，护士长核实后马上上报护理部。

②严密观察患者生命体征并记录，随时做好抢救准备，根据医嘱给予补救措施，减少或消灭由于输错液造成的不良后果。

③与患者或家属共同封存输错的剩余液体，由病房负责保管。

④医生及护士长及时与患者及家属沟通。

⑤查阅相关资料评估有可能给患者带来的身体损害。

⑥责任人写出经过、原因、后果，科室组织讨论后写出整改措施上交护理部。

（3）液体浑浊应急程序

①发现液体浑浊立即终止输液，上报护士长、值班医生，并由护士长上报护理部。

②护士与患者或家属共同封存浑浊液体，医生及护士长应及时与患者及家属沟通。

③严密观察患者生命体征变化并记录。

④查阅配伍禁忌表，查询各环节操作过程，用相同的药物及操作方法配制药液。

⑤观察结果，分析查找液体浑浊的原因。

⑥请药品检验所协助分析查找原因。

⑦组织讨论总结教训，举一反三，避免再现，结果上报护理部。

第三节 神经外科护理工作易错环节管理

一、神经外科一般护理常规

1. 按外科一般护理常规护理。

2. 心理护理：针对不同的心理状态、性格特点实施相应的心理护理。

3. 观察病情

（1）观察并分辨清醒、嗜睡、蒙眬、浅昏迷及深昏迷。如发现意识不清、病情恶化，及时报告医生并积极抢救。

（2）观察瞳孔的大小、对光反应；一侧瞳孔明显散大、光反射消失，说明颅内压增高，可能有脑疝形成；双侧瞳孔同时散大，伴有呼吸节律的改变或去大脑强直，说明脑疝晚期。

（3）定时监测体温、脉搏、呼吸、血压。急性颅内压升高早期，出现脉搏慢而洪大、呼吸深而慢、血压升高的"二慢一高"症状，警惕脑疝发生。

丘脑下部损伤，体温调节中枢受损，伴有中枢性体温升高或降低，应注意观察处理。

（4）头痛、呕吐和视盘水肿，是颅内压升高常见的三个主要症状；躁动不安也是颅内压增高、脑疝形成的征象，应严密观察并及时处理。

（5）观察双侧肢体的活动度、力度是否相等，如出现一侧肢体活动障碍，提示颅内占位性病变。

4. 颅内压增高患者静脉输液时滴速要慢，每分钟 20~30 滴，防止脑水肿的发生，密切观察水、电解质平衡，准确记录 24 小时出入量。

5. 有抽搐、昏迷、偏瘫、精神症状、失明等加床挡或使用约束带防止跌伤或坠床。

6. 保持呼吸道通畅，及时清除呼吸道分泌物，舌后坠或呼吸困难者行气管切开术。

7. 高热者按高热护理常规护理，癫痫者按癫痫护理常规护理，气管切开者按气管切开护理常规护理。

8. 保持大便通畅，3 日无大便者遵医嘱给予缓泻剂。

9. 加强皮肤护理，保持床单位平整、干燥，按时翻身叩背，预防压疮发生。

10. 面部五官护理

（1）昏迷导致眼睑不能闭合者可用生理盐水或凡士林纱布护眼，并涂以抗生素眼膏。

（2）脑脊液鼻漏或耳漏者，不宜用棉球或纱布填塞，应保持清洁。用酒精棉签清洗后用无菌敷料覆盖。

（3）加强口腔护理，预防口腔感染。

（4）尿潴留或尿失禁者行留置导尿，并用 1∶5000 的呋喃西林溶液 250ml 膀胱冲洗，每日 2 次，更换导尿管，每周 1 次。

11. 根据病情给以适当的饮食，昏迷、吞咽困难者鼻饲饮食，需要急诊手术者禁食、禁水。

12. 有手术指征者做好术前准备，以备急诊手术。

13. 术前护理

（1）做药物过敏皮试，配血。检查心、肝、肾等功能，必要时做 CT 和磁共振成像检查。

（2）备皮：术前一日清洁皮肤，洗发剃发；脊髓手术患者需刮去整个背部的汗毛并清洗，勿刮破皮肤，避免受凉。

（3）术前保证充足的睡眠，必要时给予镇静剂。

（4）术日晨检查皮肤的准备情况。如有感染、感冒、月经来潮、皮肤刮破等，应考虑手术延期。

（5）术前30分钟给术前用药。

（6）防止便秘，颅内压增高者术前1~2日给予缓泻剂，如开塞露等。

（7）术前2~3日给流质或半流质饮食，术前6~8小时禁食。

14. 术后护理

（1）安置患者，清点带回的用物，了解手术过程、失血等情况，以便对症处理。

（2）每30分钟或每60分钟监测生命体征1次，观察意识、瞳孔、肢体活动等情况，并详细做好记录。

（3）保持呼吸道通畅，及时清除呼吸道分泌物，给予氧气吸入。

（4）观察手术伤口：有出血或渗血者及时更换敷料，保持清洁干燥；头部有引流管者保持引流管通畅，观察引流液的量、性质和颜色。

（5）昏迷患者按昏迷护理常规护理。

（6）保持尿管通畅在位、固定良好，并观察尿的性状、颜色，准确记录尿量，注意有无水、电解质及酸碱平衡失调。

（7）注意有无脑疝、脑水肿等情况的出现，危重患者、深昏迷和呼吸困难者，床旁备急救用品（包括器械和药品）。

（8）术后高热，体温在38.5℃以上者要行物理降温，必要时行冬眠疗法。在使用冬眠治疗过程中要谨防改变体位引起直立性低血压。

（9）麻醉清醒前去枕平卧，头偏向一侧；清醒后血压正常，可抬高床头15°~30°；休克患者取平卧位，颅后窝手术患者取侧卧位。

（10）昏迷患者禁食1~2日，补液3~5日后方可鼻饲。

二、神经外科交接班要求

1. 白班责任护士交班要求

（1）物品账物相符，抢救物品完好备用状态。

（2）病房及各室（办公室、治疗室、换药室）清洁整齐。

（3）交班内容：住院患者总数、出院人数、入院人数、转科人数、手术人数、危重人数、死亡人数、次日手术人数、特殊治疗人数、特殊检查人数、病情变化及情绪易波动的患者；本班尚未完成和下一班需要完成的工作。交班报告字迹清晰简明。

（4）新患者做好入院评估、入院指导及遵医嘱进行初步治疗。

（5）手术及危重患者床头交班。卧位正确，各种管道通畅，皮肤完好，护理措施得当。

（6）次日出院患者做好出院指导及健康教育。

（7）次日手术患者做好术前准备，如备皮、备血、肠道准备、个人卫生处置，给予心理护理及健康指导。

（8）为夜班准备好所需物品，落实次日手术及特殊检查患者的物品准备。

（9）向家属做好陪护、探视指导。

2. 小夜班责任护士交班要求

（1）办公室、治疗室清洁整齐。

（2）物品数目正确。

（3）一级护理、危重及手术患者及时巡视并填写巡视单，护理记录规范、整洁。

（4）危重及手术患者卧位正确、舒适，生命体征平稳，各种管道通畅，皮肤完好。

（5）各项治疗准时、正确完成。

（6）监护仪用后摆放有序，清洁备用。

（7）吸痰患者呼吸道护理到位，双肺听诊呼吸音清。

（8）鼻饲患者按时完成鼻饲。

（9）危重及手术患者床头交班。

3. 大夜班责任护士交班要求

（1）办公室、治疗室、检查室、换药室、病房清洁整齐。

（2）物品数目正确。

（3）各种记录正确、完善。

（4）手术后患者卧位舒适，各种引流液及时倾倒，正确记录引流量及性质。

（5）按医嘱准备当日手术的患者，认真执行操作规程和查对制度。

（6）标本采集及时，符合要求。

（7）口服药及各种治疗无误。

（8）危重及手术患者生命体征平稳，皮肤完好，各种管道通畅，卧位正确。

（9）吸痰患者呼吸道护理到位，双肺听诊呼吸音清。

（10）鼻饲患者按时完成鼻饲。

（11）危重及手术患者床头交班。

三、各环节质量管理要求

1. 新入院患者入院流程

（1）医生根据病房床位及患者病情安排并通知新患者入院。

（2）患者接到入院通知后，持有效身份证、医保证、押金及生活必需品到住院处办理入院手续。

（3）患者到接诊室领取病员服，由接诊人员送到病房。

（4）患者及家属要保管好交费收据、医保卡，以备出院时使用。

2. 病房接诊新患者流程

（1）患者持住院病历首页及门诊病历到护士站时，责任护士起立，主动热情迎接患者，根据病情安排床位并办理相关手续。

（2）责任护士请患者及家属详细阅读入院须知，填写相关条款并签字，此须知签字后由护士放病历夹中妥善保管。

（3）责任护士将患者带至床前，将备用床改为暂空床，核对患者姓名，将床头卡插至床尾袋内；嘱病情轻的患者休息，将随身携带物品妥善放置；协助病重者安排卧位，初步检查病情；交接皮肤、输液及特殊用药；通知医生，遵医嘱及时进行治疗。

（4）新患者如暂时不能安排床位时，应耐心向患者讲明原因并给予妥善安置。

（5）责任护士为患者测体重、血压、脉搏、呼吸、体温并记录在体温单上。

（6）责任护士带患者（重患者为其直系亲属）熟悉病区环境及讲解病房规章制度，如住院期间患者不能擅自外出，病区内不准吸烟、饮酒，听收音机要戴耳机，住院期间要穿病员服等；做好入院宣传教育，包括病房环境、作息时间、陪住制度、饮食制度、医生查房时间、呼叫器使用、物品保管、防火、防盗、责任护士及主管医生姓名等，责任护士应耐心回答患者及家属提出的问题。

（7）协助家属或患者整理用品，请家属协助将患者暂时不用或多余的物品带回，以保持病房内清洁整齐。

（8）为新患者进行入院评估，记录护理记录。

（9）责任护士通知主管医生患者已到院。

（10）遵医嘱进行各种治疗。

3. 患者转入流程

（1）病房接到通知后，由责任护士根据患者情况准备床位。

（2）患者转入后，责任护士接病历，检查病历是否完整，了解患者当日治疗及用药情况。

（3）通知本病房主管医生。

（4）责任护士接患者到床旁，协助患者安排好卧位。

（5）观察病情、生命体征、输液、引流等；检查皮肤情况并详细记录；特殊问题做好交班。

（6）协助患者整理物品。

（7）向患者介绍本病房的相关规定、环境，以减轻患者紧张情绪，使患者更好地配合治疗和护理。

4. 患者转出流程

（1）病房主管医生根据患者病情变化确定转出患者。

（2）责任护士协助医生通知患者及家属，并协助整理物品。

（3）责任护士将转出患者所有病历按转出要求书写、登记、整理。

（4）转出前，责任护士评估患者的一般情况、生命体征。

（5）患者转出时需由主管医生及责任护士陪同。

（6）转入新病房后，由医生交代病情，护士交代患者皮肤、输液、引流、用药及护理记录等。

5. 手术前准备流程

（1）协助医生准确、及时地做好患者的全面检查，如血常规、尿常规、便常规、出凝血时间、血型及肝、肾、心、肺功能等。

（2）心理护理：评估患者身心状况，减轻患者术前紧张、焦虑、恐惧等心理问题，增加患者参与治疗和护理的意识，建立面对事实、稳定乐观的心理状态，利于机体的康复。

（3）做好术前准备：如皮肤准备、交叉配血及药物过敏试验。

（4）保证休息：术前保证良好的睡眠。

（5）术前宣教：责任护士详细交代术前注意事项，并班班交代。

（6）病情观察：监测生命体征，注意观察病情变化。

（7）术日晨准备：按要求让患者取下活动义齿、眼镜、发卡、手表、耳环、项链等，嘱患者勿化妆；术前半小时给予麻醉前用药。

（8）手术后用物准备：备好麻醉床、术后用物如全麻护理盘、氧气、引流袋及监护仪等。

6. 送手术患者流程

（1）责任护士做好术前准备，患者更换病员服，摘掉发卡、义齿、眼镜、手表、耳环、项链等，戴好腕带。

（2）术前半小时给予麻醉前用药。

（3）准备好带入手术室用物，如 CT 片、MRI 片、病历等。

（4）责任护士与接患者人员一起核对床号、姓名、住院号、年龄、性别、诊断、手术部位后签字，协助患者上车，送至病房门口。

（5）准备好麻醉床、全麻护理盘、氧气、监护仪及引流袋等。

7. 接手术患者流程

（1）术后患者一般到 ICU 进行监护，责任护士迅速迎接手术患者，与其他人员一起将患者安置床上，根据麻醉方式安排体位，认真与麻醉师、手术室护士交接班，了解手术名称、麻醉方式及术中情况。

（2）责任护士及时连接监护仪监测血压、脉搏、呼吸及体温，观察患者意识状态、瞳孔、四肢活动、精神状态、气管内插管刻度及双肺呼吸音、切口、引流、输液及皮肤情况，并认真记录在护理单上。

（3）根据医嘱为患者吸氧、输血、输液等。

（4）每 15~30 分钟监测瞳孔、意识、血压、脉搏、呼吸各 1 次，待患者清醒稳定后改为每小时 1 次，并记录于护理记录单上。病情稳定的患者术后第二日转出监护室。

（5）麻醉清醒前，每 15 分钟活动双下肢 1 次，预防下肢深静脉血栓形成。

（6）患者肢体知觉恢复前禁用或慎用热水袋，以防烫伤。

（7）根据医嘱为家属讲解术后注意事项。

（8）注意皮肤护理，防止压疮发生。

8. 患者办理出院流程

（1）由主管医生根据患者病情决定其出院时间。

（2）出院前一日由主管医生告知患者，并向患者交代病情及出院后应注意的问题，开出院医嘱及出院带药。

（3）责任护士见医嘱后办理相关出院手续。

（4）患者出院当日，责任护士再次核对医嘱，将患者一览表改为出院状态，通知患者家属到住院处办理出院手续。

（5）责任护士为患者做好出院指导。

（6）家属先到药房领取出院带药，再到住院处办理出院手续。

（7）家属持住院结算单回病房，责任护士将门诊病历交给家属，责任护士帮助患者整理用品，恭送患者离开病房。

9．调床工作流程

（1）医生开出调床医嘱并写于黑板上。

（2）责任护士见医嘱后准备床单位。

（3）责任护士进行调床前查对患者床号、姓名，将床头卡、护理及饮食标记换至所需床位，向患者及家属做好解释工作，征得患者同意。

（4）责任护士遵医嘱将患者调至所需床位后，将患者所有治疗单、服药单及护理单上床号更正。

（5）责任护士在微机上调床，更换病历夹号，并核对无误。

10．加床流程

（1）加床用于急症患者，由医生通知责任护士准备好床位。

（2）责任护士准备好床后通知主管医生及患者。

（3）加床要有醒目的标记，房间做到固定。

（4）患者办理手续与新入院患者相同。

四、神经外科特殊检查护理常规

【脑室体外引流】

1．按神经外科一般护理常规护理。

2．注意观察神志及生命体征的变化。

3．观察引流管是否通畅、引流液面是否波动。如不波动、头痛加重，应及时处理。同时，准确记录引流液的性质、量和颜色。

4．妥善固定引流管，防止受压、扭曲和脱出。

5．引流袋悬挂于床头，高于患者头部 10~15cm 处或遵医嘱，切记不得随意调节引流袋的高度，以保持脑室内压力在正常范围。保持引流装置无菌，每日更换 1 次，严格执行无菌操作原则。

6．保持头部敷料干燥、清洁，敷料潮湿及时更换。

7．颅内压增高的症状缓解后，一般引流 3~7 日可夹管观察 24~48 小时，无病情变化可拔管，拔管后注意观察是否有颅内压增高症状。

8. 严重颅内高压、术后视力明显减退者，注意观察视力的变化。

9. 绝对卧床休息，平卧位，保持安静。躁动不安和意识不清者适当使用约束带，以防引流管拔出。

【脑血管造影】

1. 按神经外科一般护理常规护理。

2. 术前准备

（1）做普鲁卡因、碘过敏试验。

（2）备急救药物、气管插管、人工呼吸器械和氧气等。

（3）术前 30 分钟给予镇静剂，如地西泮、苯巴比妥等。

（4）术前 4 小时禁食水。

3. 术后护理

（1）观察意识、瞳孔、生命体征的变化。

（2）头痛、呕吐者，可给予对症处理。

（3）颈部穿刺部位要给予冰袋冷敷，必要时砂袋压迫，并注意穿刺局部有无血肿形成或感染发生。

（4）卧床休息，平卧，床头部抬高 10°~15°。

（5）术后 24 小时内给流质或半流质饮食。

【脑室造影】

1. 按神经外科一般护理常规护理。

2. 术前护理

（1）做好思想工作，解除顾虑以取得患者的合作。

（2）做普鲁卡因及碘过敏试验等药物皮试。

（3）术前 30 分钟给镇静剂。

（4）术前剃光头发，清洗干净，再用酒精擦洗，用无菌巾包好。

（5）术前禁食 4~6 小时。

3. 术后护理

（1）严密观察意识、瞳孔、生命体征的变化，出现异常及时报告医生处理。

（2）头痛、呕吐、颅内压增高者，遵医嘱立即给以脱水剂。症状不缓解者可打开脑室引流管；无引流管者可用脑室穿刺针或腰椎穿刺针行穿刺引流。

（3）脑室引流者注意观察穿刺部位有无渗血、血肿，使引流管固定、在位、通畅。注意引流袋的高度，并保持无菌，防止感染，每天更换引流袋和敷料，观察和记录引流液的性质、量、颜色，必要时送检。

（4）拔出引流管后用无菌敷料包好伤口，注意有无渗液。

（5）平卧位或头部抬高 10°~15°，休息 3~5 日。

（6）术后禁食 12~24 小时。

【气脑造影】

1. 按神经外科一般护理常规护理。

2. 术前护理

（1）向患者介绍检查概况，消除恐惧，取得合作。

（2）做普鲁卡因过敏试验。

（3）术前 30 分钟给脱水剂和镇静剂。

（4）准备由小脑延髓穿刺者，枕部、颈后备皮。

（5）准备好腰椎穿刺包、注射器、普鲁卡因、急救药品、血压计等。

（6）术前禁食 4~8 小时，以免术中发生呕吐。

3. 术后护理

（1）观察意识、瞳孔、生命体征的变化每小时各 1 次，以后逐渐改为每 4 小时 1 次，并做好记录。

（2）造影后出现发热、头痛、头晕、呕吐、恶心等反应，一般于 2~3 日内可自行消退；严重者，可给予镇静剂、补液，必要时给脱水剂。

（3）行全身麻醉气脑造影者按全身麻醉术后护理。

（4）头低足高位平卧 6~12 小时，休息 3~5 日，尽量减少活动。

【24 小时动态脑电图监测】

1. 按神经外科一般护理常规护理。

2. 做检查前向患者讲解 24 小时动态脑电图监测的相关知识，让患者了解检查的必要性及检查期间可能出现的病情变化，消除其恐惧心理，使患者配合检查。

3. 在检查前三日嘱患者停服抗癫痫药，以减轻药物对脑电波的影响。

4. 检查前一日剃头、清洗、勿抹油，以免检查时头皮电阻过大而产生伪差，同时便于电极的固定。

5. 检查过程中注意观察患者的每项活动，每隔 1 小时记录 1 次，观察患者的活动内容，包括闭目静坐、卧位、散步、进食、看电视、读书、大小便、睡眠或其他活动，记录时要写明时间、患者的活动状态，并注意观察患者有无头痛、恶心、抽搐发作及其他不适症状。

6. 检查过程中如有癫痫发作，及时通知医生，保护患者避免发生意外，并详细记录癫痫发作的起始时间、持续时间、抽搐开始部位以及扩展抽搐后肢体有无瘫痪、意识改变、大小便失禁等。

7. 检查过程中，患者每次入睡前嘱其闭目静坐同时深呼吸 3 分钟，以测得最稳定脑电波形。

8. 检查过程中避免牵拉电极线，若有电极脱落，应及时按原部位粘牢固。

【高压氧疗】

1. 治疗前的护理

（1）详细了解病情及治疗方案，协助医生做好入舱前的各项检查，及时发现禁忌证。

（2）做好宣传解释，详细介绍治疗环境。讲解治疗中可能出现的不适反应及其防治方法和注意事项，努力消除患者的恐惧心理和紧张情绪，以争取患者配合治疗。

（3）宣传预防各种气压伤的基本知识，使患者了解调压方法及其具体要领。

（4）严禁将易燃易爆品（如火柴、打火机、酒精、汽油、油脂、清凉油、爆竹、电动玩具等）携入舱内。不宜穿戴易产生静电火花的衣物（如尼龙、腈纶、氯纶、丙纶、膨体纱、毛织品等）入舱。凡入舱人员均须更换棉质服装，手表、钢笔、保温杯（壶）等物品不宜带入舱内。

（5）治疗前，督促患者排净大小便，严格检查是否携带危险物品及与治疗无关的物品。

（6）教会患者正确使用面罩。

（7）检查舱内有关阀门、仪表、通讯、照明、供气及供氧系统是否运转正常；检查医疗仪器、护理用具、药品是否符合使用要求。

（8）首次治疗者，酌情做氧敏感试验，如为阳性，不宜进舱治疗。

（9）生活不能自理者，治疗前应为其擦洗皮肤及会阴，以减少不良气味带入舱内。

2. 治疗中的护理

（1）加压过程的护理

①操舱人员在开始加压或进行每项操作步骤之前，都应明确告知舱内人

员，如"开始加压"。舱内人员做出确切回答，并做好相应准备。在整个治疗过程中，舱内外必须随时取得联系，密切配合。

②恰当控制加压速度，以协助患者预防各种气压伤的发生。

③观察病情变化，加压过程中除易发生中耳及鼻窦气压伤外，还可出现血压升高。

④昏迷患者在加压过程中的护理按陪舱护理常规护理。

（2）稳压过程的护理

①稳压期间为高压氧治疗阶段，舱压波动范围不应超过 0.05MPa。治疗过程中应经常通风换气，使舱内氧浓度低于 25%，二氧化碳浓度低于 1.5%。通风换气时要维持进出气体均衡，防止舱内压力上下波动。

②治疗时，供氧压力在 0.4~0.5MPa 时，患者可出现胸部闷胀，若瞬间氧压过高，还可导致肺泡破裂；氧压小于 0.3MPa 时，患者除感到吸氧费力外，也会出现胸闷症状，有时甚至因用力呼吸而出现头晕、恶心、胸痛、腹痛及全身乏力。

③稳压吸气时观察患者是否有氧中毒发生，如患者出现烦躁不安、出冷汗、颜面及口唇肌肉抽搐、四肢麻木、突然干咳、气急等表现；有时患者也可表现为头晕、眼花、恶心、无力等症状。遇上述情况应嘱患者迅速摘除面罩，改吸空气，必要时，医护人员应入舱处理或终止治疗减压出舱。

④经多次治疗有好转的急性一氧化碳（CO）中毒患者，在舱内出现异常表情和行为，可诊断为"急性 CO 中毒性脑病"。

⑤危重患者稳压期间的护理请参阅"陪舱护理常规"。

（3）减压过程的护理

①严格执行减压方案，未经医生同意，不得随意增加或缩短减压时间。

②减压时密切观察患者呼吸、循环及神经系统的变化。指导患者正常呼吸，不要屏气。

③减压初期，中耳腔内的气体因膨胀而压迫鼓膜，耳部可有胀感。但当压力达一定程度后，气体可自行排出，患者不会有明显不适。若减压速度过快，窦腔内压力瞬时增大，而致气体来不及排出时，气体压迫鼓膜，患者出现明显的膨胀感甚至疼痛，有时还可见血性分泌物由鼻腔流出。此时应安慰患者，使其保持镇静，除放慢减压速度外，还可给予 10%麻黄碱或盐酸萘甲唑啉滴鼻液（滴鼻净）点鼻。

④减压时应提醒患者注意保暖，减少活动。同时告诫患者不要将身体的

任何部位倚靠于金属舱壁上。

⑤有些患者在减压时可出现便意及腹胀等现象，治疗前应嘱患者选择一些不易产气的食物和饮料。

⑥减压出舱后，应询问患者有何不适，了解有无皮肤瘙痒及关节疼痛的现象。嘱咐患者于治疗后注意休息、进热饮或行热水浴。指导患者摄入高糖、高蛋白、高维生素、低脂肪、易消化饮食。

⑦危重症者的减压护理请参看"陪舱护理常规"。

3. 陪舱护理常规

（1）进舱前的准备

①全面了解入舱患者的病情，认真查体，掌握进舱前的情况。详细记录进舱前的生命体征和专科的特殊情况。

②备齐各种医疗仪器、护理用具、治疗用品及药物，准备好抢救记录单。检查有无易燃、易爆品。

③检查输液装量是否符合进舱要求。如使用输液瓶，应在瓶内插入足够长的针头至液平面以上，以保证排气。检查患者身上各种引流管的流向、调试与连接，妥善固定各种导管。如果有气管内插管或气管切开，还应检查套管气囊的压力，以免于加减压时，气囊发生萎陷或膨胀，致使套管脱出或出现压迫症状。

④执行进舱前的医嘱。做好高压氧疗的一切准备。

（2）治疗中的护理

①加压开始时，协助患者做调压动作（如抬举或移动患者下颌骨）。密切观察患者的神志、瞳孔、呼吸、心率和血压的变化。保持呼吸道通畅，舱压达 0.03MPa 以上时，可使用舱内吸引器清理呼吸道。注意调整莫菲滴管的液面及输液速度。气管内插管或气管切开者，应向气囊内注入适当气体，以防止大套管脱出（若气囊内已注入生理盐水，此操作可免）。

②稳压后，协助患者戴好面罩或吸氧装置，观察患者的生命体征并做详细记录。治疗期间应注意患者是否有氧中毒的表现。如遇氧中毒，应迅速摘除面罩或吸氧装置，并报告医生，执行医嘱。吸氧过程中，务必保证呼吸道的通畅。使用吸引器负压不宜过大。

③减压时，开放所有引流管。调整莫菲滴管的液平面，防止气体进入循环系统。若加压时向气囊注入气体，此时应抽出等量气体，以免气囊膨胀压迫气管黏膜。减压时，病情易发生变化，此期应谨慎，加强观察。除注意生

命体征外，还要观察有无肺水肿、肺气压伤及大出血。对手术患者还要注意伤口的渗出情况。如遇上述表现，应通知舱外，暂停减压，按相应原则先做紧急处理。减压时要注意给患者保暖。

④治疗过程中，要详细、准确记录病情变化及执行医嘱的情况。如为护士陪舱治疗，应经常向舱外人员报告病情，以取得医疗指导。

（3）出舱后护理

①患者安全出舱后，陪护人员应向有关人员做好交接工作，共同查看患者，交代注意事项。

②陪舱人员必须完成陪舱记录的书写后方能离岗。

③出舱后，应将带入舱内的仪器、用具清洗、整理归位，补充消耗用品。

【神经内镜治疗】

1. 按神经外科一般护理常规护理。

2. 向患者讲解有关神经内镜手术方面的知识。

3. 密切观察生命体征，出现头痛加重、意识改变、血压升高应警惕患者可能发生颅内出血，及时通知医生进一步诊断、治疗。

4. 病房内保持环境清洁安静、空气新鲜，防止交叉感染。

5. 术后外置引流管的患者，要观察引流管是否通畅及引流液的性质、量和颜色，并做好记录。

6. 引流管位置固定应与脑平面高度一致，过高易造成液体反流，引起颅内压增高或颅内感染，过低会造成颅内积气。

7. 引流袋定期更换，引流管保持通畅，防止引流管打折、扭曲或脱出。

8. 遵医嘱合理应用抗生素，预防感染。

【头部亚低温治疗】

1. 适应证：颅脑损伤。

2. 亚低温治疗

（1）将治疗仪接通电源，启动工作开关，调节温度 $2 \sim 5 \text{℃}$，检查工作性能良好，添加循环水，使水位合适。

（2）检查冰帽，冰帽内放置薄厚适当的棉垫，头发梳理整齐，将头部放置在冰帽内，保护耳郭，防止冻伤。

（3）定期检查仪器的温度，保持在 $2 \sim 5 \text{℃}$。

（4）保持患者头部舒适，每班检查头部皮肤，防止压疮的发生，做好记录。

（5）观察病情变化，观察意识、瞳孔、生命体征及肢体活动情况。

（6）带引流管者，保持引流管通畅在位，观察引流液的量、性质、颜色，防止引流管受压、打折。保持伤口敷料清洁、干燥，预防伤口感染。

（7）停止治疗时，应先回温至5℃以上，然后关机，撤去冰帽。

五、特殊药物应用管理

1. 甘露醇用药要求

（1）按医嘱正确准时给药。

（2）防止外漏，以免组织坏死。

（3）遇冷析出结晶，水浴加温至80℃溶解后使用。

（4）不宜加入血液和电解质溶液中使用。

（5）速度：成人脑水肿，每次1.5～2g/kg，30～60分钟滴完；小儿脑水肿，每次1～2g/kg，30～60分钟滴完。

（6）应用过程中注意不良反应，快速大剂量可引起心力衰竭、稀释性低钠血症，大剂量久用可有肾小管损害及血尿。

2. 尼莫地平用药要求

（1）按医嘱准确给药。

（2）应用尼莫地平有严格的速度要求。体重低于70kg或血压不稳的患者，治疗开始的前2小时可按照尼莫地平0.5mg/h给药（相当于每小时2.5ml尼莫地平注射液，剂量约为每小时7.5mg/kg）。体重大于70kg的患者，尼莫地平剂量宜从1mg/h开始（相当于每小时5ml尼莫地平注射液，剂量约为每小时15mg/kg）。2小时后无不适可增至2mg/h（相当于每小时10ml尼莫地平注射液，剂量约为每小时30mg/kg）。

（3）血压下降明显的，应根据血压情况适当调整，如有必要停止用药。

（4）严禁将尼莫地平注射液加入其他输液瓶或输液袋中，严禁与其他药物混合，应用微量泵连续静脉泵入。

（5）尼莫地平注射液应避免日光直射。

六、护士长工作要求

1. 护士长每周排班1次，排班时注意护士职称、年资及能力搭配。

2. 排班时间合理，特别注意中午、夜间护士力量搭配，有条件应上双班，原则上减少交接班环节。

3. 护士长注意护士的心理状态，特别关注恋爱期、孕期、哺乳期护士的心理变化，如有异常情况及时处理。

4. 护士长对新护士、合同制护士严加管理，加强素质教育和理论、技术培训。

5. 护士长每日提前 10~15 分钟进病房，查看夜班护士工作质量及危重患者情况。

6. 参加晨会交班，带领护士床头交班。

7. 参加晨间护理并检查病房管理情况。

8. 为出院患者做出院指导并征求患者及家属意见。

9. 执行周计划。

10. 检查出院病历并签字。

11. 检查护理质量，查看危重患者、手术患者、新入院患者、次日手术患者及有特殊情况患者。

12. 建立护士长留言本和护士留言本，以便于与护士沟通。

七、应急预案

1. 癫痫发作的应急预案

（1）癫痫持续痉挛和自动症的患者

①立即通知医生患者情况，迅速建立静脉通路。

②惊厥时不可按压患者的肢体，以免发生骨折或脱臼。

③对强直-阵挛发作要扶持患者卧倒，防止跌伤或伤人。衣领、腰带必须解开，以利于呼吸通畅，将毛巾、手帕或外裹纱布的压舌板塞入齿间，可以防止舌部咬伤。

④惊厥停止后，将头偏向一侧，及时清理呼吸道分泌物，避免窒息。

⑤对自动症的患者要注意防护，防止自伤或伤人。

（2）癫痫持续状态

①保持呼吸道通畅，给予吸氧、吸痰，头偏向一侧，外裹纱布的压舌板塞入齿间，昏迷者给予口咽通气道，必要时给予气管内插管或气管切开。

②通知医生患者情况，建立静脉通路，及时准确地遵医嘱应用抗癫痫药物：地西泮 10~20mg 缓慢静脉推注，速度小于 5mg/min 或用 5% 葡萄糖液 500ml 加地西泮 100~200mg 静脉滴注，12 小时观察患者情况，观察药物的疗效及副作用。

③对症处理：高热可给体表降温；当发生脑水肿征象时，给甘露醇静脉滴注；发生水、电解质紊乱，需及时处理。

④密切观察生命体征的变化，并做好记录。

2. 患者发生脑疝的应急预案：脑疝抢救的关键在于及早发现、争分夺秒进行有效抢救、解除颅内高压。

（1）通知医生，同时快速建立静脉通路，输入甘露醇、山梨糖醇、呋塞米等强力脱水剂。

（2）氧气吸入。

（3）准备手术，如剃头、核对血型、通知家属及手术室等。

（4）准备气管内插管盘及呼吸机，以便必要时在人工辅助呼吸下，进行抢救和手术。

（5）准备脑室穿刺用物。脑积水所致小脑扁桃体疝，需在床旁做经眶脑室穿刺，以快速引流脑脊液，迅速降低颅内压，缓解危象。

（6）密切观察生命体征的变化，并做好记录。

3. 患者发生心脏骤停的应急预案

（1）畅通气道。

（2）人工呼吸

①呼吸道通畅后，即应施行人工通气，以气管内插管后行机械通气最为有效。

②如在心脏骤停现场，无气管内插管工具和呼吸机，应立即采用口对口人工呼吸，以免延误抢救时机。

③人工呼吸的方法：抢救者先用一手的拇指、示指捏住患者的鼻孔，以免气体外溢，并深吸气后将口紧贴于患者口部缓慢吹入肺，使胸部扩张；吹完气后，抢救者的头应迅速侧转，并松开捏鼻孔的手，借肺的弹性回缩，排出肺内的气体，如此反复；单人抢救时，为防止充满的气体回缩，要在每胸外心脏按压 30 次之后，做迅速足量的吹气 2 次；当患者的口不能张开、口腔严重损伤时，可采用口对鼻呼吸。

（3）胸外心脏按压：无论何种原因引起的心脏骤停，及时有效的心脏按压都极为有效。

①按压部位：胸骨中下 1/3 交界处的正中线上或剑突上 2.5～5cm 处。

②按压方法

a. 术者一手掌根部紧贴于胸部按压部位，另一手掌放在此手背上，两手平行重叠且手指交叉互握稍抬起，使手指脱离胸壁。

b. 术者双臂应绷直，双肩重点垂直于按压部位，利用上半身体重和肩、臂部肌肉力量垂直向下按压。

c. 按压应平稳、有规律地进行，不能间断，下压与向上放松时间相等；按压至最低点处应有一明显的停顿，不能冲击式的猛压或跳跃式按压；放松时定位的手掌根部不要离开胸部按压部位，但应尽量放松，使胸骨不受任何压力。

d. 按压频率至少100次/分，按压与放松时间比例为1∶1。

e. 按压深度：成人至少5cm，5~13岁者3cm，婴幼儿2cm。

（4）及时建立静脉通路，按医嘱静脉推注肾上腺素、利多卡因、阿托品、脱水剂等药物。

（5）立即做心电图，连接心电监护，密切观察心电图的动态变化。早期做好除颤准备，急行体外电除颤，必要时准备好开胸包。

（6）头部置冰帽或冰袋。

（7）保留导尿，详细记录出入量。

（8）密切观察生命体征的变化，并做好记录。

第四节　心外科病房护理工作易错环节管理

一、心外科一般护理常规

1. 一般护理常规

（1）按外科一般护理常规护理。

（2）心理护理：热情耐心地对待患者，使其充满信心地接受手术治疗。

（3）安排床位，患者如有呼吸困难、心悸、气短应及时给予吸氧并取半卧位。

（4）观察心率（律）、呼吸、血压是否正常，如有异常，应持续监测，注意观察病情变化，及时报告医生。

（5）连续3日每日测4次体温，以后改为每日测2次，体温高者应连续每日测4次体温至正常后3日，再改为每日2次。每周测1次体重。

（6）保证患者安静休息和有充足的睡眠，婴幼儿防止坠床，严格控制活动量，病情有变化应立即卧床休息，防止疲劳。

（7）保持口腔、皮肤的清洁卫生，预防感冒，有吸烟史者劝其戒烟。

（8）及时留取各项化验标本。

（9）发绀型患儿应鼓励其多饮水，防止脱水，并按医嘱定时吸氧。适当控制每餐进食量，防止过饱增加心脏负担。

2. 成人心血管外科术前护理常规

（1）按心血管外科一般护理常规护理。

（2）心理护理：热情耐心地对待患者，排除患者顾虑，使其能充满信心地接受手术。

（3）细致了解患者病情，了解患者体温、心率、血压有无异常变化，女患者月经来潮的日期，皮肤有无感染灶，发现异常应及时报告医生。

（4）询问患者有无过敏史，按医嘱进行有关药物过敏试验，并将结果记录到医嘱单上。

（5）做好交叉配血试验。

（6）按医嘱进行手术野备皮（体外循环的患者应备会阴部），嘱患者沐浴、更衣、理发、剪指甲。

（7）术前应帮助患者练习深呼吸及床上排尿、排便。

（8）成人及体重在 12kg 以上患儿，术前晚以 0.1%~0.2% 肥皂液灌肠，睡前按医嘱用安眠药。12kg 以下者手术日晨给开塞露 1 支。

（9）成人术前 8~12 小时，婴幼儿术前 4~6 小时开始禁食。

（10）按医嘱注射基础麻醉药。送患者去手术室前取下义齿、眼镜、手表及钱等物品交家属保存。备齐病历、X 线片，交给接患者的手术室护士。

3. 小儿心血管外科术前护理常规

（1）按成人心血管外科术前护理常规护理。

（2）低体重婴儿或新生儿测肛温，一岁以上的患儿测腋温。

（3）新生儿每日测体重 1 次，其他患儿每周测体重 1 次。

（4）每日应诱导患儿坐便盆排便，必要时可用开塞露或灌肠，预防便秘发生。

（5）保证患儿安全，防止意外事故发生，如烫伤、坠床等。刀剪及玻璃用品应妥善保管。

（6）保持病房空气清新。定时通风，各病房轮流开窗通风（冬季），上、下午各 1 次，注意防止患儿受凉感冒。

4. 心血管外科手术后一般护理常规

（1）按外科一般术后护理常规护理。

（2）入监护室，持续监测心电、呼吸、血压、血氧饱和度、体温的动态变化；观察有无心率（律）的异常；向医生了解手术情况；与麻醉师、手术室护士交接班，了解手术过程及术中病情和注意事项。

（3）保持呼吸道通畅，麻醉清醒前去枕平卧，头偏向一侧，清醒后改半卧位，观察双侧胸廓起伏是否对称，听诊双肺呼吸音是否清晰对称，加强肺部护理，预防并发症。

（4）保持各种管道及引流管通畅，严密观察引流液的性质及量，观察伤口有无渗血、渗液，敷料是否完好。

（5）密切观察患者病情变化，定时监测生命体征。

（6）执行各项医嘱，切口疼痛时遵医嘱给予镇痛剂。

（7）做好基础护理。

（8）气管内插管拔出 6 小时后，可少量饮水，如无不适可逐渐进半流食、普食，少量多餐，选择高蛋白、高维生素、易消化的食物。

5. 常温全麻手术后护理常规

（1）按心血管外科手术后一般护理常规护理。

（2）患者清醒前使用呼吸机辅助呼吸，清醒且病情平稳后可以停用呼吸机。合并重度肺动脉高压但术后压力下降不满意者，适当延长辅助呼吸时间。

（3）防止患者清醒前躁动将气管内插管、输液管或引流管拔出。

（4）患者清醒前去枕平卧，清醒后改为斜坡或半卧位，以利呼吸及血液循环，使引流液通畅。

（5）严密观察病情变化，每 15~30 分钟测量血压、脉搏、呼吸各 1 次，清醒后视病情而定。术后持续心电监护 24~48 小时，以后视病情而定。

6. 低温全麻手术后护理常规

（1）按常温全麻手术后护理常规护理。

（2）体温35℃以下者，需测肛温。当体温上升至35℃以上时，用腋表测量体温。

（3）术后复温不宜过快，避免引起高热反应。如体温上升较慢，出现寒战、四肢末梢循环差者，可给予复温毯或热水袋复温（水温不超过37℃）。

（4）当体温上升至38℃时给予物理降温，用温水擦浴，必要时给吲哚美辛栓（消炎痛栓）或用冰盐水保留灌肠。

（5）予胃肠减压，保持负压吸引持续有效，防止腹胀影响呼吸。观察肠蠕动恢复时间。

7. 体外循环手术后护理常规

（1）按低温全麻手术后护理常规护理。

（2）患者返回恢复室后，护士应主动向手术者、麻醉师、体外循环师及手术室护士了解手术方法、机器运转及心脏阻断时间、术中有无特殊情况及注意事项。

（3）严密观察病情

①循环系统的观察。严密观察患者生命体征的动态变化，每15~30分钟记录1次，病情变化时应随时记录；监测有创血压、中心静脉压并观察其动态变化，必要时监测其他血流动力学指标；严密观察心率（律）变化，发现异常要及时报告医生；了解末梢循环灌注情况，观察、记录皮肤颜色、温度、湿度、有无发绀以及动脉搏动情况；动脉测压管的护理：动脉测压管沿肢体固定好，与换能器紧密连接，防止脱开，每1小时用肝素盐水1~2ml冲洗管道，冲洗速度不能过快，严防气泡进入，定时观察肢体的血运情况，如发现局部肿胀、皮肤颜色及肢体温度有异常，及时拔出测压管，加压包扎穿刺部位，报告医生给予相应处理。

②呼吸系统的观察。妥善固定好气管插管，防止打折、移位或脱出；气管内插管气囊不要过度充气，定时放气，避免长时间压迫气管黏膜引起喉头充血、水肿或痉挛；观察呼吸频率、胸廓起伏、两侧呼吸音是否对称，观察呼吸机工作情况；定时监测血气，并根据血气结果随时调整呼吸机参数；保持呼吸道通畅，气管内吸痰时要注意观察患者心率（律）、血压、末梢血氧饱和度及颜面口唇颜色的变化；吸痰前、后予纯氧吸入；吸痰时间要少于15秒，防止出现由于急性缺氧引起的病情变化；预防肺部并发症的发生，定时翻身、拍背、体疗，拔除气管内插管后的患者鼓励其咳痰；患者痰液黏稠不易咳出时，给予雾化吸入。

③观察伤口有无渗出、胸腔引流液的量及性质、是否在单位时间内突然增多。如连续3小时多于4ml时要及时报告医生，做好二次开胸的准备；如引流量突然减少或停止，并伴有心率快、血压低、听诊血压音质不好、中心静脉压升高、尿量少、精神差、末梢循环差等情况，应警惕心包填塞的发生，立即报告医生及时处理。

④记录尿量及性质，发现异常及时通知医生。留置尿管超过3日者遵医嘱给予膀胱冲洗，防止逆行感染。

⑤观察胃肠减压管吸出液的量和性质、有无消化道出血征象、是否腹胀、肠鸣音的恢复时间及强弱。

⑥观察意识状态，有无嗜睡、意识模糊、表情淡漠、兴奋躁动、多语、错觉等症状。观察瞳孔是否等大、等圆、对称，对光反射是否灵敏，肌张力

是否减退或增强。

⑦严格掌握静脉输入的液体量，并准确记录出入量。密切观察水、电解质及酸碱代谢情况。

8. 婴幼儿心脏手术后护理常规

（1）设立独立病房，病房内有专用空气消毒机或每日用紫外线灯消毒房间，病房内环境要保持恒温（22～25℃），湿度保持在55%～65%。

（2）使用专用新生儿抢救台。新生儿抢救台具有温控装置，新生儿抢救台的温度设置在35～37℃，或使用暖风机来保证婴幼儿的体温。

（3）无菌操作：接触患儿前、操作前洗手。

（4）准备微量泵：所有药物使用微量泵输入，微量泵必备蓄电池，以保证在运转途中药物不中断输入。

（5）婴幼儿术后至少要保留两条深静脉通路，一条采用三腔静脉管，用于静脉补液、测量中心静脉压、临时给药、输入血管活性药物，注意输入血管活性药物通路禁止临时给药；另一条用于输血及血浆等。所有的穿刺部位必须用皮肤保护膜固定，防止脱出、打折、堵塞。保持输液通路的通畅；外周静脉通路应每1小时检查，48～72小时更换穿刺部位。

（6）严格控制液体入量：根据患儿体重计算每1小时入量，进食后减少静脉入量，每小时尿量应大于2ml/kg。

（7）术后要持续监测心率、有创动脉血压、呼吸、末梢血氧饱和度及肛温，每15～30分钟记录1次，病情变化时随时记录至病情平稳。

（8）选择婴幼儿专用型呼吸机，根据血气分析结果及时调整呼吸机参数，严禁长时间吸入高浓度氧而引发氧中毒。

（9）予胃肠减压，保持负压持续有效。

（10）呼吸道护理

①吸痰动作轻柔，选择6F或8F吸痰管，控制吸引负压不可过大，防止损伤气道黏膜；吸痰时间小于15秒。

②每2小时翻身体疗1次，体疗时动作要轻而有效；可用软硅胶体疗器进行背部叩击或胸廓震颤。

（11）返回病房后置于新生儿抢救台上或使用保湿箱，监测皮温和肛温，防止出现皮肤烤伤。

（12）体温高需降温时，应用温水擦浴，禁用酒精擦浴、冰袋降温，防止酒精中毒和冻伤。

（13）喂养

①拔管后 4 小时开始少量喂水，喂水时观察患儿有无吞咽困难或呛咳等，注意观察消化系统的情况，如无肠鸣音，不能给患儿喂奶，以免腹胀影响呼吸或导致呕吐、窒息。

②遵医嘱定时喂奶、喂水，餐具要严格消毒，以免发生腹泻。

③喂养时注意体位，应采取侧卧位或半卧位，奶、水的温度以 30～40℃ 为宜，喂后及时抱起患儿或托起患儿拍背，使胃内气体排除，防止患儿呕吐、溢奶、误吸甚至窒息。

（14）口腔护理：每 4 小时用 1%～4% 碳酸氢钠清洁口腔，以免发生鹅口疮。对已出现鹅口疮的患儿，除涂 1%～4% 碳酸氢钠，还可用制霉菌素粉剂加蜂蜜调成的液体涂抹口腔。

（15）皮肤护理

①切口静脉穿刺点需每日消毒、更换敷料，所有穿刺部位要用脱敏的透明皮肤保护膜覆盖，既减少感染可能又便于观察穿刺点的皮肤有无红肿、渗出等情况。

②患儿颈部、腋下、身后、腹股沟等皮肤皱褶处注意要保持干燥，可在清洁后涂爽身粉，每次便后臀部及肛门周围皮肤要洗净擦干，用护臀膏或鞣酸软膏涂抹，防止出现臀红。

③检查放置电极片部位及测血氧饱和度部位的皮肤，若出现压迫红肿应及时更换位置。

（16）红霉素眼药膏涂眼，每 12 小时 1 次，预防出现眼炎。

二、心外科交接班要求

1. 白班责任护士交班要求

（1）病房及各室保持清洁整齐。

（2）物品账物相符，抢救物品完好备用状态。

（3）交班内容：住院患者总数、出院人数、入院人数、转科人数、手术人数、危重人数、死亡人数、次日手术人数、特殊治疗人数、特殊检查人数、病情变化及情绪易波动的患者；本班因故未完成的需下一班做的工作。交班报告字迹清晰简明。

（4）新患者做好入院评估、入院指导及遵医嘱进行初步治疗。

（5）手术及危重患者卧位正确，各种管道通畅，皮肤完好，护理措施得当。进行重点床头交班。

（6）次日手术患者做好术前准备，如备皮、备血、肠道准备、个人卫生处置，给予心理护理及健康指导。

（7）次日出院患者做好出院指导及健康教育。

（8）向家属做好陪护、探视指导。

2. 治疗班责任护士交班要求

（1）急救物品交接清楚，登记准确。

（2）治疗室各种药品数目正确，标志清楚，摆放整齐，无过期及变质药品，能做到账物相符。

（3）各种治疗、抢救仪器功能完好，处于备用状态，各仪器都有详细的使用说明和操作程序。

（4）无菌物品及常备物品数量充足，无过期现象。

（5）严格无菌操作和查对制度，准确执行医嘱，药物要做到现用现配，并且要做到剂量准确，无配伍禁忌，确保患者的用药安全。

（6）微量泵注入药物标示清楚，剂量准确。

（7）对未完成的治疗要详细交班。

（8）检查各种执行单执行情况并督促完成。

3. 小夜班责任护士交班要求

（1）办公室、治疗室清洁整齐。

（2）物品数目正确。

（3）一级护理、危重及手术患者及时巡视并填写巡视单，护理记录规范、整洁。

（4）危重及手术患者卧位正确、舒适，生命体征平稳，各种管道通畅，皮肤完好。

（5）各项治疗准时、正确完成。

（6）病房安静、整洁，陪护管理符合要求，按时锁大门。

（7）危重及手术患者床头交班。

4. 大夜班责任护士交班要求

（1）办公室、治疗室、换药室、病房清洁整齐。

（2）急救箱药品、物品随时补充，记录无误。

（3）各种记录正确、完善。

（4）手术后患者卧位舒适，各种引流液及时倾倒，正确记录引流量和尿量。

（5）心电监护仪和血氧饱和度监测正确显示心率、血压、血氧饱和度数值。

（6）按医嘱准备当日手术的患者，认真执行操作规程和查对制度。

（7）标本采集及时，符合要求。

（8）口服药及各种治疗无误。

（9）危重及手术患者生命体征平稳，皮肤完好，各种管道通畅，卧位正确。

（10）交班方式为集体交班和床头交班。

三、各环节质量管理要求

1. 新入院患者入院流程

（1）门诊医生通知患者住院，患者持住院证明、门诊病历、身份证、医保证及住院押金到住院处办理住院相关手续，住院押金收据由患者妥善保管。

（2）患者在门诊住院处做好卫生处置，领取一次性生活用品。

（3）患者持住院病历首页及门诊病历到护士站，责任护士热情迎接患者入院，根据病情安排床位并办理相关手续，填写医患双方承诺书。

（4）责任护士协助患者称体重，测体温、脉搏、呼吸、血压并记录于体温单上。

（5）责任护士带患者到床前，将备用床改为暂空床，核对患者姓名，放置床头卡，嘱患者注意休息，贵重物品要妥善保管，详细询问病情、特殊用药、生活习惯等。

（6）帮助患者熟悉病区环境，讲解病房规章制度，如住院期间患者不能擅自外出，病区内不准吸烟、饮酒，听收音机要戴耳机，住院期间要穿病员服装等。做好患者入院宣教，包括病房环境、作息时间、探陪制度、饮食制度、医生查房时间、呼叫器使用、物品保管、防火、防盗、责任护士及主管医生姓名等。责任护士耐心解答患者及家属提出的问题。

（7）协助患者整理用品，以保持室内清洁整齐。

（8）进行入院评估，记录护理记录。

（9）责任护士通知值班医生查看患者。

2. 患者办理出院流程

（1）由主管医生根据患者病情决定出院时间。

（2）出院前一日由主管医生告知患者，并向患者交代病情及出院应注意事项，开具出院医嘱。

（3）病房责任护士见医嘱后，通知结算人员结账，有剩药者开退药单，到药房退药。

（4）患者家属到药房领取出院带药，由责任护士详细讲解出院带药的服用方法、服用时间、注意事项、联系方式等。

（5）家属到住院处办理结算手续。

（6）家属持住院结算单回病房，责任护士将门诊病历交家属，责任护士为患者做好出院指导，帮助患者整理用品，并送患者离开病房。

3. 重症监护治疗病房患者转入流程

（1）心脏手术患者术后在心外 ICU 监护，病情稳定后转入病房。ICU 护士按医嘱电话通知病房责任护士，做好接患者准备。

（2）责任护士应详细询问患者姓名、年龄、手术名称，并做好接术后患者准备。

①床单位准备，备麻醉床。

②备吸氧装置。

③备心电监护仪、电极片。

④需要吸痰者备好负压吸引器和相应型号的吸痰管、无菌手套、生理盐水等。

（3）患者转入病房后，立即吸氧，接心电监护、血氧饱和度监测，测心率、血压，查看周身皮肤情况，听双肺呼吸音。与 ICU 护士详细交接以下内容。

①患者手术名称、麻醉方式、主要护理问题。

②如有深静脉置管，要查看深静脉置管是否畅通，有无回血，局部有无红肿。

③静脉用药剂量、浓度、速度、用药时间。

④化验指标和尿量情况，如有胸腔引流管，要保持引流管通畅，并妥善固定，记录引流液量、性质。

⑤带回病房药物和物品，详细交接并签名。

（4）做好护理记录。危重患者白天每 15～30 分钟记录 1 次，夜间每 1 小时记录 1 次；一级护理患者每 1 小时记录 1 次，病情有变化随时记录。

（5）通知病房主管医生，查看转回病房患者病情。

（6）遵医嘱进行各种治疗。

4. 术前准备规范

（1）术前解释工作：介绍手术前后注意事项，指导患者练习深呼吸、咳嗽、床上排尿、排便，要求患者戒烟，做好心理护理，解除患者对手术的忧虑和恐惧。

（2）仔细了解病情：注意观察皮肤、口腔有无感染灶，并询问女患者的妇科病史及月经来潮日期，如发现异常及时向医生报告。

（3）术前一日

①抽取血标本送血库做血型交叉试验及配血备用。

②进行有关药物过敏试验，将结果记录于医嘱单上，如为阳性反应，应立即向医生报告。

③按手术切口要求准备皮肤：上至下颌部，下至大腿上 1/3 包括会阴部皮肤，两侧过腋中线；冠状动脉旁路移植术的患者要做双下肢备皮，备皮过程勿损伤皮肤，如发现皮肤有疖肿或炎症反应，应向医生报告。

④如病情许可，可安排患者理发、剪指甲、沐浴及更换衣裤。

⑤按医嘱术前晚 8 时灌肠 1 次。睡前口服镇静药。

⑥禁饮食：按医嘱成人术前 8~12 小时，小儿术前 4~6 小时，新生儿按医嘱可行静脉输液。

（4）术日晨准备规范

①早 6 时测体温、脉搏、呼吸，并记录于体温记录单上。

②患者洗漱完毕，取下义齿、发卡、眼镜、手表、戒指及钱物等交给家属保管。

③长发患者应梳成辫并戴手术帽。

④在手腕部带上识别患者信息的腕带。

⑤按医嘱准时注射基础麻醉药及抗生素。

⑥备齐病历及 X 线片、术中用药，随患者送往手术室。

5. 接手术患者流程

（1）责任护士接到通知后打开呼吸机和监护仪，并做好接手术患者的准备。

（2）将患者平稳抬到床上，责任护士站右侧，连接心电监护仪。

（3）检查微量泵输入药物的浓度、剂量，输入速度有无中断，标示是否清楚。打开监护仪并迅速调出波形，调整换能器零点后，监测动脉压、中心静脉压、左房压。

（4）观察患者神志情况、双侧瞳孔大小、对光反射、球结膜水肿情况。

（5）用主动脉内球囊反搏患者，妥善固定起搏电极，查看反搏波形和血压、心率情况。

（6）用起搏器的患者妥善固定起搏器及导联线。

（7）连接呼吸机，固定气管内插管，测量插管距门齿距离，听双肺呼吸音，观察胸廓起伏情况。

（8）连接脉搏氧饱和度，观察波形及数据。检查心包、纵隔引流管是否畅通，妥善固定后接中心负压，持续低负压吸引。连接并开放导尿管，记录尿量，测量肛温。

（9）检查头枕部有无压伤，肢体及躯干有无压伤、烫伤并用约束带适当固定肢体，以防躁动时脱管。

（10）留取各种血标本及尿标本送检，拍床边 X 线片，做全套心电图。

（11）准确记录特护记录单，每小时计算出入量 1 次；24 小时后病情稳定者每班总结 1 次。

四、特殊用药要求

1. 一般用药要求

（1）遵医嘱给药，抢救患者时口头医嘱，护士要向医生重复 2 遍后，2 人核对给药，非抢救患者不执行口头医嘱。

（2）严格"三查七对"制度。

（3）给药时严格无菌操作。

（4）给药后及时在输液单上打钩签字。

（5）观察用药后的疗效，并及时记录。

（6）用抗生素药物前先看皮试记录后方可给药。

（7）用毛花苷丙稀释后静脉推注，要注意监测心率，缓慢静推。

（8）微量泵注入药物要表明药名、剂量、浓度、速度。

2. 多巴胺用药要求

（1）遵医嘱用药，用微量注射泵输入多巴胺，按公式配制。多巴胺用量（mg）等于患者体重（kg）×3，加入液体配制成 50ml，微量注射泵显示 1ml/h = 1μg/（kg·min）。

（2）用小牌标明多巴胺名称、剂量、浓度、速度。

（3）按医嘱和血压情况调节多巴胺用量。

（4）从单独的深静脉通路输入多巴胺，速度要恒定，避免意外中断或加快。

（5）密切观察病情变化和用多巴胺的反应，如血压、心率、末梢循环、尿量等并详细记录。

（6）在液体输完之前，提前配好多巴胺，避免中断。

（7）遵医嘱停用多巴胺，先逐渐减量，观察病情变化，最后撤除。

（8）大剂量用药时，注意有无药液外渗，以防造成局部组织坏死。

3. 异丙肾上腺素用药要求

（1）遵医嘱用微量注射泵输入异丙肾上腺素，按公式配药。异丙肾上腺素用量（mg）等于患者体重（kg）×0.03，加入生理盐水共50ml，微量注射泵显示 1ml=0.01μg/（kg·min）。

（2）用小牌注明异丙肾上腺素的名称、浓度、剂量、速度。

（3）保持静脉通路通畅，速度要恒定，避免意外中断或加快。

（4）用药过程监测心率、血压变化，并详细记录。

（5）在液体用完之前，应配好药物，避免输液中断。

（6）成人心率>120次/分，小儿心率>140次/分时应减量或停用。

（7）停用异丙肾上腺素前，遵医嘱口服心宝或沙丁胺醇（舒喘灵），再根据心率情况逐渐减量，详细记录停药时间和心率变化。

4. 毛花苷丙用药要求

（1）遵医嘱用药，将毛花苷丙0.2mg或0.4mg稀释成20ml，缓慢静脉注射。

（2）心率<60次/分时应慎用。

（3）低血钾时心肌细胞失钾，增加心肌对洋地黄的敏感性，易出现洋地黄对心肌的毒性作用，血钾应>3.5mmol/L再静脉应用毛花苷丙。

（4）毛花苷丙不能与钙剂同时应用。

（5）使用毛花苷丙后注意心率、心律的变化。

5. 硝普钠用药要求

（1）遵医嘱用药，用微量注射泵输入硝普钠，按公式配药：硝普钠用量（mg）等于患者体重（kg）×3，加入生理盐水50ml，微量注射泵显示 1ml/h=1μg/（kg·min）。

（2）用小牌标明硝普钠的剂量、浓度。

（3）按医嘱和血压情况调节硝普钠的用药。

（4）硝普钠要现用现配，避光使用，每12小时更换1次。

（5）用硝普钠的同时，要注意补足有效循环血量。

（6）要专用静脉通路，速度要恒定，避免意外中断或加快。

（7）密切观察病情变化和用药后反应，如血压、末梢循环情况，详细记录。

（8）在液体用完前配好液体，以免造成中断。

（9）常用量是 $3\mu g/(kg \cdot min)$，成人用药极量为 $10\mu g/(kg \cdot min)$，用药不宜超过 72 小时，长期用药易产生氰化物中毒，突然停药可发生严重的反跳症状。停用硝普钠时应逐渐减量，观察血压变化，最后撤除。

6. 深静脉高浓度补钾用药要求

（1）血钾低于 3.5mmol/L 为低血钾；当血钾低时，心脏兴奋性增高，易发生恶性心律失常。

（2）治疗原则：遵医嘱，按公式补钾。

补钾公式：缺钾量(mmol/L)=(4.5-血清钾测得值)×0.3×体重(kg)

血清钾<3.0mmol/L 时给予 30‰补钾；血清钾在 3.0~3.5mmol/L，给予15‰补钾。

（3）补充高浓度钾的注意事项

①用微量泵均匀速度泵入，防止单位时间内输入过多，成人以<20mmol/h，小儿以 0.2~0.5mmol/(kg·h) 的速度泵入。

②将缺钾量补完后半小时复查血钾，根据结果再调整补钾浓度和速度。

③心脏术后，每排出 100ml 尿需补充钾 1~2mEq。

④补钾应从深静脉泵入，不能从浅静脉泵入。

⑤难以纠正的低血钾，补钾的同时要补充镁。

⑥伴有碱中毒时，应先纠正碱中毒，以利于纠正低血钾。

⑦伴有酸中毒时，应先补充钾后再纠正酸中毒。

⑧低血钾未纠正时，禁止静脉推注钙剂。

⑨密切观察尿量、心电图改变，详细记录补钾浓度及每小时补钾的量。

五、心外科特殊检查及治疗护理常规

【主动脉夹层腔内带膜支架置入术】

1. 按心外科一般护理常规护理。

2. 心理护理：了解患者心理状态，讲解介入治疗的手术方法及注意事项，做好术前健康指导。

3. 术前准备

（1）术前 4 小时禁食水。

（2）术前上肢建立静脉通路并保持通畅。

4. 术后护理

（1）按全麻术后护理常规护理。

（2）呼吸机辅助呼吸，患者完全清醒后即可拔除气管内插管，给予鼻导管或面罩吸氧。

（3）术后卧床休息 24~48 小时。

（4）床旁心电监护，密切监测生命体征并准确记录，观察患者的尿量及肾功能。

（5）全麻术后清醒、呕吐反应消失后可进食水，局麻术后患者即可进食水。

（6）严格控制血压，血压过高可致主动脉破裂、带膜支架移位等并发症。如果患者出现疼痛加剧、面色苍白、血压下降、心率加快，则提示有动脉瘤破裂的可能。如果患者出现剧烈头痛，主诉颈部憋胀感，则提示有动脉夹层逆剥的可能。出现上述病情变化及时通知医生，采取措施。

（7）注意四肢血压情况，24 小时之内每 2 小时观察 1 次双侧桡动脉和双侧足背动脉的搏动情况，注意末梢皮肤颜色和温度。每 6 小时测量腹围 1 次，记录并与之前水平对比，注意测量腹围时要在腹部同一位置。

（8）注意穿刺部位及切口有无出血、渗血、血肿。

（9）保持大便通畅。

（10）避免活动。

【下肢深静脉血栓介入治疗】

1. 按心外科一般护理常规护理。

2. 心理护理：由于肢体肿胀、疼痛、功能障碍，患者易出现焦虑和恐惧。应主动、热情地向患者及其家属解释本病发生的原因、介入手术的意义和必要性，以及手术经过和注意事项，关心患者，减轻患者的紧张、恐惧心理，增强其战胜疾病的信心。

3. 术前护理

（1）急性期患者应绝对卧床休息 10~14 日，避免床上过度活动，禁止按摩患肢，以防血栓脱落，抬高患肢高于心脏平面 20~30cm 以促进血液回流。

（2）给予低脂、富含纤维素、易消化的食物，以保持大便通畅，避免用力大便致腹压增高，影响下肢血液回流。

（3）劝患者戒烟，以防烟中尼古丁引起血管收缩，影响血液循环。

（4）观察患肢皮肤颜色、温度、肿胀程度，每日测量患肢与健肢平面的周径并做好记录，以判断血管通畅情况，评估治疗效果。

（5）并发症的观察

①肺动脉栓塞：观察患者有无胸痛、呼吸困难、咯血、血压下降等异常情况，如出现上述症状应立即嘱患者平卧，给予高浓度氧气吸入，并且立即报告医生，避免深呼吸、咳嗽、剧烈翻动。

②出血：应用抗凝疗法治疗期间，观察患者有无牙龈出血、皮肤淤斑、小便颜色改变、月经过多等出血倾向，每日检查凝血功能，根据情况及时调整抗凝药物的应用。

4. 术前准备

（1）协助完善各项术前检查。

（2）了解出凝血系统的功能状态、有无介入手术的禁忌证。

（3）术前训练患者床上大小便，术前2~3日进少渣饮食。

5. 术后护理

（1）密切观察穿刺部位有无渗血或皮下血肿。

（2）密切观察穿刺侧肢体足背动脉搏动情况、皮肤颜色、温度、毛细血管充盈时间，询问有无疼痛及感觉障碍。

（3）如穿刺部位、皮肤黏膜、牙龈、消化道、中枢神经系统等有出血，应立即停止使用抗凝和溶栓药物。

（4）术后遵医嘱测血压、脉搏、呼吸直至平稳，同时观察有无造影剂反应及肺栓塞的发生。如有异常现象，应通知医生及时处理。

（5）妥善固定溶栓导管，防止脱出、受压、折曲和阻塞。溶栓导管引出部皮肤每日用0.5%碘伏消毒，并根据情况更换敷料，防止局部感染及菌血症的发生。

（6）足背静脉溶栓：当采取足背留置针静脉推注尿激酶时，可根据栓塞部位扎止血带，最常用的是大腿、膝关节上、踝关节上方各扎止血带1根，目的是阻断表浅静脉，让药物通过深静脉注入，以达到更好的溶栓效果，推注完毕后从肢体远端起每间隔5分钟依次去除止血带。

（7）抗凝的护理：根据医嘱常规给予肝素或低分子肝素5000U皮下注射，并观察凝血时间及有无牙龈出血和皮肤黏膜出血等现象。

（8）预防感染：术后遵医嘱应用抗生素，保持穿刺点的清洁，密切观察体温的变化，预防感染。

（9）卧床休息，对于年龄较大和肥胖的患者，应定时给予翻身以防压疮的发生。

6. 并发症的观察

（1）观察有无呼吸困难、胸痛、咯血、咳嗽等肺栓塞症状。为预防肺栓塞的发生，可使用下腔静脉滤器，并且在溶栓过程中动作要轻柔，防止栓子脱落。未放置滤器的患者，术后应让患者严格卧床，备好抢救药品及器材，严密观察病情变化，必要时监测心电图与血气分析。

（2）滤器并发症：下腔静脉滤器植入术后可能发生滤器移位、血栓闭塞或穿孔。了解滤器的种类和型号，以便于对可能发生的并发症进行判断。滤器移位多移向近心端，一般无临床症状；若移位到肾静脉开口位置，可导致肾静脉血流受阻；如果滤器移位至右心房、右心室、肺动脉可引起心律失常和心包填塞。若出现血压下降、心率增快、面色苍白及末梢循环障碍等休克表现及有腹痛、背痛等，立即通知医生进行抢救。术后 1、6、12 个月分别行 X 线腹部平片，观察滤器的形态位置。

（3）下腔静脉阻塞：常发生在大量血栓脱落陷入滤器时，若血栓脱落至下腔静脉滤器内而阻断下腔静脉血液时，患者则出现由一侧下肢肿胀发展为两侧下肢肿胀。

7. 健康教育

（1）对既往有周围血管疾病史的高危患者，应采取积极的预防措施，避免血栓形成。

①指导患者避免久站、坐时双膝交叉过久，休息时抬高患肢。

②告知患者腰带不要过紧，勿穿吊带袜和紧身衣物，以免影响血液循环。

③指导患者进行适当的体育锻炼，增加血管壁的弹性，如进行散步、抬腿、打拳等活动。

（2）控制饮食，减少动物脂肪的摄入，饮食宜清淡、易消化，戒烟、酒。

（3）要有自我保健意识，保持心情愉快。

（4）根据医嘱服用抗凝药，预防血栓再形成，告知患者用药的注意事项及与食物相互影响，如菠菜、动物肝脏可降低药效，阿司匹林、二甲双胍合用增加抗凝作用等。

（5）定期复查：术后前 4 周，每周复查凝血酶原时间 1 次，每月复查 1 次多普勒超声、腹部 CT 等。如出现下肢肿胀，皮肤颜色、温度有异常，应给予抗凝治疗，根据医嘱常规给予肝素或低分子肝素 5000U 皮下注射，并观察凝血时间及有无牙龈出血和皮肤黏膜出血等现象。

六、护理告知

1. 入院患者护理告知内容：患者入院后，对护理服务的第一印象关系到患者对医院的整体印象。了解患者入院的第一需求，有利于医务人员改进工作流程，为患者提供更满意的护理服务。

（1）一般患者的入院告知内容

①值班护士应诚挚热情地接待患者，使之感到宾至如归般的温馨、方便且舒适。介绍病区环境、规章制度、主管医生和护士、科主任查房时间、饮食制度等内容，指导患者尽快适应患者角色。

②填写护理入院记录，了解患者心身需要，耐心听取并解答患者的咨询。在 24 小时内完成护理入院记录，及时制定护理计划，护理计划及护理措施的相关内容应向患者及家属说明，并得到患者的同意后方可继续执行。

（2）危重患者的入院护理告知内容：立即测量体温、脉搏、呼吸、血压，积极配合医生进行抢救，并做好护理记录，须暂留陪护人员，以便询问、了解病史。在医生没有到位之前，护士应根据病情及时给予吸氧、吸痰、止血，以赢得宝贵的抢救时间。对家属及其护送人员口头告知病情变化及用药治疗、护理等方面的情况。危重症患者实行特别护理，告知患者家属特别护理的原因及目的，以取得家属的认可。

2. 出院患者护理告知内容：出院前向患者讲解如何办理出院手续，医生决定患者出院日期，要通知患者或家属、单位，做好准备。责任护士进行出院指导，交代康复期注意事项，如饮食调理、康复治疗、定期复查、卫生习惯等，并征求对医院工作的意见，热情送别患者出院。

3. 生活护理的告知注意事项：患者入院后对医院的环境比较陌生，不能很好地适应患者的角色。护士在工作中要帮助患者进行角色转换。日常生活护理中，及时地与患者沟通能有效地帮助患者适应新角色，积极配合治疗护理工作。

4. 治疗护理中告知的注意事项

（1）一般治疗护理告知的内容

①清洁、舒适及安全的护理：患者的清洁、舒适护理，是整体护理中最基本、最重要的组成部分，尤其是对危重或生活不能自理的患者来说，机体的清洁、舒适，有利于人体新陈代谢产物的排泄，能预防感染，减少并发症

的发生，达到促进康复的目的。做清洁护理前要向患者及家属说明清洁护理的目的及方法，语言要亲切，态度要诚恳，以达到患者的理解同意。在操作过程中始终保持与患者的交流，如果患者出现不适，应及时停止一切操作。对烦躁不安、高热、谵妄、昏迷及危重患者，要防止发生坠床、撞伤、抓伤等意外，必须及时、正确地应用保护器具，以确保患者安全。因此，护士应向患者家属解释说明，使用保护器具是为了保证患者的安全，同时有利于治疗护理的顺利进行，以取得家属的同意与理解。

②口服给药及注射用药的告知内容：对于某些刺激食欲的健胃药，因其刺激舌的味觉感受器，使胃液大量分泌，因此应告知患者宜在饭前服；某些磺胺类药物经肾脏排出，尿少时即析出结晶引起肾小管堵塞，应告知患者及家属服药后多饮水，而对呼吸道黏膜起保护性作用的止咳合剂，服后则不宜立即饮水，以免冲淡药物，降低药效；服用强心苷类药物，如洋地黄、地高辛等，应先测脉率、心率，并注意其节律变化，脉率低于60次/分或节律不齐时则不可继续服用；心脏换机械瓣术后，服用华法林药物时，要定时服用，注意有无出血和血栓倾向，按时查凝血酶原时间。

注射药物前应告知患者药物的性能、剂量及药物反应。尤其是在注射一些易引起过敏反应的药物前，应详细询问过敏史，告知患者及家属药物可能引起的不良反应及应对措施，消除患者恐惧心理。做药物过敏试验（如青霉素皮试），一旦出现过敏反应征兆，立即停止注射，并及时准备抢救物品。

（2）特殊护理操作前的告知内容

①灌肠：灌肠会给患者造成恐惧心理，为了消除这种恐惧心理，护士应在灌肠前向患者解释灌肠的目的及作用，告诉患者如何进行配合。在操作过程中应随时注意观察患者的情况，如果出现面色发白、出冷汗等不良反应，应及时停止操作。灌肠时患者出现便意，嘱患者采取张口呼吸，以减轻腹压和便意感。护士应根据灌肠的目的告知患者保留时间。操作结束后，注意观察患者面色、呼吸等生命体征有无异常，嘱家属注意安全及保暖。

②导尿：护士应告诉患者及家属如何使用尿袋，并防止尿路感染；鼓励患者多饮水，常更换卧位，若发现尿液浑浊、沉淀或出现结晶，应及时进行膀胱冲洗；训练膀胱功能，可采用间歇性阻断引流，使膀胱定时充盈、排空，促进膀胱功能的恢复；患者离床活动或做检查时，将导尿管固定于下腹部，保持集尿袋低于耻骨联合。

③特殊检查：冠状动脉造影检查，护士应向患者告知冠状动脉造影的目

的及注意事项；冠状动脉造影术后，禁食 4 小时，患肢制动 24 小时。

七、护士长工作要求

1. 护士长每周排班 1 次，排班时注意护士职称、年资及工作能力搭配。

2. 排班合理，特别注意中午、夜间护士力量搭配，有条件应上双班，原则上减少交接班环节。

3. 护士长注意护士的心理状态，特别关注恋爱期、孕期、哺乳期护士的心理变化，如有异常情况及时处理。

4. 护士长对新护士、合同制护士严加管理，加强素质教育和理论、技术培训。

5. 护士长每日提前 10~15 分钟进病房，查看夜班护士工作质量及危重患者情况。

6. 参加晨会交班，带领护士床头交班。

7. 参加晨间护理并检查病房管理情况。

8. 为出院患者做出院指导并征求患者及家属意见。

9. 执行周计划。

10. 检查出院病历并签字。

11. 检查护理质量，查看危重患者、手术患者、新入院患者、次日手术患者及有特殊情况患者。

12. 护士长建立记事本，将平时强调每位护士都应知道的事情，以及周会重点记录在此本上，以便于与夜班或休息护士书面沟通。

第五节　心外科重症监护室护理工作易错环节管理

一、心外科重症监护室护理管理要求

1. 组织管理要求

（1）建立完整的规章制度：重症监护室（ICU）交接班制度；岗位责任制度；执行医嘱制度；消毒隔离制度；仪器使用、保管及维修制度；抢救工作制度；查对制度；药品管理制度；特护记录书写制度等。

（2）建立各级人员职责：护士长职责；总责任护士职责；责任护士职责；辅助护士职责；护理员职责；清洁员职责等。

2. 业务管理要求

（1）进 ICU 的护士必须经过严格的培训，具有一定的专科理论知识与临

床实践技能方可独立胜任工作。

（2）护理人员要熟练掌握各种仪器的使用方法，掌握各种抢救技术和抢救药品的使用方法、注意事项，熟练掌握心电图基本知识、循环系统监测的指标和各项化验检查的正常值及其意义。

（3）定期组织业务学习及护理技术操作的训练。

（4）各班要明确所监护患者的主要护理问题、护理目标和护理措施。

（5）护理记录要认真、及时、准确反映病情和治疗护理措施的实施效果。

（6）交接班要认真、详细，床边交接班。

3. 重症监护室护士分层管理：对心外 ICU 护士的分层管理，是 ICU 护理管理的基本职能之一，它直接关系到监护质量和患者治愈率。护士长根据护理人员不同层次的专业理论水平、临床技能及思想品德等，结合患者病情的轻重、技术难度的高低、工作量的大小，进行合理安排人力，做到量才使用、人尽其才，充分调动护理人员积极性，提高护理质量。

二、心外重症监护治疗病房预防感染操作要求

1. 无菌操作要求

（1）进行各项操作前，医务人员用流动水及洗手液洗手，擦干后进行各项操作。

（2）每接触 1 个患者，操作后都要洗手。

（3）接触污染物品之前，应戴好一次性手套，操作后脱手套，洗手。如手直接接触污染物，操作后将污染的手浸泡消毒后再洗手。

（4）定期做手部细菌培养，切断经手交叉感染传播途径。

2. 切口换药要求

（1）严格无菌操作。

（2）选用吸附性强的切口敷料，敷料一旦渗透要立即更换。

（3）切口换药前，停止清扫等操作，保持空气清洁。

3. 呼吸道护理要求

（1）正确掌握吸痰方法，以免损伤呼吸道黏膜引起感染。

（2）气管内插管患者，应及时清洁口、鼻、咽部。

（3）呼吸机管道、湿化罐应每日更换、消毒。要及时清除管道内的积水。

（4）氧气湿化瓶要定期消毒。

4. 各种管道护理要求：动脉测压、中心静脉测压、左房测压等的延长管、三通管应保持无菌，每日更换 1 次；留置导尿管，心包、纵隔引流管、腹膜透析管等，按不同管道护理要求，严格无菌操作，定期局部消毒，病情允许及早拔管。

三、接手术患者的准备要求

1. 手术床位的准备：铺好麻醉床，用紫外线消毒 30 分钟。

2. 仪器准备

（1）监护仪：接通电源，调好图像，设定好各种参数及报警上、下限，导联线与电极片连接。

（2）呼吸机：根据患者病情、年龄选择合适的呼吸机及呼吸管道，预先调好呼吸机各参数及报警上、下限，检测运转正常后备用。

（3）微量注射泵：根据病情准备相应数量的微量注射泵和连接管，经试用性能良好后备用。

（4）除颤器：接通电源，试行充电和放电，检查功能正常后，备好导电膏充电备用。

（5）负压吸引器：连接中心负压装置，调试负压后备用。

（6）临时起搏器、主动脉内球囊反搏器、心排血量监测仪检查后备用。

3. 药品、液体准备：根据病情备好升压药、抗心律失常药、血管扩张药、利尿剂、镇静剂等以及液体，如 10% 葡萄糖注射液、5% 葡萄糖注射液、生理盐水等。

4. 其他准备

（1）中心静脉测压管：用生理盐水冲洗并充满测压管，连接三通管，检查无漏水后，用无菌治疗巾包好备用。

（2）备好尿管延长管及储尿瓶或尿袋，挂床边备用。

（3）备好一次性吸痰包（内有吸痰管和一次性手套），盐水 2 瓶启盖备用。注明冲洗气管专用和冲洗口鼻专用，写好开瓶日期、时间，放置床头桌治疗盘内备用。

（4）固定气管内插管的寸带（60～70cm），尺子 1 把（测气管内插管距门齿距离），简易呼吸器 1 个，接氧气管备用。

（5）血压计、听诊器、体温计、手电筒、约束带放合适位置备用。

（6）备好特护记录卡，准确填写患者姓名、住院号。

（7）备好化验用的试管、化验单、拍片单等。

四、接手术患者的流程

1. 责任护士接到通知后打开呼吸机和监护仪，并通知辅助护士做好接手术患者的准备。

2. 将患者平稳抬到床上，接呼吸机，固定气管内插管，测量插管距门齿距离，听双肺呼吸音，观察胸廓起伏情况。

3. 连接心电监护仪，调好示波图像，连接脉搏氧饱和度，观察显示的波形与数据。

4. 确认微量泵输入药物的浓度、剂量，输入速度有无中断，其他静脉用药的速度是否合适。

5. 连接动脉测压及中心静脉测压管，调整换能器零点后，监测各压力数值。

6. 观察患者神志、双侧瞳孔大小、对光反射有无异常。

7. 检查头枕部有无压伤，肢体及躯干有无压伤、烫伤等。

8. 检查心包、纵隔引流管是否畅通，妥善固定后接中心负压，持续低负压吸引。

9. 连接并开放导尿管，记录尿量，测量肛温。

10. 若有起搏器，将起搏器及导线固定。若用主动脉内球囊反搏，要注意穿刺侧肢体不能弯曲，反搏电极有效固定，确保有效球囊反搏。

11. 用约束带适当固定肢体，以防躁动时脱管。

12. 交接术中、术后情况

（1）向麻醉师了解：手术中麻醉是否平稳，血压呼吸有无异常波动，转机后血气、血钾、血钠、血氯情况，转机后尿量，出手术室前血容量是否平衡。

（2）向外科医生了解：实施手术方法和名称，手术矫正是否满意，胸膜腔或肺脏是否完整，对术后护理的特殊要求。

（3）向手术室护士了解：患者皮肤有无压伤及烫伤，静脉通路有无渗血，对从手术室带回的血液制品、药品、物品核对后签字。

13. 留取各种血标本及尿标本送检。

14. 拍床边 X 线片及做全套心电图。

15. 准确记录特护记录单，每小时计算出入量 1 次；24 小时后病情稳定者每班总结 1 次。

五、重症监护治疗病房交接班要求

1. 清点物品、药品，数量正确。

2. 床单位整齐、清洁，患者卧位正确、舒适，皮肤完好。

3. 引流管通畅，引流量记录准确。

4. 动脉测压管、中心静脉测压管与三通管连接紧密无漏液，放置规范。

5. 心电监护导联线连接正确，电极片无脱落，示波图像清晰。

6. 各项治疗准时、正确完成。

7. 带气管内插管患者口腔清洁，气管内插管无移位，双肺呼吸音清。

8. 微量泵输入药物通畅，药名、剂量、浓度准确，标示清楚。

9. 持续导尿患者，会阴部清洁无异味，尿量记录准确。

10. 为下一班做好物品、药品准备。

11. 护理记录规范、整洁、及时、准确。

六、心外重症监护治疗病房患者可能发生的紧急情况和应急处理要求

1. 呼吸方面

（1）呼吸机不合拍：患者与呼吸机连通后出现自主呼吸与呼吸机对抗，查看呼吸机管道连接无误后，加大每分通气量 1～2L，灵敏度调到 $-20cmH_2O$，然后给予肌松剂。

（2）气管内插管移位或脱出：立即拔除气管内插管，用呼吸机加压面罩给氧，并尽快通知麻醉师重新插管。

2. 循环方面

（1）心动过缓或Ⅲ度房室传导阻滞：先经静脉给阿托品或山莨菪碱提高心率，然后用异丙肾上腺素持续泵入，维持心率 60 次/分以上，有起搏导线的患者连接起搏器并调至起搏心率。

（2）患者输送途中，输血输液过多过快：若出现急性肺水肿的表现，可静脉推注呋塞米（速尿），限制输血输液速度 30 分钟；再根据中心静脉压、血压、心率调整输液速度。

（3）引流液过多：首先保持静脉通路通畅和引流管通畅，静脉给予鱼精蛋白、血浆，查全血激活凝血时间（ACT），如为活动性出血，在输血的同时做好再次开胸止血准备。

（4）体温过低：中心体温低，容易导致心室颤动、顽固性酸中毒等。要用电热毯和热水袋缓慢复温，并提高室温，婴幼儿用锡纸包裹四肢，预防发生寒冷损伤综合征。

3. 仪器设备故障

（1）电源故障：呼吸机、输液泵、主动脉内球囊反搏仪等生命攸关的设备意外断电可能由于插座、插头接触不良或保险丝烧断而失去作用；若重新接好仍不能工作，应迅速更换设备，以免因延误工作而发生危险。

（2）气源故障：接通呼吸机后，如患者迅速出现发绀，可能是气源故障或是呼吸机参数设置不合理，应立即脱开呼吸机，用带氧气呼吸球囊加压通气，并快速检查氧气空气压缩机开关是否打开、气体管道连接是否正确、呼吸机的工作压和氧压是否达到正常范围；呼吸机重新工作后，加大通气量，提高氧浓度，病情稳定后，根据血气结果调整呼吸机参数。

第六节　骨科护理工作易错环节管理

一、骨科一般护理常规

1. 骨科一般护理常规

（1）按外科一般护理常规护理。

（2）心理护理：耐心倾听患者的诉说，理解、同情患者的感受，对患者提出的问题给予明确、有效和积极的信息，建立良好的护患关系，使其能积极配合治疗。

（3）脊柱骨折患者正确搬运，防止脊柱扭曲；四肢骨折患者适当抬高患肢，促进静脉回流。股骨颈骨折应保持肢体于外展中立位，防止因髋关节内收、外旋造成髋关节脱位；股骨干骨折保持患肢外展抬高位。对在院外已固定的患者，注意检查肢体远端血运、感觉及运动功能，置患肢于功能位。

（4）备皮：骨关节手术，要求绝对无菌，手术野皮肤准备，术前2日（急诊除外）用温热肥皂水彻底擦洗备皮区皮肤，必要时以乙醚及汽油、松节油去除油脂性污垢。术前1日剃毛清洁后，用碘伏消毒备皮区2遍，并用无菌巾包扎。术日早晨重复皮肤准备1次。

（5）术前戒烟戒酒，术后需卧床者，术前指导患者在床上练习大小便。对于颈椎前路的手术患者，进行有效的咳嗽、深呼吸及气管推移训练。双腿皮瓣移植的患者，应练习双腿交叉卧位。

（6）手术后严密观察患肢末梢血运及活动情况。上肢手术后触摸桡动脉和尺动脉，下肢手术后触摸足背动脉和胫后动脉，观察皮肤的颜色、温度、肿胀程度、感觉及活动情况。

（7）卧床患者病情允许时每2~3小时翻身或更换肢体位置1次，对瘫痪肢体做被动按摩。注意观察夹板及外固定器具的松紧度是否合适，骨隆突处加衬垫保护，肢体手术后或棉被过重应使用保护架，以减轻肢体的负担；消瘦患者使用气垫床、棉垫，保持床铺清洁、平整、干燥，每日热水擦洗、清洁皮肤，预防压疮。长期卧床者，定时叩背，鼓励患者咳嗽咳痰，防止坠积性肺炎。规律进食，增加膳食纤维，按摩腹部预防便秘。鼓励多饮水，预防泌尿系感染。

（8）根据骨折愈合的进程，指导患者循序渐进地进行功能锻炼。上肢手术后，鼓励早下地活动，同时做耸肩、握拳动作；下肢手术后经常活动上半身和未被固定的关节处，同时做踝关节及趾间关节屈伸活动、股四头肌等长收缩活动，必要时使用器械加强活动，如上下肢的关节康复训练器。

2. 骨折急救处理

（1）一般处理：首先抢救生命，保持呼吸道通畅，及时建立静脉通路，密切观察病情并做好记录。注意保护患者，动作谨慎、轻稳。

（2）包扎伤口：如有伤口应消毒后包扎、止血或用指压法止血。四肢大血管的出血可用充气止血带和橡胶管止血等，但必须注明缚扎的时间，每1小时放松止血带3~5分钟，防止肢体远端缺血坏死。

（3）妥善固定：四肢骨折时应用夹板、木板、树枝等加以固定，长度必须超过骨折部位上、下2个关节，保持患肢功能位，固定带的松紧度以上下移动1cm为宜，暴露指（趾）端以利观察血运。必要时可将受伤上肢绑在胸壁，下肢方可做健侧自体固定。脊柱骨折，应立即使伤员平卧于硬板上，禁止脊柱任何方向的活动。

（4）搬运、运送时迅速平稳，途中注意观察全身情况及创口出血情况。

二、骨科交接班要求

1. 白班责任护士交班要求

（1）物品账物相符，抢救物品完好备用状态。

（2）病房及各室（办公室、治疗室、换药室）清洁整齐。

（3）交班内容：住院患者总数、出院人数、入院人数、转科人数、手术人数、危重人数、死亡人数、次日手术人数、特殊治疗人数、特殊检查人数、病情变化及情绪易波动的患者；本班因故未完成的工作需下一班做的工作。交班报告字迹清晰简明。

（4）入院患者做好入院评估、入院指导及遵医嘱进行初步治疗。

（5）手术及危重患者床头交班。保持卧位正确，各种管道通畅，皮肤完好，护理措施得当。

（6）次日手术患者做好术前准备，如备皮、备血、肠道准备、个人卫生处置，给予心理护理及健康指导。

（7）出院患者做好出院指导及健康教育。

（8）向家属做好陪护及探视指导。

2. 小夜班责任护士交班要求

（1）办公室、治疗室清洁整齐。

（2）物品数目正确。

（3）一级护理、危重患者、手术患者、打石膏患者、打牵引患者及时巡视并填写巡视单，护理记录规范、整洁。危重患者、手术患者、打石膏患者、打牵引患者卧位正确、舒适，按时协助翻身，皮肤完好。生命体征平稳，各种管道通畅。

（4）各项治疗执行准时，正确完成。

（5）监护仪用后摆放有序，清洁备用。

（6）危重患者、手术患者、打石膏患者、打牵引患者要床头交班。

3. 大夜班责任护士交班要求

（1）办公室、治疗室、换药室、病房清洁整齐。

（2）物品数目正确。

（3）各种记录正确完善。

（4）手术后患者、打石膏患者、打牵引患者卧位正确、舒适，按时协助翻身，皮肤完好。

（5）各种引流液及时倾倒，正确记录引流量。

（6）患者按医嘱进食，不能进食者协助患者刷牙、漱口、洗脸、洗手、更换衣服。

（7）按医嘱准备当日手术的患者，认真执行操作规程和查对制度。

（8）标本采集及时，符合要求。

（9）口服药及各种治疗无误。

（10）危重患者、手术患者、打石膏患者、打牵引患者要床头交班。

三、各环节质量管理要求

1. 新入院患者入院流程

（1）医生根据病房床位及患者病情安排并通知新患者入院。

（2）患者接到入院通知后，持有效身份证、医保证、押金及生活必需品到住院处办理入院手续。

（3）患者到接诊室领取病员服，由接诊人员送到病房。

（4）患者及家属要保管好交费收据、医保卡，以备出院时使用。

2. 病房接诊新患者流程

（1）患者持住院病历首页及门诊病历到护士站时，责任护士起立，主动热情迎接患者，根据病情安排床位并办理相关手续。

（2）请患者及家属详细阅读入院须知，填写相关条款并签字，此须知签字后由护士放病历夹上妥善保管。

（3）通知责任护士将患者带至床前，将备用床改为暂空床，核对患者姓名，将床头卡插至床尾袋内；嘱病情轻的患者休息，将随身携带物品妥善放置；协助病重者安排卧位，初步检查病情；交接皮肤、输液及特殊用药；通知医生，遵医嘱及时进行治疗。

（4）新患者如暂时不能安排床位时，应耐心向患者讲明原因并给予妥善安置。

（5）责任护士为患者测体重、血压、脉搏、呼吸、体温并记录在体温单上。

（6）责任护士带患者（重患者为其直系亲属）熟悉病区环境及讲解病房规章制度，如住院期间患者不能擅自外出，病区内不准吸烟、饮酒，听收音机要戴耳机，住院期间要穿病员服等；做好入院宣教，包括病房环境、作息时间、陪住制度、饮食制度、医生查房时间、呼叫器使用、物品保管、防火、防盗、责任护士及主管医生姓名等，责任护士应耐心回答患者及家属提出的问题。

（7）协助家属或患者整理用品，请家属协助将患者暂时不用或多余的物品带回，以保持病房内清洁整齐。

（8）为新患者进行入院评估，记录护理记录。

（9）责任护士通知主管医生患者已到院。

（10）遵医嘱进行各种治疗。

3. 患者转入流程

（1）病房接到通知后，责任护士根据患者情况准备床位。

（2）患者转入后，责任护士接病历，检查病历是否完整，了解患者当日治疗及用药情况。

（3）通知本病房主管医生。

（4）责任护士接患者到床旁，协助患者安排好卧位。

（5）观察病情、生命体征、输液、引流等；检查皮肤情况并详细记录；特殊问题做好交班。

（6）协助患者整理物品。

（7）向患者介绍本病房的相关规定、环境，以减轻患者紧张情绪，使患者更好地配合治疗和护理。

4. 患者转出流程

（1）病房主管医生根据患者病情变化确定转出患者。

（2）责任护士协助医生通知患者及家属，并协助整理物品。

（3）责任护士将转出患者所有病历按转出要求书写、登记、整理。

（4）转出前，责任护士评估患者的一般情况、生命体征，危重患者需有医生和护士同时护送。

（5）将病历及所用药物等交给新病房责任护士。

（6）转至新病房后，由医生交代病情，护士交代患者皮肤、输液、引流、用药及护理记录等。

5. 手术前准备流程

（1）协助医生准确、及时地做好患者的全面检查如血常规、尿常规、便常规、出凝血时间、血型及肝、肾、心、肺功能等检查。

（2）心理护理：评估患者身心状况，减轻患者术前紧张、焦虑、恐惧等心理问题，增加患者参与治疗和护理的意识，建立面对事实、稳定乐观的心理状态，利于机体的康复。

（3）做好术前准备：如皮肤准备（无菌备皮、剃头）、胃肠道准备、交叉配血及药物过敏试验；教会颈椎前路手术的患者做气管推移训练，练习平卧位、颈部过伸位；颈椎后路手术的患者练习俯卧位；腰椎手术的患者练习床上大小便，并教会患者术后配合翻身的方法。

（4）保证休息：术前保证良好的睡眠。

（5）术前宣教：责任护士详细交代术前注意事项，并班班交代。

（6）病情观察：监测生命体征，注意病情变化。

（7）术日晨做好手术准备：如做好心理护理，嘱患者取下活动义齿、眼镜、发卡、手表及耳环、项链等，勿化妆；术前半小时给予麻醉前用药。

（8）手术后用物准备：备好麻醉床和术后用物如全麻护理盘、氧气、引流袋及监护仪等。

6. 送手术患者流程

（1）责任护士做好术前准备、心理护理，指导患者更换病员服，嘱患者摘掉发卡、义齿、眼镜、手表、耳环、项链等，戴好有患者信息的腕带，嘱患者勿化妆。

（2）术前半小时给予麻醉前用药。

（3）准备好带入手术室用物，如药品、病历、X 线片、CT、MRI 片等。

（4）责任护士与接患者人员一起核对床号、姓名后签字，协助患者上车，送至病房门口。

（5）准备好麻醉床、全麻护理盘、氧气、监护仪及引流袋等。

7. 接手术后患者流程

（1）责任护士迅速迎接手术患者，和其他人员一起将患者平抬于床上，根据麻醉方式选择合适的体位，患肢垫高。认真与麻醉师、手术室护士交接班，了解手术名称、麻醉方式及术中情况。

（2）测量血压、脉搏、呼吸及体温，观察患者意识状态、切口、引流、输液及皮肤情况，并认真记录护理单上。

（3）根据医嘱为患者吸氧、输血、输液等。

（4）每 15~30 分钟检测血压、脉搏、呼吸 1 次，持续监测生命体征，稳定后改为每 2 小时 1 次，并记录于护理记录单上。

（5）麻醉清醒后，指导患者做股四头肌等长舒缩活动，预防下肢深静脉血栓形成。

（6）患者肢体知觉恢复前禁用或慎用热水袋（水温在 50℃ 以下），以防烫伤。

（7）根据医嘱为家属讲解术后注意事项。

（8）注意皮肤护理，防止压疮发生。

8. 患者办理出院流程

（1）由主管医生根据患者病情决定其出院时间。

（2）出院前 1 天由主管医生告知患者，并向患者交代病情及出院后应注意的问题，开出院医嘱及出院带药。

（3）病房责任护士见医嘱后办理相关出院手续。

（4）患者出院当日，责任护士再次核对医嘱，将患者一览表改为出院状态，通知患者家属到住院处办理出院手续。

（5）责任护士为患者做好出院指导。

（6）家属先到药房领取出院带药，再到住院处办理出院手续。

（7）家属持住院结算单回病房，责任护士将门诊病历交给家属，责任护士帮助患者整理用品，恭送患者离开病房。

9. 调床工作流程

（1）医生开出调床医嘱并写于黑板上。

（2）责任护士准备床单位。

（3）责任护士进行调床前查对患者床号、姓名，将床头卡、护理及饮食标记换至所需床位，向患者及家属做好解释工作，征得患者同意。

（4）责任护士遵医嘱将患者调至所需床位后，将患者所有治疗单、服药单及护理单上床号更正。

（5）责任护士在微机上调床，更换病历夹号，并核对无误。

四、甲氨蝶呤用药要求

1. 严格按医嘱给药。

2. 化疗前 30 分钟遵医嘱应用昂丹司琼 8mg。

3. 用甲氨蝶呤前先行水化治疗，患者尿量大于每小时 100ml 时方可使用甲氨蝶呤。

4. 甲氨蝶呤应现用现配，加入 5% 葡萄糖注射液 500ml 中，4～6 小时滴完。

5. 甲氨蝶呤滴完 6 小时后，应用亚叶酸钙解毒，每 6 小时肌内注射 1 次，连续 12 次。

6. 应用甲氨蝶呤时要用避光输液器及避光套，以防药效降低。

7. 输液过程中要密切观察输液部位，防止药液外渗，造成皮肤坏死。

五、骨科特殊检查护理常规

【关节镜手术】

1. 按骨科一般护理常规护理。

2. 术前护理

（1）心理护理：术前给患者讲解做关节镜手术的目的和意义，使患者做好充分的心理准备，以取得满意配合。

（2）指导患者进行关节和肌肉的功能锻炼，教会患者行股四头肌等长收缩运动。

3. 术后护理

（1）术后平卧硬板床，患肢伸直，膝关节下垫枕并抬高 20cm，术后 6 小时将床头抬高 15°~30°。

（2）预防关节内血肿：患肢用弹力绷带加压包扎，在关节两侧置冰袋冷敷 6 小时，以减少渗血，减轻关节肿胀和疼痛；若术后 5~6 小时内出现剧烈疼痛，患肢不能抬起，多为关节积血所致，应通知医生处理。

（3）预防关节感染：关节的抗感染能力差，术后应用抗生素 5~7 日预防感染；注意体温变化，保持伤口敷料干燥，如发现伤口红、肿、热、痛等感染征象，需及时通知医生处理。

（4）观察患肢末梢血液循环、感觉和运动情况，并检查足背动脉搏动，防止绷带包扎过紧而引起的血液循环障碍。

（5）功能锻炼：对膝关节僵硬行关节镜下松解的患者，手术当天将患肢置于持续被动活动训练器（CPM）进行屈伸练习；所有关节镜手术的患者，术后第一日做股四头肌等长收缩运动；术后第二日做直腿抬高运动、抗阻练习，在患肢踝部绑上 2~4kg 砂袋，进行直腿抬高练习；当关节腔内积液消退时，可进行关节的屈伸活动；早期扶拐下地活动，避免患肢过早负重，以免加重关节损伤，引起反应性积液。

4. 健康教育

（1）术后 3 个月，关节功能恢复期患肢不宜负重。

（2）注意关节保暖，夜间抬高患肢。

（3）加强功能锻炼，以利关节功能恢复。

（4）定期复查。

六、护士长工作要求

1. 护士长每周排班 1 次，排班时注意护士职称、年资及能力搭配。

2. 排班时间合理，特别注意中午、夜间护士力量搭配，有条件应上双班，原则上减少交接班环节。

3. 护士长注意护士的心理状态，特别关注恋爱期、孕期、哺乳期护士的心理变化，如有异常情况及时处理。

4. 护士长对新护士、合同制护士严格管理，加强素质教育和理论、技术培训。

5. 护士长每日提前 10~15 分钟进病房，查看夜班护士工作质量及危重患者情况。

6. 参加晨会交班，带领护士床头交班。

7. 参加晨间护理并检查病房管理情况。

8. 为出院患者做出院指导并征求患者及家属意见。

9. 执行周计划。

10. 检查出院病历并签字。

11. 检查护理质量，查看危重患者、手术患者、新入院患者、次日手术患者及有特殊情况患者。

12. 建立护士长留言本和护士留言本，以便于与护士沟通。

七、应急预案

1. 患者发生骨折时的应急预案

（1）通知医生，患者取平卧位，患肢制动。首先抢救生命，若患者处于休克状态，应行抗休克治疗。

（2）有颅脑复合伤处于昏迷的患者，应注意保持呼吸道通畅。

（3）开放骨折的伤口出血，用绷带压迫包扎止血。

（4）闭合骨折，先用夹板固定，小心搬运患者，防止骨折移位，穿破皮肤，损伤血管、神经。

（5）注意保暖，遵医嘱立即输血、输液。

2. 患者发生化疗药物外渗时的应急预案

（1）立即停止化疗药液的注入，可保留针头接无菌注射器，回抽漏于皮下的药液，然后拔出针头。

（2）发生化疗药物外渗后要及时通知主管医生和护士长。

（3）用0.4%普鲁卡因局部封闭，既可以稀释外漏的药液和防止药液的扩散，又可以起到镇痛的作用，封闭液的量可根据需要配制。

（4）外渗24小时内可用冰袋局部冷敷，冷敷期间应加强观察，防止冻伤。冷敷可使血管收缩，减少药液向周围组织扩散。

（5）避免患处局部受压，外涂多磺酸黏多糖（喜疗妥）软膏，外渗局部肿胀严重者可用50%硫酸镁湿敷并与喜疗妥交替使用。

（6）加强交班，密切注意观察局部变化。

第三章　妇产科护理工作易错环节管理

第一节　妇科护理工作易错环节管理

一、妇科一般护理常规

1. 热情接待新患者，安置床位，介绍入院须知、病区环境、主管医生、责任护士及相关工作人员，通知主管医生诊治并建立病历。

2. 加强心理护理，消除忧郁、焦虑、恐惧心理，使患者配合治疗。

3. 新入院及手术后患者每日测体温、脉搏、呼吸各 4 次，连续 3 日无异常者每日测 2 次；体温 37.5℃以上者每日测 4 次；体温 39℃以上者每 4 小时测量 1 次。入院后测体重及血压 1 次，每日记录大小便 1 次，每周测体重、血压各 1 次。

4. 遵医嘱准确给药，观察用药后效果及反应。

5. 按医嘱进行分级护理并给予相应饮食指导，掌握饮食禁忌。定时巡视病房，及时了解患者的生活起居、饮食、睡眠和心理反应等情况，做好相应护理及健康宣教。

6. 严密观察患者神志、面色、病情变化，注意有无腹痛、阴道出血等，若发现病情异常，立即报告医生，配合处理。保留好排出物，必要时送病理科检查。

7. 白带异常者应观察其性质、气味、颜色、量并做好记录，以便诊断。

8. 阴道出血和急腹症患者，禁止阴道冲洗及灌肠。

9. 保持外阴清洁，必要时可遵医嘱行坐浴或外阴擦洗。指导阴道分泌物多的患者每日清洁会阴；对不能自理者或留置导尿者，每日应予会阴消毒 1~2 次。

10. 根据医嘱安排检查及进行各种检验（按要求正确留取检验标本），急诊立即送检。

11. 保持室内清洁、舒适、安静、空气新鲜，每日通风 2 次，每次 30 分钟。地面、桌面及用物每日用消毒液擦拭消毒。

12. 有传染病者，执行传染病隔离常规。

13. 做好卫生宣教及出院指导，根据具体疾病，给予相关知识的宣教和指导。

二、妇科交接班要求

护理交接班制度是全国医院管理年护理管理的核心制度，它不仅能保证临床医疗护理工作的连续性，预防差错事故的发生，而且是减少医疗护理纠纷发生的至关重要的一环。

1. 病房护士实行 24 小时三班轮流值班制，值班人员履行各班职责护理患者。

2. 每天晨会集体交接班，全体医护人员参加，一般不超过 15 分钟。护士长根据报告做必要的总结，扼要地布置当天的工作。

3. 交班后，由护士长带领接班者共同巡视病房，对危重患者、手术后患者、待产妇、分娩后新生儿患者以及有特殊情况的患者进行床头交接班。

4. 对规定交接班的毒、麻、剧、限药及医疗器械、被服等当面交接清楚并签字。

5. 除每天集体交接班外，各班均需按时交接。接班者应提前 10~15 分钟到科室，清点应接物品，阅读交接班报告和护理记录单。交班者向接班者交清患者病情，并对危重、手术、新生儿患者以及新入院患者进行床头交接。未交接清楚前，交班者不得离开岗位。凡因交接不清所出现的问题由接班者负责。

6. 值班者在交班前除完成本班各项工作外，需整理好所用物品，保持治疗室、护士站清洁，并为下一班做好必要的准备。

7. 交班内容：当日患者的总数、新入院、出院、手术、分娩、病危、死亡、转科（院）等及急救药品器械、特殊治疗和特殊标本的留取等，患者的心理情况、病情变化、当日或次日手术患者和特殊检查患者的准备工作及注意事项。

8. 交班方法

（1）文字交接：每班书写交班报告和护理记录单，进行交班。

（2）床头交接：与接班者共同巡视病房，重点交接危重及大手术患者、老年患者、新生儿患者及特殊心理状况的患者。

（3）口头交接：一般患者采取口头交接。

三、各环节质量管理要求

1. 病房接诊新患者流程

（1）患者持住院病历或病历首页，由导医护士协助办理住院手续，做好卫生处置，并送病房，急诊患者由急诊科护士送入病房。

（2）责任护士热情接待患者，安排床位，通知主管医生，请患者及家属详细阅读《住院须知》后签字，签字后《住院须知》由护士妥善保存。

（3）责任护士应为患者测血压、脉搏、呼吸、体温、体重，并记录在体温单上。

（4）责任护士带患者熟悉病区环境及讲解病房管理制度，如患者在住院期间不能擅自外出等。认真做好入院宣教工作，包括病区环境、作息时间、院内制度、饮食制度、物品保管、责任护士及主管医生姓名等，并耐心回答患者及其家属提出的相关问题。

（5）协助家属或患者整理物品，请家属将患者暂时不用或多余物品带回，以保持病房内清洁和整齐。

（6）对新入院患者进行入院评估，制定护理措施，以完成护理记录，遵医嘱进行各种治疗，加强巡视，重点交班。

2. 患者办理出院流程

（1）由主管医生根据患者病情决定出院时间。

（2）医生开出院医嘱，并通知患者及其家属。

（3）责任护士为患者做好出院健康指导。

（4）协助患者在病区内办理费用结算手续和出院带药等。

（5）指导患者及家属携住院押金单据，到住院处或医保办公室办理出院手续。

（6）患者离开病房时，护士要热情送患者至电梯口。

（7）进行床单位的终末处理。

3. 手术前准备流程

（1）一般准备：协助医生准确、及时地做好患者的全面检查，如手术前需要做血、尿、便常规，出凝血时间及肝、肾、心、肺功能检查。

（2）心理护理：评估患者的身心状况，减轻术前紧张、焦虑、恐惧等心理问题，增加患者参与治疗和护理的意识，建立面对现实、乐观稳定的心理状态，利于机体的恢复。

（3）皮肤准备：彻底清洁皮肤，防止切口感染。患者应剪指（趾）甲、洗澡，术前 1 日，手术区域按常规范围剃去毛发，清洁皮肤。

（4）胃肠道准备：术前 1 日服用泻药或灌肠，以排出大便；术前 12 小时禁食，术前 4~6 小时禁水。

（5）配血及药物过敏试验。

（6）保证休息：术前保证良好的睡眠。

（7）病情观察：监测生命体征，注意观察病情变化。

（8）术日晨准备：按医嘱为患者放置尿管、灌肠等，患者应取下义齿、眼镜、手表、发卡、耳环、项链等，术前半小时给予麻醉前用药。

（9）手术后用品准备：备好麻醉床、全麻护理盘、氧气、吸引器、引流袋、监护仪等。

4. 手术后流程

（1）搬运：搬运患者。

（2）保持正确体位：全麻术后患者去枕平卧，头偏向一侧；腰麻术后平卧 6 小时；患者麻醉清醒后可改为半卧位，抬高床头 30°~40°。

（3）病情观察

①监测生命体征：每 30 分钟测量一次血压、呼吸、脉搏，直至平稳。

②保持呼吸道通畅，防止误吸。

③观察伤口渗血、渗液、阴道出血等情况。

④准确记录出入量。

⑤各种引流管的护理：妥善固定引流管，防止脱落、扭曲；保持引流通畅；观察引流液的颜色、性质和量。

（4）术后并发症护理

①出血：术后应密切观察患者生命体征及伤口引流情况，及早发现出血征象。

②切口感染：注意保持床铺及衣物整洁，如有污染及时更换，如术后 3~5 日患者仍有剧烈疼痛应观察切口有无感染征象。

③肺部并发症：鼓励患者进行主动有效的咳嗽训练，促其排痰，定时翻身叩背，可采用蒸气吸入或超声雾化吸入等方法湿化呼吸道。

④营养支持：术后应维持患者的营养需要，促进伤口愈合。禁食期间应及时给予患者静脉营养支持，保持水及电解质平衡。

⑤疼痛护理：护士向患者解释疼痛的原因及可能持续的时间，做好心理护理，必要时遵医嘱适当给予镇痛剂，并观察镇痛效果。

5. 接手术后患者工作程序

（1）手术室医护人员将患者送至病房时，由值班护士、责任护士等有关人员共同将患者抬至床上。

（2）将输液瓶挂好，针对具体情况调好滴速。

（3）固定好各种引流管，连接引流瓶、引流袋。

（4）遵医嘱连接心电监护，调节好各种参数，注意各数值变化的情况，并记录。

（5）严密观察患者的生命体征变化。

（6）观察各管引流情况，注意引流颜色、量、性质并保持通畅。

（7）认真观察伤口有无渗血、疼痛、阴道出血等情况。

（8）向患者及其家属交代手术后注意事项，做好健康教育指导。

（9）按分级护理定时巡视病房，发现异常及时通知医生，并协助处理。

四、护理差错、事故报告制度

1. 医疗（护理）事故

医疗机构及其医务人员在医疗活动中，违反医疗卫生管理法律、行政法规、部门规章和诊疗护理规范、常规，过失造成患者人身损害的事故。

2. 护理差错

凡在护理工作中因责任心不强、粗心大意、不按规章制度办事或技术水平低而发生差错、对患者直接或间接产生影响，但未造成严重不良后果者称为护理差错。

护理差错分为一般差错和严重差错。一般差错是指未对患者造成影响，或对患者有轻度影响，但未造成不良后果者。严重差错是指护理人员的失职行为或技术过失，给患者造成一定的痛苦，延长了治疗时间。

（1）各科室建立差错、事故登记本，登记差错、事故发生的经过、原因、后果等并及时上报。

（2）发生差错、事故后，要采取积极补救措施，以减少或消除由于差错、事故造成的不良后果，护士长应及时进行调查，组织科室有关人员讨论，进行原因的分析和定性，总结经验教训，并进行详细记录。

（3）对发生差错、事故的单位和个人，有意隐瞒不报者，按情节轻重给予处理。

（4）护理部应定期组织护士长分析差错、事故发生的原因，并提出防范措施。

3. 护理差错及事故的防范措施

（1）护理人员应不断更新专业知识、努力提高专业技术水平，护士长定期考核。

（2）工作时间严格遵守劳动纪律，必须坚守岗位，不得随意脱岗。

（3）进行各项护理操作均须履行告知制度，对新技术、新业务、自费项目、创伤性操作等须履行签字手续。

（4）按护理级别要求巡视患者，认真观察病情变化，按要求规范书写重症护理记录及一般患者护理记录。

（5）进行各项护理操作时，要严格按医疗护理常规进行，必须进行"三查七对"制度。

（6）进行无菌技术操作时，严格执行无菌技术操作规范。

（7）患者当日用药当日领取，不得存留，对停药、转出、出院患者及时办理退药手续。

（8）病房各类药品放置有序，加强安全管理，确保患者用药安全。

（9）如出现护理差错或护理投诉，及时上报科室领导及护理部。

（10）护理用具、抢救仪器要定期检查，保证处于备用状态，护理人员要熟悉放置位置，熟练掌握各种抢救仪器的使用方法。

（11）按规定认真交接班，危重患者、新患者、年老体弱、手术、特殊检查、特殊治疗及突然发生病情变化者要床头交班。

（12）按有关规定使用一次性物品，并定期检查，防止过期、包装破裂、潮湿、污染等现象发生。

（13）按规定处理医用垃圾，防止再次污染及交叉感染。

（14）住院期间要保证患者安全，防止各种意外发生。

（15）对专科开展的新技术、新项目应及时制定护理常规，以使护理人员能够遵照执行。

五、输血及药物不良反应质量控制流程

1. 输血反应质量控制流程

（1）严格执行医嘱。

（2）严格执行查对制度，取血时认真做好"三查八对"。"三查"即查血液的有效期、血液的质量以及血液的包装是否完好无损；"八对"即仔细核对患者及供血者姓名、床号、住院号、血袋（瓶）号、血型、血液的种类、血量、交叉配血结果。

（3）取血后必须经两人核对并签字。

（4）血液放置不可过久，以防变质；血液不能过凉，防止患者出现不良反应。

（5）输入前应再次核对。

（6）输血过程中严格执行查对制度及无菌技术操作规程。

（7）按时巡视病房，根据病情调整输血速度，观察输血后的反应，如皮疹、寒战、高热及生命体征变化，发现异常情况及时通知医生。

2. 药物不良反应质量控制流程

（1）严格执行医嘱。

（2）患者用药要严格核对。

（3）根据药物的种类、性质分类放置。毒麻药品要加锁，每天清点，用后登记。

（4）常用药品定期检查、及时更换，如出现沉淀、变质、过期等严禁使用。

（5）输液卡、输液用药由两人以上核对，并签字。

（6）严格执行查对制度及无菌技术原则，用药应现用现配，掌握配伍禁忌。

（7）按时巡视病房，根据病情、药品性质调节输液速度，观察用药后反应，如生命体征变化、皮疹、药物热、胃肠道反应等变化，发现异常反应及时通知医生。

（8）护士长随时检查各班工作，定时巡视病房，观察患者用药后的反应，及时发现问题，及时处理。

六、危重患者质量控制流程

1. 护士按时巡视病房，密切监测患者生命体征，根据病情随时或 15~30 分钟监测 1 次；保持呼吸道及各种管道通畅，准确记录 24 小时出入量；预防并发症的发生；按时翻身、拍背，发现病情变化，及时通知医生，做好抢救工作。

2. 护士严格执行查对制度和无菌操作规程，确保用药无误，备齐各种抢救药品和物品。

3. 严格执行床头交接班制度：交代病情变化、生命体征、皮肤、用药、各种引流管、出入量等。

4. 危重患者生活护理均由护士完成，每日做好晨晚间护理，确保患者头发、手、足、脸、口腔、会阴部清洁；随时保持患者床单位清洁、整齐、有序。

5. 危重患者根据病情制订护理计划，随时记录患者的病情变化，必要时由专人护理。

6. 护士长全面负责病房危重患者质量控制，随时听取患者和家属的反馈，改进工作中存在的问题。

七、常用护理操作前后的告知程序

1. 应用静脉套管针注射的告知程序

（1）护理人员应告知患者及家属，静脉套管针的套管比较柔软，不易损伤血管，并可保证输液安全。

（2）静脉套管针可保留 3~4 天，从而减少患者每天进行静脉穿刺的痛苦，并能使患者在输液过程中活动更为方便和舒适。

（3）在输液过程中，如穿刺部位疼痛、肿胀，均属异常现象，应及时向护士反映。护士根据具体情况采取有效的护理措施或更换穿刺部位。

（4）每天输液完毕后，护士给患者做封管处理，以保留到第 2 天继续静脉输液。

（5）护士做封管处理后，患者可以自由活动，但穿刺的部位用力不要过猛，以免引起大量回血，影响第 2 天的输液。正常情况下，静脉套管针内可能会有回血情况，不会影响患者健康和第 2 天继续输液。

（6）如果套管针内回血量较多，患者应及时告诉护士。护士会根据情况采取相应的措施。

（7）护士会为患者将穿刺部位妥善固定，并定期为患者更换穿刺部位的敷料。患者要注意保持穿刺部位的清洁、干燥。

（8）穿刺结束，要对患者的配合表示感谢。

2. 应用吸氧的告知程序

（1）护理人员应告知患者或家属，氧气吸入是辅助人体维持组织正常氧合及基本新陈代谢需要而实施的治疗措施。

（2）机体患病时，很多因素可增加氧的消耗，如高热可使机体代谢增加，同时有氧供给或耗氧量增加。如果机体内氧储备过低可危及生命。

（3）吸氧不妨碍患者的进食，使用方便。

（4）吸氧前护士为患者清洁鼻腔，当患者有鼻塞症状时，请告知护士。

（5）护士每天更换湿化瓶中的蒸馏水，以保证湿化效果及防止细菌生长。

（6）告诉患者不要自行调节或开关氧流量表，以免导致氧气流量过大冲入呼吸道而损伤肺组织。

（7）吸氧时如出现恶心、咳嗽等不适症状，应立即通知护士。

3. 给患者备皮时的告知程序

（1）护理人员应告知患者或家属，备皮的目的是为了防止在手术时，毛发掉入伤口成为异物，而引发感染。

（2）备皮时告诉患者备皮区的毛发，以后有可能会比未备皮区的毛发生长粗、密、长些，让患者有思想准备。

（3）护士会根据手术切口的情况向患者说明备皮的范围，对于患者隐私的部位护士会注意遮挡。

（4）患者备皮时如有不适，可随时告诉护士。

（5）备皮时告诉患者不要紧张，以免引起肌肉紧张、痉挛而刮破皮肤。

（6）嘱备皮后能自理的患者可以自行洗澡，更换干净的衣服，剪短指甲。护士要协助不能自理的患者清洁、更衣，嘱其注意保暖，防止感冒。

（7）感谢患者、家属的配合。

4. 应用导尿术的告知程序

（1）护理人员应告知患者或家属，导尿术是比较安全的，通过导尿能及时、有效地缓解尿潴留症状，减轻痛苦，在导尿过程中会有一点不适，但会很快过去，从而取得患者的合作。

（2）腹部手术前导尿的目的是排空膀胱，避免手术中误伤。

（3）尿失禁或会阴部有损伤的患者导尿的目的是保持局部清洁、干燥，使患者感觉舒适。

（4）做尿细菌培养导尿的目的是可直接从膀胱导出不受污染的尿标本，以保证细菌培养的准确性。

（5）测量膀胱容量时导尿的目的是检查残余尿容量，鉴别无尿及尿潴留。

（6）在抢救休克和危重患者时，导尿的目的是为准确记录尿量、尿比重，以观察休克是否得到纠正和肾功能的状况。

（7）某些泌尿系统疾病手术后导尿的目的是促使膀胱功能的恢复及切口的愈合。

（8）导尿后如需保留时，护士会根据医嘱定期开放尿管，并应告知患者活动时，导尿管不要扭曲，护士会经常巡视尿管情况。下床活动时，尿袋的高度不高过膀胱，以免尿液逆流，引起感染。

（9）感谢患者、家属的配合。

5. 应用灌肠术的告知程序

（1）护理人员应告知患者或家属灌肠的意义，通过向大肠内灌入大量液体以协助患者排便排气。有时也借以灌入药物。

（2）外科灌肠法多用于肠道术前患者清洁肠道，避免术中污染术野，利于术后肠道吻合口愈合。

（3）灌肠前可让患者及家属准备好卫生纸，并注意为患者保暖。

（4）身体虚弱者或老年患者要由家属陪同，并准备好便盆，注意安全，防止坠床或跌倒，告知患者如有不适，要立即告诉护士。在操作过程中，护士要注意为患者进行遮挡。

（5）护士要为家属和患者介绍灌肠体位，并协助患者摆放。

（6）灌肠时患者会产生便意，此时可采取张口呼吸，以减轻腹压和便意感。

（7）出现便意感觉时，护士会降低灌肠袋的高度，减慢灌肠液流入速度，帮助患者减轻不适感，请患者不要过于紧张，以达到灌肠的效果。

（8）灌肠液进入人体后，根据灌肠目的，护士向患者介绍保留时间。不保留灌肠者，灌肠后尽量保留5~10分钟，保留灌肠者应保留1小时以上。

（9）鼓励患者将灌肠液保留的时间长一些，以利于软化大便，达到灌肠的目的，保留灌肠的患者则有利于药液被肠道充分吸收。

（10）操作中及结束后，注意观察患者面色、呼吸等生命体征有无异常，有无腹痛或其他特殊不适。嘱患者和家属注意安全、保暖。患者排便后开窗通风。

（11）感谢患者、家属的配合。

八、应急预案

1. 住院患者应用化疗药物出现外渗的应急预案

（1）应立即停止化疗药物的输注，并报告主管医生和护士长。

（2）护士应及时了解化疗药物的名称、剂量、输注的方法，评估患者药物外渗的穿刺部位、面积、外渗药物的量、皮肤的颜色、温度、疼痛的性质。

（3）护理人员准确评估外渗药液损失量，如损失量超过原药量的10%，在重新输注时应遵医嘱补足损失量。

（4）出现化疗药物外渗时，应立即做皮下封闭。护士长或值班医生指导护士立即应用0.5%的利多卡因给患者做皮下封闭。

（5）对于药物外渗轻度者，第1天行皮下封闭2次，2次时间间隔以6~8小时为宜，第2天1~2次，以后酌情处理。同时要将过程记录在护理记录中。

（6）对于药物外渗严重者，第1天行皮下封闭3~4次，第2天、第3天各2次，时间间隔以6~8小时为宜，以后酌情处理。护士应每天严密观察患者皮肤药物外渗处的情况，如皮肤颜色、温度、弹性、疼痛的程度等变化，做好护理记录。

（7）局部选用33%硫酸镁湿敷：纱布浸硫酸镁溶液，以不滴液为宜，湿敷面积应超过外渗部位外围2~3cm，湿敷时间应保持24小时以上。

（8）局部也可中药外敷：将如意金黄散调成糊状，敷于外渗部位，用护肤膜覆盖于中药之上，防止中药水分丢失而干裂，影响治疗效果，敷药时间应保持24小时以上。

（9）外敷时，注意保持患者衣物、床单的清洁、干燥。

（10）患者自感外渗部位有烧灼感时，遵医嘱用冷敷，禁止使用任何方式的热敷。

（11）因药物外渗局部有破溃、感染时，应报告医生及时给予清创、换药处理。

（12）抬高患肢，减轻因药液外渗引起的肢体肿胀。下肢药液外渗时，应让患者卧床休息，床尾抬高30°。上肢药液外渗，可用绷带悬吊上肢，尽量减轻肢体负担。

（13）外渗部位痊愈前，禁止在外渗区域周围及远心端再行各种穿刺注射。

（14）护士在整个化疗药外渗处理过程中，要关心体贴患者，做好心理护理，减轻患者的恐惧、不安情绪，以取得患者的合作。

2. 过敏性休克应急预案

（1）患者一旦发生过敏性休克，应立即停药。护士协助患者平卧，报告医生，就地抢救。

（2）遵医嘱皮下注射肾上腺素1ml，小儿酌减。如症状不缓解，每隔30分钟再皮下注射或静脉注射0.5ml，直至脱离危险期，注意保暖。

（3）改善缺氧症状，给予氧气吸入，呼吸抑制时应遵医嘱给予人工呼吸，喉头水肿影响呼吸时，应立即准备气管内插管，必要时配合施行气管切开。

（4）迅速建立静脉通路，补充血容量，必要时建立 2 条静脉通路。遵医嘱应用晶体液体、升压药维持血压，应用氨茶碱解除支气管痉挛，给予呼吸兴奋剂，此外还可给予抗组胺及皮质激素类药物。

（5）发生心脏骤停，立即进行胸外按压、人工呼吸等心肺复苏的抢救措施。

（6）观察与记录：密切观察患者的意识、体温、脉搏、呼吸、血压、尿量等病情变化，患者未脱离危险前不宜搬动。

（7）按《医疗事故处理条例》规定 6 小时内及时、准确地记录抢救过程。

3. 过敏反应的应急预案

（1）护理人员给患者应用药物前，应询问用药史、过敏史、家族过敏史，如有过敏史者禁忌做该药物的过敏试验。

（2）正确进行药物过敏试验，过敏试验药液的配制、皮内注入剂量及试验结果判断都应按要求正确操作。

（3）该药试验结果阳性患者或对该药有过敏史者，禁用此药。同时在该患者医嘱单、病历夹上注明过敏药物名称，在床头挂过敏试验阳性标志，并告知患者及其家属。

（4）经药物过敏试验后凡接受该药治疗的患者，停用此药 3 日以上或者使用过程中改用不同生产批号的制剂时应重做皮试。

（5）抗生素类药物应现用现配，特别是青霉素水溶液在室温下极易分解产生致敏物质，引起过敏反应，还可使药物效价降低，影响其治疗效果。

（6）严格执行查对制度，做药物过敏试验前要警惕过敏反应的发生，治疗盘内备肾上腺素和地塞米松。

（7）药物过敏试验阴性，第一次注射后观察 20~30 分钟，注意观察或巡视患者有无过敏反应，以防发生迟发过敏反应。

4. 异位妊娠失血性休克的应急预案

（1）一般处理：立即通知医生的同时，给予抗休克卧位处理，置患者头部抬高 15°，下肢抬高 20°。

（2）补液：迅速建立静脉通路，选择 9~16 号针头快速进行静脉穿刺，若因失血多，血管塌陷难穿刺者，配合医生立即行静脉切开术，保证液体的充分补充。

（3）吸氧：吸氧过程中注意保持患者呼吸道通畅，及时观察生命体征和给氧效果，氧流量调至 2~4L/min。

（4）严密观察病情变化：每 10~30 分钟测量体温、脉搏、呼吸、血压各一次，认真观察患者意识改变，皮肤黏膜的颜色、温度、尿量的变化。若患者脉搏、呼吸急促，血压在 90/60mmHg 以下，躁动不安、尿量少，考虑液体量不足，此时应加快补液速度。

（5）积极主动协助医生做好后穹隆穿刺、尿试验等辅助检查，以明确诊断，避免因误诊而延误病情。

（6）术前准备抗休克的同时，按照剖腹探查术前准备，抽血送实验室急查血常规、出凝血时间，备皮、配血、留置尿管等，尽快护送患者进手术室。

（7）严格查对制度，防止差错发生：异位妊娠破裂失血性休克的患者发病急、病情变化快，可在短时间内大量出血，抢救人员应明确分工，默契配合，紧张有序地执行各项医嘱与操作。做好"三查七对"，所有抢救药品应经两人核对后方可执行，保留药瓶与安瓿，以备查对，从而杜绝差错事故的发生。

（8）心理护理：若患者病情变化快，还需手术治疗，对手术有紧张、恐惧感，护士应耐心开导患者，说明抢救、治疗与手术对阻止内出血、挽救生命的重要性，使患者坦然接受手术治疗。

5. 妊娠期高血压疾病的应急预案

（1）通知医生，建立静脉通路。

（2）安置于光线暗淡的单人房间。

（3）备好各种抢救用品，如发生子痫，即刻将压舌板放于两臼齿之间，防止舌咬伤。

（4）严密观察患者病情及血压变化，注意有无先兆子痫、子痫等症状。

（5）观察全身症状，警惕胎盘早剥、心衰、肾衰的发生。

（6）按医嘱给解痉、镇静、降压、脱水药物，并观察疗效。

（7）按医嘱详细记录出入量，必要时限制水、钠的摄入。

（8）勤听胎心，注意临产先兆，如宫缩规律及时送产房待产。

（9）做好各项化验及术前准备。

（10）保持呼吸道通畅，必要时给氧气吸入。

（11）协助孕妇左侧卧位。

（12）做好心理护理。

第二节 产科护理工作易错环节管理

一、产科一般护理常规

1. 产科入院护理常规

（1）按外科一般护理常规护理。

（2）心理护理：介绍临产先兆症状及体征、分娩经过、分娩时的阵痛及应对措施，耐心解答孕妇的提问，强调妊娠、分娩是妇女一生中特有的生理过程，解除紧张心情。

（3）介绍入院须知、各项规章制度、病区环境；测血压、体重，带孕妇到所在床位。

（4）遵医嘱进行分级护理并给予相应饮食指导。

（5）30周以上的孕妇，嘱其每日测胎动3次，并向其解释测胎动及自我监护的意义。

（6）入院后每周一次尿常规化验。

（7）重度妊娠高血压综合征（简称妊高征）、先兆子痫、妊娠合并心脏病等各种内科合并症的孕妇，入院时做好各种抢救准备，发现异常立即报告医生进行抢救。

（8）健康教育：指导孕妇如有腹痛、胎膜早破、见红等情况及时报告医务人员给予处理，胎膜早破者立即平卧。

2. 产前护理常规

（1）按产科一般护理常规护理。

（2）心理护理：介绍临产先兆症状及体征、分娩经过、分娩时的阵痛及应对措施，耐心解答孕妇的提问，强调妊娠、分娩是妇女一生中特有的生理过程，解除紧张心情。解除情绪对分娩经过的影响，介绍待产室、助产士及主管医生以减少陌生感。

（3）协助孕妇进行乳房护理，纠正乳头缺陷。

（4）治疗护理尽量集中。

（5）给予低流量氧气吸入，30分/次，2次/日；注意产兆，临产后送入待产室；破膜者立即听取胎心，用平车推送。

（6）嘱孕妇左侧卧位并以软枕垫支撑腹部。

（7）监测胎心及孕妇生命体征，监测胎心，每2~4小时测1次。

（8）减少晚饭后的饮水量，以免夜尿增多影响睡眠，并尽量在上床前排空膀胱。

（9）健康教育

①指导孕妇自测胎动次数，每次1小时，分早、中、晚3次进行。

②指导孕妇采用帮助入睡的方法，如睡前热水泡脚、听音乐等。

3. 产后（产褥期）护理常规

（1）按产科一般护理常规护理。

（2）心理护理：关心体贴产妇，及时发现心理问题，积极予以疏导。

（3）产后2小时内，在产室严密地观察产妇病情变化。

①协助产妇首次哺乳。

②严密观察阴道出血量，将弯盘放于产妇臀下收集，准确评估。

③每30分钟测量血压、脉搏1次，每15~30分钟观察一次宫缩情况，观察子宫收缩、宫底高度、膀胱充盈等。若发现子宫收缩乏力，应按摩子宫，遵医嘱肌注缩宫素。若阴道出血量不多，但子宫收缩不良、宫底上升者，提示宫腔内有积血，应挤压宫底排出积血，并遵医嘱给予缩宫素。

④产妇自觉肛门坠胀者，应行肛查确诊后给予及时处理。

⑤若产后2小时正常，连同新生儿一起送回病房。

（4）产妇回病房后，详细交接分娩及医嘱情况，检查宫底，观察阴道出血及子宫收缩情况；产后6小时内每30分钟按揉子宫1次，挤出积存的血及血块；产后6~24小时内每4小时按摩子宫1次，观察恶露量、色、性质、味的变化，恶露量多、时间长、有臭味，应及时报告医生，必要时应保留24小时会阴垫供医生观察。

（5）产后1小时~3日进易消化、清淡的流食或半流食，避免油腻粗糙的食物。3日后改食营养丰富、易消化、高热量的半流食，多食含纤维素多的新鲜水果和蔬菜，避免便秘。

（6）乳房护理：喂奶前应先用肥皂热毛巾及清水擦洗乳头，以后每次喂奶前均应用清水擦洗乳头。

（7）会阴部护理

①注意会阴部卫生，会阴垫应用无菌卫生巾并及时更换。产后3日内或会阴拆线前用0.2%苯扎溴铵（新洁尔灭）擦洗外阴，2~3次/日；严重撕裂或较大较深的切口每次大便后必须清洗。

②会阴水肿明显者，用50%硫酸镁湿热敷，产后24小时后可用红外线照射外阴。

③会阴部有缝线者，每日检查伤口周围有无红肿、硬结及分泌物，产后3~5日拆线。若伤口感染，应提前拆线引流或行扩创处理，并定时换药。伤口如有硬结或浅裂，则用高锰酸钾溶液坐浴，但产后10日内子宫颈口尚未关闭，不宜坐浴。

④产后24小时内若感到会阴部或肛门有下坠不适感、疼痛感，应及时报告医生。

⑤会阴浅型伤缝线一般于48小时拆除，会阴侧切创口缝线一般于3~5日拆除。

（8）预防产后尿潴留：自然分娩后4小时内鼓励产妇尽早自解小便。若排尿困难可采取以下方法。

①解除怕排尿引起疼痛的顾虑，鼓励产妇坐起排尿。

②用热水熏洗外阴，用温开水冲洗尿道外口周围诱导排尿。

③下腹部正中放置热水袋，刺激膀胱肌收缩。

④用强刺激手法，或肌注甲硫酸新斯的明促进收缩。

⑤若使用上述方法均无效时应予导尿，必要时留置导尿管1~2日，避免因膀胱过度充盈影响子宫收缩，导致产后出血。

（9）预防产后便秘：多吃蔬菜及早日下床活动，有便秘者，口服缓泻剂、开塞露肛注或肥皂水灌肠。

（10）自然分娩的产妇6~12小时起床做轻微活动，第2日可以在室内走动，做适宜的产后保健。注意不要久蹲，避免过早提重物等增加腹压的活动。

（11）保持皮肤清洁和卫生，勤擦身，勤换内衣；每日用温水及软质牙刷刷牙漱口，保持口腔清洁。保持足够的睡眠，每日8~10小时，以利于乳汁分泌和产后康复。

4. 第一产程护理常规

（1）按产科一般护理常规护理。

（2）心理护理：在观察产程进展的同时，多与产妇进行交谈，并按摩下腹部及腰骶部，指导产妇在阵缩时缓慢深呼吸，不该屏气时（宫颈未完全扩张前）指导产妇进行哈气，避免屏气动作，消除产妇的紧张情绪。

（3）密切观察体温、脉搏、呼吸及血压的变化，如体温超过37.5℃，脉搏超过100次/分，应通知医生进行诊治。如有高血压，每4小时测血压1

次，警惕产妇发生抽搐。观察有无合并症的征象，如头晕、眼花、头痛、呕吐、上腹部痛、异常宫缩（如持续时间长、收缩过频）、子宫过度坚硬、下腹部持续疼痛、产妇烦躁不安、呼吸困难、抽搐等症状。

（4）观察阴道出血情况，有无前置胎盘、胎盘早剥等情况。

（5）短时间内不能分娩者，可进行肥皂水灌肠。

（6）有胎位不正或有合并症的产妇，如阴道出血、胎膜已破而胎头尚未入盆，应卧床休息，用镇静药或镇痛药。

（7）宫缩间歇时，间断性地摄入清淡、营养丰富的半流质饮食，对不能进食又有呕吐者，应静脉输液补充能量。

（8）临产后每 2~3 小时应排尿 1 次，防止膀胱膨胀影响胎头下降、延长产程，膀胱充盈而不能自解者，应行导尿。

（9）保持会阴清洁，胎膜早破者每日会阴清洁 2 次，用无菌会阴垫，以防感染。

（10）监测胎心音：产程开始后，每隔 2 小时在宫缩间歇听胎心音 1 次；宫缩紧、宫口开 3cm 时，1 次/小时，每次 1 分钟并记录。宫缩停止后，胎心率久不恢复或超过 160 次/分或低于 120 次/分，胎心不规律或胎心监护仪显示胎心有减速，则均表示胎儿窘迫，应及时通知医生。

（11）观察子宫收缩：观察 3 次以上宫缩，记录其周期、持续时间的规律性、宫缩后子宫放松等情况。

（12）观察产程进展情况

①腹部触诊应在两次子宫收缩间歇期进行，检查胎先露、胎方位以及胎儿先露部下降情况。

②肛门检查在宫缩时进行，次数不宜多。了解子宫颈软硬、厚薄、宫颈口扩张程度、胎膜是否破裂、骨盆大小、胎方位及先露部下降的程度。

③阴道检查：初产妇子宫口开至 10cm，经产妇子宫开至 3~4cm，宫缩好，可送产房准备接生。

5. 第二产程护理常规

（1）按产科一般护理常规护理。

（2）心理护理：分娩中多与产妇进行交谈，并按摩下腹部及腰骶部，指导产妇在阵缩时缓慢深呼吸，不该屏气时（宫颈未完全扩张前）指导产妇进行哈气，避免屏气动作，消除产妇的紧张情绪。

（3）观察生命体征，测量血压。每 15 分钟听胎心音 1 次，发现异常及时与医生联系，尽快结束分娩。

（4）胎儿娩出及处理

①胎头娩出：掌握好胎头娩出的时机，防止太快，最好在子宫收缩间歇期，产妇稍向下屏气，胎头慢慢娩出可更好地保护会阴；胎头娩出后，接生者应用手自鼻向下将羊水、黏液等挤出。

②脐带绕颈的处理：如果绕颈很松，可用手将脐带顺肩推下或从头部脱出；如绕颈较紧或缠绕两圈以上，可先用两把止血钳将其一圈脐带夹住，从中剪断，注意不可伤及皮肤，松解脐带后，再协助胎肩娩出。

③肩及躯干娩出：在助肩娩出时，先娩前肩，再娩后肩，用力得当，顺其自然，不能过于牵拉，防止损伤臂丛神经；胎儿娩出后，用一次性新生儿吸痰管吸出口鼻腔内的羊水及黏液，脐带可在胎儿娩出后，用两把止血钳在距离脐带根部 10~15cm 处将脐带夹紧，两钳之间距离 3cm，在两者之间剪断；将连接胎盘的一端脐带连同止血钳置于消毒碗内，等待胎盘娩出，以免污染。

④脐带结扎：按脐带结扎术护理。

⑤当新生儿娩出后，即应予以 Apgar 评分，1 分钟内完成。擦干新生儿，动作要轻、快，随时注意保暖，量体重、身长并记录。在新生儿的左手腕、左足跟系上写有母亲姓名的标示带，将右足底纹印在病历上。

6. 第三产程护理常规

（1）按产科一般护理常规护理。

（2）心理护理：胎儿娩出后，与产妇进行交谈，并按摩下腹部及腰骶部，消除产妇的紧张情绪。

（3）胎儿娩出后，立即肌内注射宫缩剂。当有少许阴道出血、脐带下移不再回缩、子宫下段隆起、宫底上升时，表明胎盘已经自子宫壁剥离，用左手在耻骨联合上轻压子宫下段，产妇稍向下用力，右手轻轻牵拉脐带，助胎盘娩出。

（4）将胎盘放平展开，仔细检查胎盘、胎膜是否完整，如发现有残留胎盘或胎膜，应在无菌操作下伸手入宫腔内取出残留组织。

（5）胎儿娩出后 15~30 分钟，排除膀胱充盈及给宫缩剂后仍不能排出胎盘时，应行人工剥离胎盘术。

（6）如有会阴裂伤及会阴切开，及时进行缝合。

（7）观察子宫收缩、宫底高度、膀胱充盈、阴道出血、血压、脉搏、会阴及阴道内有无血肿等情况，30 分钟观察宫缩 1 次。

（8）做好新生儿护理，给予早吸吮，并做好早吸吮宣教。

（9）分娩后给予易消化、富含营养的食物。

（10）产后在产房内观察 2 小时，子宫收缩好、阴道出血不多，更换会阴垫、产妇衣裤，送产后病房。

二、产科交接班要求

1. 产房值班人员必须坚守岗位，保证各项工作准确及时地实施。

2. 各班必须按规定时间交接班，接班者必须提前 15 分钟到岗。

3. 交接内容

（1）必交的物品：毒麻、抢救药品、器械及所有用物。

（2）床头交接产妇及新生儿情况：接班者必须要听胎心，复查产程进度情况，测血压及交接患者的所有用物，接班者必须做好接班记录。做到交得清楚，接得明白，交接不清不能离开岗位。

（3）将产妇及新生儿送到病房，与责任护士交接病情并有记录。

（4）接班时发现问题由交班者负责，接班后发现问题由接班者负责。

（5）交班者应完成各项工作任务，处理好用过的各种物品，特殊情况必须详细交代，为下一班备好各种需要的物品。

三、各环节质量管理要求

1. 新入院产妇的护理及管理

（1）按外科一般护理常规护理。

（2）心理护理：介绍临产先兆症状及体征、分娩经过、分娩时的阵痛及应对措施，耐心解答孕妇的提问，强调妊娠、分娩是妇女一生中特有的生理过程，解除紧张心情。

（3）正常产妇的入院手续由门诊检查后办理，于临产或先兆临产时入院，异常产妇可提前入院，急诊产妇由产房值班护士检查后签署入院。

（4）介绍入院须知、各项规章制度、病区环境。测血压、体重，带孕妇到所在床位。

（5）临产的产妇入院后先做直肠指诊检查（有阴道出血疑似前置胎盘者禁忌），了解宫口扩张情况（防止不消毒生产），再行其他检查。

（6）按病情分配床位，有传染病或感染的产妇需进行隔离。

（7）遵医嘱进行分级护理并给予相应饮食指导。

（8）30 周以上的孕妇，嘱其每日测胎动 3 次，并向其解释测胎动及自我监护的意义。

（9）入院后每周 1 次尿常规化验。

（10）重度妊高征、先兆子痫、妊娠合并心脏病等各种内科合并症的孕妇，入院时做好各种抢救准备，发现异常立即报告医生进行抢救。

（11）产妇入院后应向本人和家属交代检查的结果及处理意见，若有异常报告医生，酌情留下家属或陪伴人员。

（12）院外分娩者，立即行新生儿脐带及产妇会阴消毒处理，并给母婴注射破伤风抗毒素，新生儿隔离观察 3 日。

（13）健康教育：指导孕妇如有腹痛、胎膜早破、见红等情况及时报告医务人员给予处理，胎膜早破应立即平卧。

2. 病房接诊新患者的护理及管理

（1）患者持住院病历首页及门诊病历到护士站时，责任护士站立，主动热情迎接患者，根据病情安排床位并办理相应手续。

（2）请患者及家属详细阅读入院须知。

（3）责任护士将患者带至床前，将备用床改为暂空床，核对患者姓名，将床头卡插至床尾袋内；嘱病情轻的患者休息，将随身携带物品妥善放置；协助病重患者安排卧位，初步检查病情；交接皮肤、输液及特殊用药；通知医生，遵医嘱及时进行治疗。

（4）新患者如暂时不能安排床位时，应耐心向患者讲明原因并给予妥善安置。

（5）责任护士为患者测体重、血压、脉搏、呼吸、体温并记录在体温单上。

（6）带患者（重患者为其直系亲属）熟悉病区环境及讲解病房规章制度，如住院期间患者不能擅自外出，病区内不准吸烟、饮酒，听收音机要戴耳机，住院期间要穿病员服等；做好入院宣教，包括病房环境、作息时间、陪住制度、饮食制度、医生查房时间、呼叫器使用、物品保管、防火、防盗、责任护士及主管医生姓名等，责任护士应耐心回答患者及家属提出的问题。

（7）协助家属或患者整理用品，请家属协助将患者暂时不用或多余的物品带回，以保持病房内清洁整齐。

（8）为新患者进行入院评估，记录在护理记录内。

（9）责任护士通知主管医生患者已到院。

（10）遵医嘱进行各种治疗。

3. 患者转入的护理及管理

（1）病房接到通知后，责任护士根据患者情况准备床位。

（2）患者转入后，责任护士接病历，检查病历是否完整，了解患者当日治疗及用药情况。

（3）通知本病房主管医生。

（4）责任护士接患者到床旁，协助患者安排好卧位。

（5）观察病情、生命体征、输液、引流等；检查皮肤情况并详细记录；特殊问题做好交班。

（6）协助患者整理物品。

（7）向患者介绍本病房的相关规定、环境，以减轻患者紧张情绪，使患者更好地配合治疗和护理。

4. 患者转出的护理及管理

（1）病房主管医生根据患者病情变化确定转出患者，并通知责任护士。

（2）责任护士协助医生通知患者及家属，并协助整理物品。

（3）责任护士将转出患者所有病历按转出要求书写、登记、整理。

（4）转出前，责任护士评估患者的一般情况、生命体征，危重患者需有医生和护士同时护送。

（5）将病历及所用药物等交新病房责任护士。

（6）转新病房后，由医生交代病情，护士交代患者皮肤、输液、引流、用药及护理记录等。

5. 妊娠高血压综合征的护理及管理

（1）按产科一般护理常规护理。

（2）心理护理：耐心细致地讲解疾病发病原因、预后、合理进食的必要性，嘱患者保持足够的休息和愉快的心情，从而使疾病更好的控制和治疗。

（3）住单人病房，避免声、光刺激，保暖，空气流通。

（4）尽量卧床休息，保证充足的睡眠，休息与睡眠时多取左侧卧位，坐或卧时抬高下肢；尽量减少活动，患者离床活动，如上厕所、外出做检查时应有人陪伴，并给以搀扶或轮椅推送。

（5）给予高蛋白、高维生素、低脂肪、低碳水化合物、低钠盐的食物，根据是否有水肿及水肿程度决定食盐的摄入量。

（6）定期检查胎儿大小、胎动次数及胎盘功能。

（7）每日吸氧3次，每次1小时。

（8）遵医嘱使用促胎儿肺成熟及镇静、降压、解痉、利尿等药物。熟知各种药物剂型、剂量、作用、副反应及用药途径，根据病情变化按医嘱及时调整用药。应用硫酸镁时，注意观察其副作用。

（9）使用大剂量镇静剂和降压药时预防直立性低血压。

（10）病情观察

①严密监测生命体征，尤其是血压和心率的变化。每2~4小时测血压、脉搏、呼吸各1次，每4小时测体温1次。

②2~4小时听胎心音1次，有异常时立即报告医生。教会患者自测胎动，每日3次，每次1小时。

③密切观察病情变化，如有头痛、头晕、恶心、呕吐、明显的心悸、胸闷、眼花、视物模糊、血压下降、尿量减少、脑水肿、心力衰竭等症状立即报告医生给予处理。

④观察产兆，一旦有临产征象，及时做好终止妊娠的准备。

⑤出现抽搐或昏迷时立即禁食、头偏向一侧；及时吸出咽喉部痰液，保持呼吸道通畅；吸氧；留置导尿管。

⑥子痫者按子痫护理常规护理。

（11）产时护理

①操作尽可能轻柔，尽量减少刺激，预防子痫发生。

②保持产妇安静，血压平稳，可适当给予解痉、镇静等药物。

③胎儿娩出后立即为产妇测血压，肌注哌替啶或地西泮，注射宫缩剂预防产后出血。

（12）产后护理

①给予心理护理，消除焦虑、孤独情绪。

②保持病房安静，减少噪声，室内光线宜暗淡，医护人员应动作轻柔，避免诱发抽搐的因素，以保证患者休息和足够的睡眠。

③症状较重者卧床休息，在床上进行适当活动。

④病情观察：定时测血压、脉搏、呼吸及体温，记出入量；严密观察血压变化，注意有无头痛不适或视物模糊现象，预防子痫发生；观察子宫收缩情况，防止产后出血及抽搐。

6. 新生儿护理及管理

（1）新生儿出生时，由产房医务人员立即给婴儿母亲确认，详细体检，建立新生儿病历，并在病历上留脚印，佩戴手圈，安置婴儿小床，完善床头卡，待母亲出产房时，与病房护士交接，交给产妇家属。

（2）24 小时母婴同室期间，新生儿监护人应确保婴儿安全，不允许婴儿单独留室。

（3）婴儿需要离开母亲时（如沐浴、体检、治疗、检查等），必须由专业人员出示"接婴证"才可让其推走，全科人员应严格执行产科特定的"接婴证"接送婴儿，并与其监护人同时监督执行。

（4）每间病房均以书面形式给予安全告示，每个新生儿车上均设计了专项告示卡，新生儿监护人应掌握其内容，并严格遵循，不允许任何人违反接送流程推走新生儿。

（5）三班护士必须严格床边交接新生儿，填写婴儿交接班本，值班人员严格 24 小时查房巡视，以确保婴儿安全。

（6）中班护士检查安全通道，晚上 8 点必须上锁，晚上 10 点医护共同查房，清理陪护人员，关闭产科大门并上锁，次日晨 7 点打开大门。

（7）每周一下午由资深护士进行专项健康宣教，内容包括婴儿安全制度、陪护探视制度等。

（8）医院保卫部门应开放产科门口的监视器探头，保卫人员应加强对产科的巡视，对产科可疑的大件行李，应严格开包检查，协助病区安全管理。

（9）注意事项

①新生儿只能睡婴儿床。

②转运婴儿必须依靠婴儿车，不允许抱、搂等。

③新生儿必须侧卧，以防呛奶、误吸。

④交接班时必须观察婴儿面色，严格沐浴、注射管理制度，以防意外事件。

7. 母乳喂养宣传制度

（1）积极宣传母乳喂养的有关知识和政策，对全院职工进行母乳喂养知识培训。

（2）建立宣教室，做好母乳喂养的宣传工作，把母乳喂养的好处告诉所有的孕妇及家属。

（3）指导母亲正确喂奶姿势，进行正确的挤奶和保持泌乳。

（4）帮助母亲在产后半小时内哺乳。

（5）母乳是婴儿最佳食品，除有医学指征外，不给任何饮料和食品。

（6）实行母婴同室，让母亲和新生儿一天 24 小时在一起。

（7）鼓励按需哺乳，不受哺乳时间及次数限制。

（8）不给母乳喂养的婴儿吸入人工奶头。

（9）建立母乳喂养的婴儿随访组织，随访时间为4~6个月，设立母乳喂养咨询门诊及热线电话，及时指导咨询。

（10）严格执行《国际母乳代用品销售守则》。

四、护理人员的管理要求

1. 待产室助产士（师）工作要求

（1）严格交接班，做好物品交接、清洁、消毒登记。

（2）严密观察产妇的产程进展，并做好记录。

（3）严格执行无菌技术操作规程，预防产妇感染。

（4）做好入室宣教，依据产程情况及时监测胎心并做好记录，遇异常情况及时报告医生。

（5）遵医嘱及时、准确执行各项操作。

（6）产妇宫口开全及时送到产房。

（7）指导实习、进修人员的产程观察。

2. 产房助产士（师）工作要求

（1）认真交接班，负责产房的物品交接、清洁、消毒、登记实施。

（2）检查无菌物品的消毒日期，保证无菌橱内无过期物品，消毒包符合要求。

（3）负责正常产妇接生，并在30分钟内进行母婴早接触及早吸吮。协助医生进行难产的接产工作，做好接产准备，注意产程进展和变化，遇产妇发生难产和新生儿窒息时，应立即采取紧急措施并报告医生。

（4）严格无菌操作规程，注意保护好会阴及妇婴安全，严防差错事故的发生。

（5）负责产妇及新生儿运回病房。

（6）保持产房的清洁、卫生。

（7）负责为剖宫产的新生儿接产，并做好各项登记。

（8）指导实习、进修人员的接产工作。

3. 分娩室（待产室）护理人员工作要求

（1）在护士长领导和医生指导下进行工作。

（2）床边交接待产室的产妇。接班后，立即听胎心音、阴道检查，并做好记录，负责待产妇的产程观察及护理。

（3）接待新入院的产妇，临产者做好常规准备。进行常规查体及产科检查，如有异常，立即通知主管医生。

（4）处理并执行待产室的医嘱及各种治疗。将进入第二产程的产妇送入分娩室，并向值班人员交班。

（5）严格执行各项规章制度和技术操作常规，对高危妊娠的产妇严密观察产程变化，并详细记录，密切配合医生进行工作。

（6）保持待产室整洁，并做好隔离消毒，防止交叉感染。

（7）下班前向产房值班人员交接待产妇，并详细做好记录。

4. 夜班助产士（师）工作要求

（1）认真交接班、清点物品。

（2）严密观察产程进度，并及时记录。

（3）负责正常产妇接产，协助医生进行难产的接产。做好接产准备，注意产程进展和变化，遇产妇发生并发症和新生儿窒息时，应立即采取紧急措施并报告医生。

（4）了解分娩前后的情况，严格执行技术操作常规，严防差错事故。做好母婴早接触及早吸吮的宣教。

（5）保持产房的整洁、卫生。做好消毒隔离工作。

五、产房用药后观察制度

1. 严格执行查对制度，做到"三查七对""一注意"，严密注意用药后反应。

2. 备药前应检查药品质量，如安瓿、针剂有无裂痕和超过有效期。

3. 药品备好后必须经他人核对无误后方可使用。

4. 易致过敏的药物，给药前应询问有无过敏史。过敏试验阴性者，第一次用药时需再次观察局部以及全身有无异常。

5. 使用毒、麻、剧、限药物时，要经两人核对。

6. 为保持药物良好效用，溶解后不得放置时间过久。一次用多种药物时，注意有无配伍禁忌。

7. 注射、输液或发口服药时，如患者提出疑问，应及时查清，确认无误，向患者解释后方可执行。

8. 静滴缩宫素（催产素）者，首先建立静脉通路，遵医嘱调好滴速后再加入药物，开始滴数为 8 滴/分，如未达到理想宫缩，则每 15~20 分钟逐渐开始增加滴速，每次 8~10 滴，最大滴速不超过 45~60 滴/分，达有效宫缩时做缩宫素激惹试验（OCT），避免强直宫缩。足月活胎引产，用量最大浓度不超过 2%，并注意有专人守护，严密观察胎儿及宫缩情况。

9. 静滴硫酸镁时，注意患者的膝腱反射，预防中毒，若遇中毒反应时立即应用钙剂。

10. 抢救患者时，注意有无配伍禁忌及用药后反应，保留用过抢救药的空安瓿，经两人核对后再弃去。

六、其他管理制度

1. 胎盘管理制度

（1）胎盘娩出后立即采集血样，置于专用容器内，放入冰箱内冷冻。

（2）产妇病毒化验异常者，按院内感染规定，送焚烧，并不允许患者选择胎盘自理。

（3）护士长每日核对分娩数与胎盘数目，防止胎盘外流。

（4）如选择胎盘自理者，则嘱咐其分娩之日带一清洁容器妥善保存，并告之不得外流。

2. 一类疫苗管理制度

（1）遵守《疫苗流通和预防接种管理条例》，接受疾病控制中心及卫生局监察。

（2）产科护士长根据每个月分娩数，到药库领取乙肝疫苗和卡介苗，并置于疫苗专用冰箱，保持 2~8℃ 的冷藏状态，并有疫苗记录。

（3）不向其他单位或个人分发、买卖第一类疫苗。

（4）冰箱内外分别设有温度计，以监测温度状况，设有专人管理登记。遇有停电等突发事件，及时处理，保持冷藏状态，保证疫苗质量。

（5）有经专业培训并考核合格的护士负责对符合接种条件的婴儿实施预防接种，并依照卫生主管部门的规定填写并保存记录。

（6）根据疫苗的接种情况，每个月有专人负责做报表上报疾病控制中心。

（7）建立产房预防接种异常反应登记本，及时处理，反馈疾病控制中心。

3.《出生医学证明》管理制度

（1）每年由产房护士长根据上年度出生婴儿总数，估计本年度《出生医学证明》认购证，向妇幼保健院请领。

（2）出生证由产房护士长领取、签收并保管。

（3）产科设专人负责，责任人根据分娩数及发放数及时向产房护士长领取并签收，并负责电脑输入及打印《出生医学证明》，产房护士长保管出生医学证明专用章。

（4）产房护士长及责任人不定期核对（每月初），做到出生数与发放数相符。

（5）遵守《母婴保健法》相关证件管理条例，不出具虚假医学证明，不以权谋私。

（6）严格章、证管理，不使证件流失，不违规收费。

4.《出生医学证明》发放程序

（1）产妇入院分娩后，告知产妇及时上交身份证复印件，填上新生儿姓名，必须认真填写，由此造成的法律纠纷，后果自负。

（2）产妇出院前，由责任人完成所有流程（包括确认、打印、登记、保管）。

（3）产妇出院结账后，一律凭账单领取《出生医学证明》及封套，并签收。

（4）对于出院时仍未起好婴儿姓名的一律暂不发给《出生医学证明》，以免引起不必要的麻烦。

（5）因故未交身份证复印件未开具出生医学证明，按相关规定进行补开。

（6）颁发的《出生医学证明》是法律所需的有效凭证，家属应妥善保管。

5. 章证管理制度

（1）章、证专人、专柜、专锁管理，不使证件流失，不乱收费。

（2）严格清点制度，每个月核对接生登记本，出生数与发放数相符。

（3）加强管理，控制流失，作废的原件编号有登记，统一交购证部门换购新证。

（4）妥善保管，因意外导致潮湿、破损或丢失的，及时将数量和编号报市妇幼保健院。

6. 药品管理制度

（1）备用药品有专人负责，做到账药相符，无过期药、失效药。

（2）药物均有基数，定点定位，标记明确清晰，定期检查，保证供应。

（3）药品应分类管理，内服药、外用药、消毒剂分开放置，标识清晰明确，严禁混放。

（4）麻醉药严格执行"五定"：定量供应、定点放置、定人保管、定时核对、定册登记，并做到专柜存放，双锁管理，凭医生专用处方用药，用后登记，班班清点，账药相符。

7. 隔离产房的处理制度

（1）妊娠合并传染性疾病、特殊感染的产妇，必须在隔离产房内接生，防止交叉感染。

（2）待产期间用过的物品单独包装，再交洗衣房消毒洗涤。

（3）分娩时所用敷料全部为一次性，使用后焚烧炉焚烧。

（4）分娩所用过的器械先冲洗、酶洗，水溶性润滑剂保养后，再灭菌处理。

（5）产床、地面等用2000mg/L含氯消毒液擦拭消毒。每日用紫外线循环风照射1小时，每月做空气细菌培养1次。

七、护士长工作要求

1. 在护理部主任及科护士长的领导、科主任的业务指导下，负责产房护理工作的行政管理和业务技术管理。

2. 负责组织制定产房护理工作计划，组织实施，督促检查护理人员配合医生做好急诊抢救工作，做好各种护理资料记录和交班工作，及时总结经验，不断提高护理质量。

3. 监督产房人员严格执行各项规章制度和技术操作规程，严防差错、事故的发生，定期组织安全事件学习，提出改进措施并实施。积极向护理部报告各类安全事件，分析讨论。

4. 参与并指导各项护理工作，组织护士准备各种急救药品、器材。做到定人管理，定量定点放置，定期检查维修，定期消毒灭菌，及时补充更换。对复杂的护理技术操作和危重、大手术及抢救患者的护理，应亲自参与并进行现场指导。

5. 随同科室主任查房，参加科内会诊及大手术或新开展的手术、疑难病例的讨论。

6. 组织产房的护理查房、教学查房和护理会诊。

7. 负责产房的护理质量管理，使产房护理质量达标并得到不断改进。

8. 培养护理人员的现代护理观，使其为孕产妇提供生理、心理、社会、文化全方位的护理服务。

9. 根据孕产妇的需要，科学、合理安排本科室护理人员的分工和排班，制定工作计划，检查护理质量，总结经验。

10. 加强对护理人员的业务训练，提高急诊抢救业务的基本知识和技术水平。有计划对产房护理人员进行培训及考核，不断提高护理人员业务水平及工作能力。

11. 负责管理和检查实习生、进修人员的工作，并指定有经验、有教学能力的护理人员进行临床带教工作。

12. 负责各类仪器、设备、药品、器材等财产保管、请领、报修工作。

13. 督促护士、卫生员保持室内外清洁、安静，做好消毒隔离，防止交叉感染。

14. 关心护士思想、生活、工作，提高护士工作积极性，提高其职业满意度。

八、应急预案

1. 新生儿溢奶窒息的应急预案

（1）患儿呕吐：迅速将患儿头部偏向一侧，以免呕吐物因重力而向后流入咽喉及气管。

（2）一次性巾单缠绕手指将口中残留奶液快速清理出来，以保持呼吸道通畅，鼻孔可用棉签清理。

（3）上报医生，检查患儿病情。如果发现患儿窒息或脸色变暗时，配合医生积极抢救。

（4）严密观察患儿生命体征情况。

（5）完善护理记录。

2. 新生儿缺氧缺血性脑病（HIE）的应急预案

（1）一般处理：立即通知医生，迅速为患儿建立静脉通路，持续吸氧，保持呼吸道通畅，及时清除口腔、鼻腔内的分泌物，注意保暖。

（2）治疗

①遵医嘱静脉给予镇静镇咳药，如惊厥频发或呈持续状态时，可采用静脉注射苯巴比妥钠 $10\sim15mg/(kg\cdot d)$。有脑水肿、颅内压增高时，应及时应用 20% 甘露醇、呋塞米、地塞米松等药物，严格限制液体入量。

②准备好各种抢救用品及药品，监测血气、电解质、血糖、心肌酶等。

③维持良好的通气、换气功能，使血气和 pH 值保持在正常范围，窒息复苏后低流量吸氧，纠正酸中毒。重度呼吸性酸中毒、血氧饱和度低于 50%

可考虑使用呼吸机。

④诊断为缺氧性心肌损害者，应用多巴胺及果糖时，应注意液体滴速，勿外渗。

（3）监护各项生命体征

①每 15~30 分钟测生命体征 1 次，必要时应用心电监护，经皮测脉搏氧饱和度，并注意体温及尿量变化。

②观察有无意识障碍及意识障碍发生的时间，是否存在易激惹，对刺激的反应程度，有无肌张力改变、惊厥等，有无原始反射的减弱或消失。

③注意神态的变化，如面色、前囟饱满情况、脑性尖叫、双侧瞳孔大小及肢体活动等。

（4）病情完全平稳后，护理人员应注意

①保持患儿安静，专人护理，尽量减少不必要的医护干扰，出生后 3 日内禁止沐浴。

②保持呼吸道通畅，取侧卧位，及时清除口、鼻内分泌物，喂奶后注意面色变化，防止呛奶。给予氧气吸入，及时吸痰。

③镇静，注意保暖，视病情采用热水袋或暖箱保温。

④室内空气新鲜、光线充足、温湿度适宜，保持床铺清洁、干燥。

⑤及时抽血化验及留取标本，并及时送检。

3. 新生儿丢失的应急预案

（1）新生儿丢失，立即通知保卫科、主管医生、护士长、科主任。白天立即汇报医务科、护理部，夜间汇报院总值班及值班护士长。

（2）值班护士及护士长立即组织人员封闭病房的全部出口和楼道，仔细搜寻。

（3）通知保卫科协助寻找，立即启动监控录像，了解当时情况。

（4）询问监护人有关丢失新生儿的所有细节，安慰家属。

（5）新生儿丢失超过 1 小时，按规定报警。

（6）严格执行上报流程。及时向护士长汇报，12 小时内护士长以口头、电话、短信等形式上报护理部，24 小时内网上填写《护理安全不良事件报告》。一周内科室组织讨论、分析原因，确定改进措施。

4. 输错液体、液体浑浊等应急预案

（1）一旦发现输错液体、液体浑浊，立即停止输注本液体，更换其他液体保持输液通路。

（2）通知医生尽快采取补救措施。

（3）密切观察患者的病情变化，做好抢救准备，必要时进行抢救。

（4）封存浑浊的液体，以备送检。

（5）加强交接班，密切观察病情变化。

5. 产后大出血的应急预案

（1）发生产后大出血时，患者绝对卧床休息，取平卧位或头低位，以增加脑血流及氧的供应。

（2）立即通知医生，准备好抢救车、抢救用品，积极配合抢救。

（3）迅速建立有效的静脉通路，遵医嘱备血、输血、输液及应用药物。

（4）给予氧气吸入，注意保暖。

（5）严密监测患者的血压、脉搏、呼吸、体温及神志变化，必要时进行心电监护，准确记录尿量、出血量及病情变化。

（6）观察宫底高度，机械性刺激子宫收缩，准确记录出血量。

（7）遵医嘱急查血常规、凝血时间。

（8）根据病情若需手术者，迅速做好急诊手术的准备，如备皮、备血、药物过敏试验、留置尿管等。

（9）术后按产科术后护理常规护理。

6. 产后出血患者的应急预案

（1）立即通知医生，吸氧、补充血容量，使用静脉留置针或选用大针头穿刺，必要时建立2条静脉通路。

（2）遵医嘱静脉给予各种止血剂、新鲜血或706代血浆。如患者继续出血，出血量>1000ml，心率>120次/分，血压<80/50mmHg，且神志恍惚、四肢厥冷，说明患者已出现失血性休克，应全速静脉输液。

（3）备好各种抢救药物及器械，如为子宫收缩乏力，及时应用宫缩剂，如为软产道裂伤，及时配合缝合止血。

（4）若发生子宫破裂，配合医生迅速做好术前准备工作。

（5）当班者应严密观察子宫收缩及阴道出血情况，严密观察产妇生命体征、神志及瞳孔变化，及时报告给医生，采取有效措施。

第四章　儿科护理工作易错环节管理

第一节　小儿内科护理工作易错环节管理

一、小儿内科一般护理常规

1. 依据住院单核对患儿，接待患儿及家长，安排床位，向家长交代住院有关规章制度，特别强调陪护、请假制度，强调预防跌倒、烫伤、误吸、走失等意外发生的措施；介绍主管医生及责任护士，通知医生接诊；为患儿提供舒适安全的环境；做好健康宣教及心理护理。

2. 收集病史，进行入院评估，制定护理计划；指导并协助家长及时完成各种检查与化验。

3. 护理操作集中进行，动作轻快敏捷，减少对患儿的不良刺激。

4. 指导家长正确喂养、喂药，危重患儿由护士亲自喂食；根据其消化功能状况，设法增进患儿食欲。

5. 保证患儿充足的休息与睡眠，保持病房空气清新，温湿度适宜，减少病区噪音。

6. 新入院、发热及危重患儿需监测体温，每日至少测 4 次，直至体温正常、病情稳定后 3 天；有热性惊厥史的患儿体温超过 37.5℃，且呈上升趋势时要及时通知医生，预防惊厥发生，并备好急救用品。

7. 做好晨晚间护理，保持病房温馨整洁，保持患儿良好的卫生状况。

8. 根据病情按时巡视病房，发现病情变化及时通知医生，有效配合治疗、抢救，做好护理记录，做好书面、床头交接班。

9. 出院时提供家庭护理指导，如服药方法、病情观察、饮食、睡眠、休息、活动以及需在家中进行的一些护理方法等。

10. 患儿出院后做好床单位终末消毒，铺好备用床。

二、小儿内科交接班要求

1. 白班责任护士交班要求

（1）交班前应完成本班工作，因特殊原因本班未完成的工作，要书面交班，标记清楚，严禁简单口头交班。

（2）处理好用过的物品，为下一班做好物品准备。

（3）所有记录本、医嘱本、交班报告书写规范。

（4）病房、办公室、治疗室、配餐室清洁整齐。

（5）与夜班护士进行书面及床头交接班，交班内容包括住院患儿总数、出院人数、转科人数、死亡人数、入院人数、危重人数及患儿的特殊检查、特殊治疗、病情变化。

2. 大夜班责任护士交班要求

（1）依据点班本清点物品、药品、仪器、设备，保证数目准确、功能完好，如有疑问，及时查问，接班时发现问题由白班负责，接班后发现问题由夜班负责。

（2）办公室、治疗室、病房清洁整齐，空气新鲜。

（3）各种记录准确、规范。

（4）危重患儿卧位舒适，皮肤完好，各种管道通畅，各种引流液及时倾倒，正确记录引流量。

（5）患儿按医嘱进食，根据病情及自理能力完成基础护理，如口腔护理、皮肤护理等。

（6）采集各种标本符合要求，采血有困难的患儿，要与医生协商，按治疗需要，选择优先采集的项目。

（7）口服药及各种治疗无误，有自备药的患儿，要根据医嘱按时督促协助家长喂药。

（8）各种正在使用中的仪器性能良好、工作正常。使用后的仪器应摆放有序，清洁消毒后备用。仪器出现故障要标记清楚，并向护士长交班、报告。夜班中出现特殊情况如停水、停电、未请假离院等，应向护士长交班报告，并记录在交班本中。

（9）如无小夜班，应与白班责任护士再次查对本班的医嘱，确保正确无误。

3. 小夜班责任护士交班要求

小夜班协助大夜班完成护理工作。

（1）办公室、治疗室清洁整齐。

（2）物品数目正确。

（3）一级护理、危重患儿及时巡视并填写巡视单，护理记录规范、整洁。

（4）危重患儿卧位正确、舒适，生命体征平稳，各种管道通畅，皮肤完好。

（5）各项治疗准时、正确完成。

（6）各种正在使用中的仪器性能良好、工作正常。使用后的仪器应摆放有序，清洁消毒后备用。

（7）与大夜班护士再次查对本班的医嘱执行正确无误。

（8）要和大夜班护士将所有患儿进行口头、书面及床头交班，做好次日特殊治疗、特殊检查患儿的准备工作。

4. 新生儿重症监护治疗病房（NICU）护理班交班要求

除常规交班外，注意如下内容。

（1）保持 NICU 清洁、整齐、空气新鲜，室温 22～24℃，相对湿度55%～65%。

（2）患儿所需用物尿布、衣服、被服及奶瓶应清洗消毒后备用。

（3）患儿佩带的腕带应完好无损，且字迹清楚。

（4）患儿做好入院评估、卫生处置及遵医嘱进行初步治疗。

（5）危重患儿卧位正确、舒适，各种管道通畅，皮肤完好，各项医嘱执行及时、准确。

（6）各种仪器如暖箱、光疗箱等性能良好、工作正常；严密观察患儿的病情变化，应有两种方法测量箱内温度，以防发生意外。

（7）记录患儿的排便、排尿情况。

（8）记录患儿进食情况。

三、各环节质量管理要求

1. 新入院患儿入院流程

（1）医生根据患儿病情安排并通知新患儿入院。

（2）患儿家长接到入院通知后，持有效身份证件、就诊卡、押金及生活必需品到住院处办理入院手续。

（3）患儿到接诊室更换患儿服，由接诊人员根据住院单与患儿家长核对患儿信息，并佩戴腕带送到病房（有家长 24 小时陪护者除外）。

（4）患儿家长要保管好交费收据，以备出院结账时使用。

2. 病房接诊新入院患儿流程

（1）患儿及家长持住院单及门诊病历到护士站，陪送人员通知护士接患儿，责任护士要主动礼貌地迎接患儿，办理相应手续。

（2）向患儿及家长详细介绍入院须知，以及防范各种危险因素发生的告知并签字，签字后由护士放病历夹中妥善保管。

（3）测体重后责任护士带患儿至床前，核对患儿姓名，将床头卡插至床尾袋内；嘱病情轻的患儿休息，将随身携带物品妥善放置；协助病重者安排卧位，初步护理查体，包括为患儿测体重、血压、脉搏、呼吸、体温并记录在体温单上，询问过敏史、简要病史；交接皮肤、输液及特殊用药；通知医生，遵医嘱及时进行治疗。

（4）安排患儿休息后，告知家长床挡、床头柜等护理用具的使用方法。

（5）带患儿及其家长熟悉病区环境并讲解病房规章制度，如住院期间不能擅自带患儿外出，不要将刀叉等危险物品带入病区，热水瓶要放在患儿接触不到的位置，不要让患儿攀爬窗台，家长在病区内不准吸烟、饮酒，听收音机要戴耳机等；做好入院宣教，包括病房环境、作息时间、陪护制度、饮食制度、医生查房时间、物品保管、防火、防盗、责任护士及主管医生姓名等，责任护士应耐心回答患儿及家长提出的问题。

（6）向患儿及家长告知治疗护理流程。医生查体后确定用药、检查方案，护士实施皮试、采血、输液等治疗；检查约定后，家长会接到专人通知。

（7）为新患儿进行入院评估，记录在护理记录单上。

（8）向患儿及家长宣教化验、检查的相关要求。

3. 患儿转入流程

（1）病房接到通知后，责任护士根据患儿情况准备床位。

（2）患儿转入后，责任护士接病历，检查病历是否完整，了解患儿当日治疗及用药情况。

（3）通知本病房主管医生。

（4）责任护士送患儿到床旁，协助患儿安排好卧位。

（5）观察病情、生命体征、输液、引流等；检查皮肤情况并详细记录；特殊问题做好交班。

（6）协助患儿家长整理物品。

（7）向患儿家长介绍本病房的相关规定及环境，做好年长儿的心理护理，以使患儿更好地配合治疗和护理。

4. 调床工作流程

（1）医生开出调床医嘱同时写于黑板上，调床完成后由责任护士擦掉。

（2）责任护士见医嘱后，通知护理员更换床单，准备床单位。

（3）责任护士进行调床前向患儿及家长做好解释工作，调床期间暂停非急需的治疗、护理操作。

（4）责任护士遵医嘱将患儿送至新床位后，将患儿所有治疗单、服药单及护理单、床头卡、膳食单、化验单、检查单、体温单、护理记录上的床号更正。

（5）责任护士在微机上调床，更换对应的病历夹，更换的治疗单、服药卡后要双人核对，确保无误，已完成与未完成的项目要标记清楚，避免重复或遗漏。

5. 患儿转出流程

（1）病房主管医生根据患儿病情变化确定转出患儿。

（2）责任护士见到转出医嘱后，根据医嘱停止原有治疗，准备转出带药。

（3）责任护士协助医生通知患儿及家长，并协助整理物品。

（4）责任护士将转出患儿所有病历按转出要求书写、登记、整理，核对患儿费用。

（5）转出前，责任护士评估患儿的一般情况、生命体征，危重患儿需有医生和护士同时护送；责任护士通知接收科室护士，做好接收患儿的准备。

（6）将病历及所用药物等交与转入病房的责任护士。

（7）由医生交代病情，护士交代患儿的生命体征、皮肤、输液、引流、用药及护理记录等。

6. 患儿办理出院流程

（1）由主管医生根据患儿病情决定其出院时间。

（2）出院前一日由主管医生告知患儿及家长，并向患儿家长交代病情及出院后应注意的问题，开出院医嘱及出院带药。

（3）责任护士见医嘱后办理相关出院手续，告知家长出院的流程，以便家长做好出院准备。

（4）患儿出院当日，责任护士再次核对医嘱，将患儿一览表改为出院状态，通知患儿家长到出院处办理出院手续。

（5）责任护士为患儿及家长做好出院指导，护士长征求患儿及家长的意见，以便改进工作。

（6）嘱家长先领取出院带药，如有退药同时办理，再到出院处办理出院手续。

（7）家长持住院结算单回病房，责任护士将出院小结、诊断书交给家长，有医疗保险的患儿，应告知其家长如何办理住院相关的证明；责任护士帮助患儿整理用品，恭送患儿及家长离开病房。

四、护士长工作要求

1. 护士长提前 1 周排班，用铅笔书写，排班时注意护士职称、年资及能力搭配；过去的一周排班用钢笔描记。

2. 排班时间合理，特别注意中午、夜间护士力量搭配，有条件应上双班，原则上减少交接班环节。

3. 护士长注意护士的心理状态，特别关注新入科、恋爱期、孕期、哺乳期护士的心理变化，如有异常情况及时处理。

4. 护士长对新入科护士要加强素质教育和理论、技术培训。

5. 护士长每日提前 10~15 分钟进病房，查看危重患儿情况及夜班护士工作质量。

6. 参加晨间护理并检查病房管理情况，责任分清，与相关部门、人员及时沟通解决。

7. 参加晨会交班，带领护士床头交接班。

8. 为出院患儿做出院指导并征求患儿及家长意见，不断改进服务质量。

9. 执行周计划。

10. 检查出院病历并签字，评估护理病历的质量。

11. 检查护理质量，重点指导危重患儿、新入院患儿、做特殊检查患儿的护理。

12. 定期召开护理质量持续改进及工作生活会，以便于与护士沟通，激励全员参与管理。

五、护士管理要求

1. 进修护士管理要求

（1）入科时进行基础知识理论操作摸底考试。

（2）入科时由护士长进行护士素质教育，讲解本科室工作特点、注意事项，了解其进修的目的与要求。

（3）每月至少参加业务讲座和护理查房各 1 次。

（4）由护士素质好、业务水平高的护师具体带教和指导，直至进修结束。

（5）帮助指导进修护士，在进修期间进行一次护理查房或业务讲座，以提高进修护士的学习能力。

（6）具体安排

①第 1 个月：能够基本掌握各班工作程序，在带教老师的指导下完成常规护理工作，能做到以患儿为中心主动服务。

②第 2~3 个月：能够熟悉专科护理常规，能做到以患儿及其家庭成员为中心，提供优质服务。

③第 4~5 个月：熟练掌握专科理论及专科护理技术。

④第 6 个月：进行出科考试，征求对带教工作的意见。

（7）指导内容

①介绍科室环境及各项规章制度。

②进行医德医风学习。

③每月参加护理查房 1 次。

④每月参加院内及科内业务讲座 2 次。

⑤每周参加科内提问及晨会小讲座 2 次。

⑥进修期间参加科内新业务、新技术学习讲座 1 次。

⑦适当参加院内活动，如大型讲座、院文化节等活动，以感受医院文化。

2. 轮转护士管理要求

（1）轮转护士入科后，先由护士长进行详细的入科指导和岗前教育，使其消除陌生感，树立工作信心，大胆工作。内容如下：

①介绍儿科的大体情况、科内的环境及抢救物品的放置。

②各班的工作程序、劳动纪律及各项规章制度。

③医务人员的姓名以及负责范围等。

④介绍儿科的特点、工作时易出现的问题及怎样与患儿、家长交流等技巧。

（2）安排护师以上的优秀护士带班，各个班次熟悉以后根据其能力和表现再独立值班。个人值班时，由年资较高的护士与其合作，以便及时请教，确保工作质量。

（3）轮转期间负责分管床位，做好整体护理，书写护理记录，亲自组织 1 次护理查房。

（4）参加科内进行的各项考核、理论考试和技术操作考试。

（5）利用展会、护理查房等机会，检查、监督、鼓励其学习的积极性，经常了解其工作情况，发现问题及时纠正。

（6）出科时个人写出总结，全科讨论写出评语。

3. 护理员管理要求

（1）入科后先由护士长进行详细的入科指导和岗前教育，使其消除陌生感，树立工作信心，大胆工作。内容如下：

①介绍儿科的大体情况、科内的环境及抢救物品的放置。

②各班的工作程序、劳动纪律及各项规章制度。

③医务人员的姓名以及负责范围等。

④介绍儿科的特点、工作时易出现的问题及怎样与患儿、家长交流等技巧，处理好护患间的关系。

（2）参加科室和全院性的理论知识讲座。

（3）在注册护士的业务指导下参加临床实践。

（4）实践要求：在护士长的领导下，在注册护士的业务指导下协助完成下列工作。

①完成危重患儿的生活辅助工作：洗头，洗脸，饮食，大小便照顾，床上擦浴，更换衣服、床单，洗脚，剪指（趾）甲，会阴护理等。

②完成一般患儿的生活照顾工作：送倒开水，协助患儿就餐、大小便、清洁卫生、穿衣、游戏、学习等。

③协助康复期患儿的生活照顾工作：辅助患儿活动、运动肢体、被动肢体按摩、功能锻炼等。

④做好病房的床头、桌椅的清洁消毒工作，负责清洁和消毒患儿的脸盆、茶具、痰盂、便器等用具。

⑤了解患儿的相关情况，与责任护士及护士长联系，以便及时解决患儿的问题。协助注册护士做好家长的管理及病房秩序的维持。

⑥协助做好生命体征的测量、患儿术前床单位的准备。

⑦做好患儿入院前的准备工作和出院、转科后床单位的整理以及终末消毒工作。

4. 实习护士管理要求

（1）为实习学生设定带教老师，相对固定带教至出科。

（2）学生入科前，护士长和带教老师认真阅读实习大纲和实习计划，组织全科护士学习，调动大家的积极性，从思想上和行动上做好教学的一切准备。

（3）依据实习大纲要求，制定出切实可行的实习计划，写出学习提纲和临床讲课内容，由主管护师负责讲课。

（4）学生入科后，由护士长进行详细的入科指导，包括医德教育、科室规章制度、病房环境、急救物品的放置、对护生的要求及注意事项等。

（5）每组学生在儿科实习期间的具体安排

①第1周：熟悉了解阶段，熟悉病房环境、抢救物品及药品的放置、各位带教老师及分管患儿。安排业务讲座1次，由主管护师以上人员讲课，讲课内容为儿科常见病及多发病的护理。

②第2周：安排第2次业务讲座，由科室的带教老师主讲如何按护理程序护理患儿，护理病历书写中的注意事项及需要在儿科重点掌握的技术操作，如口腔护理、暖箱的使用、光疗箱的使用、小儿头皮静脉输液的流程等。

③第3周：护师以上老师组织护理查房1次，如有疑难病例，随时组织查房和晨间提问，要求实习生跟随主治医生查房4次。带教老师在工作中随时提问，随时讲解。在临床工作中要注重护生临床技能的培训。

④第4周：安排护理教育实习内容。

（6）护理教育实习：第4周安排1名实习学生主持1次专题讲座或护理查房，时间为20~40分钟，由护士长及各位带教老师给予点评。

（7）护理管理实习：安排实习学生跟随护士长工作1周，学习病房管理内容，要求实习学生出科前写出护理管理实习的体会、目前儿科病房管理方面存在的问题等。

（8）实行"一带一，相互调配"的带教方法，实习学生由主管护师或大专以上毕业工作满3年的护师承担。

（9）学习利用护理程序护理患儿，完整地书写护理病历1份。由带教老师负责修改，以提高实习学生的整体护理水平。

（10）出科前进行理论考试和技术考核。理论考试以答卷形式进行，严格考场纪律，内容主要是"三基训练"的儿科专业部分、儿科护理学内容及临床常见的护理问题；技术操作考核按"三基训练"标准程序执行，主要针对儿科特点考新生儿暖箱和光疗箱的使用，平日考核主要是静脉输液流程及操作要点和注意事项。最后根据平日考核和考试成绩，做出总的评价，进行打分，写出实习小结。

（11）建立征求学生意见簿，每批学生实习结束后均征求意见，然后反馈给每位带教老师，以取长补短，改进教学工作。

六、新生儿重症监护治疗病房管理要求

1. 新生儿重症监护治疗病房（NICU）应严格隔离，防止交叉感染。

2. 非工作人员禁止进入 NICU，工作人员进室必须戴口罩、帽子，患有上呼吸道感染等传染病，应暂时调离 NICU 工作。

3. NICU 要求空气新鲜，阳光充足，室温以 22~24℃，相对湿度以55%~65% 为宜，为患儿洗澡时室温应保持 28℃ 左右，空调调节室温恒定。

4. 工作前应洗手并剪短磨光指甲，室内设置流动水洗手及干手装置，在查体、喂奶及护理前应对手部进行消毒。对有肠道传染病者，应最后进行诊疗及护理。

5. 每个患儿均应佩带腕带，并保持字迹清楚，做各项操作时应认真查对。

6. 每日清洁擦地 2 次（地板擦应专用）。每日定时开窗通风 3~4 次，每次 15 分钟，紫外线消毒每日 2 次。

7. 室内的尿布、衣服、被套应清洗消毒后再用，早产儿所用的物品均应高压消毒后再使用。

8. 要求配奶人员每次配奶前应清洁双手，戴口罩、帽子，奶具应专用。奶瓶、奶头每次用后煮沸消毒。喂奶用的小毛巾每日更换 1 次，清洗煮沸消毒后晒干备用。

9. 如疑有传染病及肠道传染病的患儿，应设有隔离单位（备用隔离衣及专用消毒盆），污染衣物用高浓度含氯消毒液消毒后再送洗衣房清洗。

10. 传染病的流行处理：如发现传染病病例，应注意加强隔离，立即上报院内感染办公室，并查找原因，采取相应措施。

11. NICU 的一切用物不得借出使用。

七、小儿内科特殊检查护理常规

【小儿经外周静脉置入中心静脉导管（PICC）置管护理常规】

1. 适应证

（1）需长期静脉输液的患儿。

（2）化疗。

（3）全肠外营养（TPN）。

（4）长时间使用刺激外周静脉的药物。

（5）早产儿。

（6）家庭病床的患儿。

（7）缺乏外周静脉通路的患儿。

2. 护理

（1）确定治疗方案，必须有医嘱及家长签署的知情同意书。

（2）使患儿放松，以确保穿刺时血管的最佳状态。

（3）严格无菌操作技术，避免穿刺过深损伤神经及刺入动脉，损伤静脉内膜、外膜，以免发生机械性静脉炎或渗漏。

（4）退出针芯之前，松开止血带，套管尖端加压后再撤出针芯，有出血倾向的患儿要加压止血。

（5）严密观察 PICC 穿刺点有无红、肿、热、痛、液体渗出或硬结，防止发生静脉炎。

（6）穿刺处用无菌透明膜固定，导管植入第一个 24 小时更换透明膜，以后每周更换 2~3 次，并在透明膜上注明更换日期及姓名。如有污染、潮湿、脱落，随时更换。

（7）每天用低浓度肝素生理盐水（0~10）U/ml 或生理盐水冲洗导管 1次，抽血后应立即冲洗，每日更换输液器。

（8）输液结束后先用生理盐水 10ml 冲管，再用 10U/ml 的稀释肝素液正压封管（边推药液边退针）。

（9）冲管、封管或给药时严禁使用小于 10ml 的注射器。如果必须使用小剂量的药物，应将药物稀释于较大规格的容器内，或给药前先用≥10ml 注射器测试导管内张力。

（10）穿刺部位若有炎症反应、疼痛和原因不明发热者应拔出导管。拔出导管时应常规消毒穿刺点、轻轻地缓慢拔出导管，并稍加压迫 10 分钟后，涂以抗菌药膏封闭皮肤创口，用无菌敷料固定，每 24~48 小时换药直至创口愈合。

【患儿肾活检的护理】

1. 术前护理

（1）详细询问病史，特别注意有无出血性疾病。

（2）遵医嘱抽血检查出凝血时间、血小板计数等，必要时配血备用。

（3）向患儿家长说明配合要点、术中术后注意事项。做好心理护理，消除其紧张情绪。

（4）术前训练患儿控制呼吸的能力，练习床上排尿。

（5）术前 1 日患儿洗澡、更衣，术前 4 小时禁食水，术前 1 小时肌注止血药。

2. 术后护理

（1）用腹带固定、纱布加压穿刺部位，取俯卧位，腹下垫枕头以保持水平，并置于硬板床上。

（2）专人护理，24 小时内监测血压，鼓励患儿饮水 1500~2000ml。

（3）俯卧位 6 小时后改为平卧，12 小时后撤砂袋，24 小时后撤腹带。绝对卧床 24 小时后可下地活动，1 个月内避免剧烈活动。

（4）严密观察穿刺部位有无渗血、肿胀、疼痛以及尿色、尿量的改变情况，发现异常及时报告医生给予相应处理。

（5）遵医嘱应用抗生素、止血药。

【婴幼儿高压氧疗护理】

1. 进舱前护理

（1）严格掌握患儿适应证和禁忌证，并保证患儿体温正常，无呕吐，无腹泻，无咳嗽。

（2）仪器与环境准备：氧舱室应通风良好，室温在 21~26℃，相对湿度在 50%~60%，氧舱保持清洁，每日消毒 1 次。检查供氧系统是否通畅，氧气的排出管道是否排出户外。远离火源，室内禁止明火出现，杜绝放置产生静电的物品。仪表灵敏，氧舱阀门处于正常状态，氧气储备充足，严格执行各项规章制度。

（3）患儿准备：入舱前，洗净新生儿身上的胎脂，禁止在婴儿身体任何部位涂油，提前 30 分钟喂饱婴儿，更换尿布，穿纯棉衣服或用全棉布料包裹，禁止佩戴任何物品。托盘拉出 1/2，将婴儿置于托盘上，手脚包裹妥当，右侧卧位，头部略抬高 20°~30°，推入舱内，关好舱门。

2. 入舱护理

（1）加压阶段：速度缓慢，严格掌握治疗方案的升压时间、速度（0.02MPa/min），15~20 分钟后匀速升至所需压力，新生儿一般 0.04~0.05MPa。密切观察婴儿面色、呼吸、哭声，若出现烦躁、哭闹、摇头等可能为耳部不适，应暂缓加压。

（2）稳压阶段：当压力升至所需要求时，打开排气阀，舱内压力稳定，如舱内压力有变化，及时调整排气阀使舱内压力恒定。在稳压过程中，密切观察患儿有无氧中毒先兆，若患儿出现烦躁不安、恶心呕吐、两眼凝视、口角面部肌肉抽搐等症状，应减压做好出舱准备。

（3）减压阶段：稳压吸氧治疗后应严格执行减压方案。关闭进气阀，采用等速减压法缓慢排气，以平均速率 0.02MPa/min 连续减压，减压时间为 15~20 分钟，均匀下降至零。严防减压过快引起减压病。观察患儿病情变化，若出现烦躁、呕吐、呼吸不规则时，减压时间应相应延长，并在出舱时做好患儿的保暖工作。

3. 出舱后护理

（1）设备的维护：关闭氧气流量表开关，打开供氧阀、供氧流量计，排除氧气管残余气体，使舱门处于开启状态，然后用棉质软布蘸含氯消毒液擦净有机玻璃筒体，托盘上被垫及婴儿衣服送洗衣房。

（2）婴儿的护理：婴儿出舱后即测生命体征，如有异常及时报告医生处理；指导家长给患儿高热量、高蛋白、高维生素、低脂肪、易消化的饮食喂养；注意观察患儿有无高压氧治疗并发症。

4. 婴幼儿护理：婴幼儿抵抗力和适应能力较低，且不能与医护人员配合，故治疗时加、减压速度应适当减慢。每次治疗均应详细填写婴幼儿氧舱操作记录单。

5. 氧舱护理：应放置在背光的地方，不使阳光直接照射舱面；严格对氧舱进行日常保养与定期维修，使之保持良好的工作状态，不得使机器"带病"工作，杜绝不安全事故发生。

八、特殊药物应用管理要求

1. 毛花苷丙用药要求

（1）严格按医嘱用药，仔细核对剂量，缓慢静脉推注，密切观察洋地黄的中毒症状。

（2）每次应用前应测量脉搏，必要时听心率。新生儿低于 120 次/分，婴儿低于 100 次/分，幼儿低于 80 次/分，年长儿低于 70 次/分需暂停给药，与医生联系是否继续用药。

（3）注意按时按量用药。如出现心率过慢、心律失常、恶心呕吐、食欲减退、色视、视物模糊、嗜睡、头晕等毒性反应，应停用毛花苷丙，并报告医生及时采取相应措施。

（4）钙剂与毛花苷丙有协同作用，避免同时应用，应用时间隔 6 小时。

（5）用药后密切观察患儿的症状体征的改善情况，达到疗效的主要指标是：心率下降，肝脏缩小，气促改善，安静，食欲好转，尿量增多。

（6）长期使用者，要监测血药浓度，采血标本时间应在用药后 6 小时左右，开始用维持量 24 小时为准。

2. 甲氨蝶呤用药要求

（1）熟悉药物药理作用和特性，了解化疗方案及给药途径，正确给药。

（2）静注前先用生理盐水穿刺，成功后确认静脉通畅方可注入，发现渗漏，立即停止注射，并做局部处理。

（3）光照可使甲氨蝶呤药效降低，静脉滴注时应使用避光输液器和避光套。

（4）做鞘内注射时，浓度不宜过大，药量不宜过多，缓慢静脉推注，术后平卧 4~6 小时。

（5）应用大剂量甲氨蝶呤时，应注意加强水化治疗，建立 2 条静脉通路，同时输注水化液体。

（6）注意遵医嘱控制滴速。

（7）应用大剂量甲氨蝶呤后，严格按照医嘱时间给予亚叶酸钙解毒。

九、应急预案

1. 住院患儿发生坠床的应急预案

（1）每床留有家长 24 小时陪伴，加床挡，家长暂时离开时，应拉起所有床挡，必要时护士帮助看护。

（2）患儿在床上活动时，嘱其勿蹦跳，以防坠床。

（3）一旦患儿不慎坠床，护士应立即到患儿身边守护，报告护士长并通知医生检查患儿坠床时的着力点，迅速查看全身状况和局部受伤情况，初步判断有无危及生命的症状、骨折或肌肉、韧带损伤等情况。

（4）配合医生对患儿进行检查，根据伤情采取急救措施。

（5）严密观察病情变化至病情稳定，发现异常及时向医生汇报。

（6）及时、准确记录病情变化，认真做好交接班。

（7）护士长组织全科护士讨论分析原因，制定防范措施，杜绝类似情况发生。

2. 医嘱处理错误应急预案

（1）立即通知执行护士，检查是否已经执行错误医嘱，如尚未执行，马上更正。

（2）如医嘱已经执行，以保证患儿安全为原则，及时观察患儿用药后反应，向护士长及科主任汇报情况，不得私自隐瞒、涂改。

（3）未造成不良后果时，应随时观察病情变化，执行正确医嘱。

（4）造成不良后果时，应积极采取补救措施，并立即报告有关部门。

（5）护士长和/或主管医生对家长进行恰当的说明或解释。

（6）如家长存有异议时，应当按照有关规定封存用药及相关用品。

（7）护士长在1周内组织科内护士讨论分析原因，制定防范措施，以防类似情况发生。

3. 输液反应应急预案

（1）立即停止输液并更换输液器，予生理盐水缓慢静点。

（2）报告医生并遵医嘱用药。

（3）情况严重者就地抢救。

（4）记录患儿生命体征、一般情况和抢救过程。

（5）及时报告医院感染科、药剂科、消毒供应中心、护理部等相关部门。

（6）保留输液器、药液和注射器，记录其生产厂家、生产批号、日期，报相关部门送检。

（7）患儿家长有异议时，立即按照有关程序对输液器具及用药进行封存，并告知家长检验的程序。

4. 输血反应应急预案

（1）立即停止输血，更换输液管，改用生理盐水。

（2）报告医生并遵医嘱给药。

（3）若为一般性过敏反应，情况好转者继续观察并做好记录。

（4）填写输血反应报告卡，上报输血科。

（5）怀疑溶血等严重反应时，保留血袋并抽取患儿血样一起送输血科。

（6）患儿家长有异议时，立即按有关程序对输血器具进行封存。

5. 高热惊厥的应急预案

（1）保持呼吸道通畅：立即解开患儿衣扣，去枕平卧，头偏向一侧，用缠有纱布的压舌板放在上、下齿之间，必要时用舌钳将舌拉出，有分泌物应及时吸出，窒息者行人工呼吸。

（2）控制惊厥：遵医嘱苯巴比妥钠 5～10mg/kg 肌内注射，或地西泮 0.1～0.3mg/kg 肌内注射或静脉注射，或水合氯醛 50mg/kg 保留灌肠。

（3）吸氧：惊厥发作时及时吸氧，减少缺氧性脑损伤。

（4）测量体温：体温升高明显者应给予物理降温或药物降温。

（5）其他：建立静脉通路；防止外伤。

6. 急性颅内压增高的应急预案

（1）应用脱水剂利尿剂：20%甘露醇应在15~30分钟内静脉快速滴入；利尿剂与甘露醇交替给药，可增加疗效，常用呋塞米。

（2）保持呼吸道通畅：保持患儿绝对安静，头肩部抬高25°~30°。注意吸痰，以防呼吸道阻塞。意识障碍严重、疑有脑疝危险时立即通知医生，做好急诊手术准备。

（3）抗惊厥：遵医嘱按时给予抗惊厥药，并观察有无呼吸抑制发生。

（4）吸氧：及时吸氧，1~2L/min。

（5）禁食：静脉输液，保证一定的热量和液量。

7. 急性呼吸衰竭的应急预案

（1）保持呼吸道通畅：患儿取平卧位，肩下垫软枕，使气道通畅。增加环境湿度及温度，痰黏稠时，可用雾化吸入，使分泌物易于排出。

（2）加强呼吸道管理：定时翻身，轻拍胸背，以利排痰。若行气管内插管或气管切开时，应每小时吸痰1次，吸痰前后要加压给氧，避免造成突然缺氧。吸痰前先滴入无菌生理盐水0.5~1ml，吸引动作要轻柔、敏捷，注意无菌操作，避免损伤呼吸道黏膜。

（3）合理用氧：以温湿化吸入氧气为佳，故应将氧气装置的湿化瓶盛60℃左右的温水。一般采用鼻导管、面罩等给氧。通常氧流量为0.5~2L/min，严重缺氧时可用60%的氧，不应超过24小时，用100%纯氧，持续时间不超过4~6小时。

（4）保证营养和液体供给：昏迷患儿应给予鼻饲或静脉高营养。

（5）人工辅助呼吸应用指征：患儿上述治疗无效，神经精神症状加重，甚至昏迷；虽经吸入高浓度氧，PaO_2 仍低于60mmHg者；急性 CO_2 潴留；呼吸过慢、频繁呼吸暂停或暂停达10秒以上者；呼吸骤停或即将停止者。

（6）监测呼吸、心率及动脉血气：以作为指导用药、吸氧、辅助呼吸等的依据。

8. 感染性休克的应急预案

（1）迅速补液，扩充血容量：液体选择视患儿年龄、发病、病情而异；对钠丢失较少、新生儿、病情轻者，宜用低张液；若无大失血或严重贫血时，治疗早期不宜盲目输全血；血浆胶体渗透压低于307mmol/L，应输血浆或清蛋白；并发脑水肿和呼吸窘迫综合征的患儿，含钠液应偏少，边补液边脱水。

（2）积极控制感染：及时清除化脓灶，切除坏死组织；按医嘱及时应用抗生素，观察疗效及副作用。

（3）按时雾化排痰，保持呼吸道通畅。

（4）做好皮肤、口腔护理：有创面的部位，按时换药，促进愈合。

（5）每2~4小时测体温1次，体温低于正常者注意保暖；高热者降温。

（6）密切观察病情变化：专人护理，监测体温、呼吸、心率和血压，观察意识状态变化，注意皮肤色泽及肢端温度，详细记录出入量。根据病情调节输液速度及量，以免输液过速或过量造成心力衰竭、肺水肿、脑水肿，避免输液过慢或量不足不能及时补充血容量。

9. 心跳呼吸骤停的应急预案

（1）立即胸外心脏按压：将患儿平卧于硬板上，小婴儿采用指压法，婴幼儿采用双手环抱法，年长儿采用单掌按压法，8岁以上儿童同成人手法，按压心前区胸骨中线与双乳头连线交叉点下一横指处。按压频率至少100次/分，下压幅度为4~5cm，单人抢救按压与人工呼吸比为30：2，双人按压呼吸比为15：2。同时，应注意防止胃内容物反流造成窒息。

（2）建立通畅气道：迅速清除口、鼻腔和气管内分泌物，移去枕头，抬高下颌角避免舌根后坠，必要时行气管内插管或气管切开。

（3）人工呼吸：立即进行人工呼吸，给气与排气时间之比为1：2。呼吸频率在儿童均为8~10次/分。尽快采用气管内插管，插管后接简易呼吸器或呼吸机，以利于加压给氧和辅助呼吸。

（4）应用复苏药物：应根据心电监护显示心跳骤停的类型，由静脉、气管内或骨髓腔内（6岁以下的儿童）注射复苏药物。

（5）除颤：对心室颤动者，选用胸外直流电除颤，可采用轻便除颤器。

（6）脑复苏

①氧疗。

②人工冬眠疗法。

③应用降低颅内压的药物。

④应用肾上腺素及皮质激素。

⑤控制性过度通气疗法。

（7）心肺复苏后的护理

①监测生命体征。

②注意神志、瞳孔及周围循环的变化并记录。

③加强呼吸道管理。

④维持有效循环及水、电解质平衡，准确记录出入量。

⑤维持正常体温，高热给予降温，体温过低适当保温。

⑥做好口腔、鼻、眼及皮肤护理，防止继发感染。

⑦备好一切急救用品，以应急需。

⑧关心体贴患儿，理解家长，耐心做好解释工作。

第二节　小儿外科护理工作易错环节管理

一、小儿外科一般护理常规

1. 按外科一般护理常规护理。

2. 心理护理：做好入院宣教，介绍病区环境，关心、爱护患儿，亲切地与患儿及家长接触，以消除焦虑、恐惧心理，利用适当的时机简要说明各种检查的过程，以取得配合。

3. 病房环境清洁、舒适、空气新鲜，保持适宜温湿度，一般新生儿要求室温 22~24℃，相对湿度 55%~65%；婴幼儿室温 20~22℃，相对湿度 55%~65%；儿童室温 18~20℃，相对湿度 50%~60%。

4. 病区内备有急救设施，如心电监护仪、呼吸机、氧气、开口器、吸引器、气管插管、输血器、各种无菌包及急救药品等。

5. 促进患儿良好进食，为手术做好体格准备；注意保暖，防止受凉，保暖温度适宜，避免使用热水袋，以免烫伤。

6. 对危重患儿密切观察病情及生命体征变化，保持呼吸道通畅，妥善固定各种管道并保持通畅。

7. 告知家长防止患儿跌伤、烫伤，注意安全。

8. 术前护理

（1）心理护理：做好患儿及家长思想工作，消除其顾虑，减少恐惧，以使治疗顺利进行。

（2）全面了解患儿健康状况，包括完整的病史、全面的体检和必要的化验。

（3）注意保暖，严防低温致新生儿寒冷损伤综合征、肺炎发生。

（4）保证睡眠，改善营养，以免削弱抗感染的能力和影响术后恢复。

（5）皮肤准备：术前 1 日清洗手术区皮肤、理发、剪指（趾）甲、更换清洁内衣。

（6）胃肠道的准备

①胃肠道手术，术前1~2日改进流质饮食。术前8~12小时禁食，术前4~6小时禁水，以防麻醉或术中呕吐，引起误吸和污染。

②2岁以下患儿术前晚用等渗温盐水灌肠，2岁以上患儿用肥皂水灌肠。结肠、直肠手术，术前晚及手术日晨用等渗盐水灌肠，术前2~3日口服肠道杀菌剂。

（7）做好交叉配血准备，对贫血患儿术前可少量多次输血。

（8）做药物过敏试验，并观察记录，若有过敏及时报告医生，更换药物，并做醒目的过敏标记。

（9）观察患儿的体温，如超过37℃，及时通知医生。

（10）术前30分钟按医嘱给予麻醉前用药。

（11）消化道手术患儿术日晨留置胃管并妥善固定。

（12）进手术室前核对姓名、床号、腕带标识及拟行手术的名称、部位，排尽尿液。盆腔手术或估计手术时间长者，应留置导尿管。

（13）做好术后床单位准备，备齐所需的各种用物，如心电监护、吸引器、减压装置及无菌引流袋等，必要时准备气管切开包和急救用品。

9. 术后护理

（1）与手术室护士交接患儿，轻稳搬动，了解手术方式及术后注意事项。观察皮肤对刺激的反应、肢体的活动等。

（2）保持呼吸道通畅，麻醉清醒前患儿应头偏向一侧，防止误吸。

（3）给予低流量吸氧。

（4）严密观察神志、血氧饱和度、末梢循环及生命体征变化，早期发现窒息、休克、感染等并发症。

（5）观察伤口有无渗血、渗液、敷料有无松脱，敷料湿透应及时更换并报告医生。

（6）保持各种引流管通畅，防止堵塞、受压、扭曲；观察并记录引流液的颜色、量及性质。

（7）保持输液管通畅，根据患儿年龄及病情调节输液速度。

（8）保持口腔及皮肤清洁，防止发生口腔炎、压疮。

（9）保暖新生儿可放入暖箱内，婴幼儿可用热水袋先将被服焐热，患儿术后回病房时撤去。

（10）非腹部手术、不引起全身反应的小手术，术后4~6小时可给正常饮食；全麻清醒后，恶心呕吐消失的非腹部手术，可先给流食，以后逐渐改为半流食；腹部手术或留置胃肠减压者，禁食、静脉补液，待肠道功能恢复后方可进食。

（11）休息与活动：病情许可，应早期离床活动，避免剧烈运动，注意适当休息；卧床的患儿予以翻身、拍背、活动肢体，以减少肺部并发症。

（12）健康教育

①教会家长对术后患儿的生活护理和功能锻炼。

②指导家长帮助患儿养成良好的饮食、卫生、作息习惯，促进康复和生长发育。

③预防受凉感冒，根据身体状况进行适当的锻炼。

④定期复查。

二、小儿外科交接班要求

1. 白班责任护士交班要求

（1）根据点班本清点药品、物品数目无误。

（2）办公室清洁整齐，陈设规范。

（3）交班内容：住院患儿总数，出院人数，新入院人数，转科人数，当日手术人数，危重人数，死亡人数，次日手术人数，新生儿人数，当日及次日进行特殊治疗及检查的患儿，观察室留观患儿的人数及诊治情况。

（4）所有记录本（医嘱本、交班本、护理记录等）符合要求。

（5）为下一班准备好所需物品。

（6）手术及危重患儿卧位正确舒适，符合病情要求，并有安全措施，各种导管、引流管通畅、清洁，切口敷料干燥，各项医嘱执行准时、准确，皮肤完好，无护理并发症。

（7）手术未回病房者，备好吸氧面罩和中心吸引器，新生儿备好暖箱和监护仪，仪器各项功能处于良好状态。

（8）因特殊原因未完成的工作和夜间治疗，要书面交班，各种处置卡标记清楚准确，避免简单的口头交班。

（9）次日手术的患儿做好各种术前准备，包括心理护理及健康指导，使患儿和家长掌握术前注意事项。

（10）所有患儿要床头交接班，重点交接危重及手术患儿。

2. 治疗班责任护士交班要求

（1）治疗室、换药室清洁整齐。

（2）注射盘内清洁、干燥，备有盐酸肾上腺素 1 支，消毒液备用状态。

（3）各种药品（急救车内用药、基数药、专科用药）账物相符，有签名；无变色、变质、破损、过期现象。

（4）患儿各项治疗严格遵医嘱执行，准时、正确。

（5）无菌物品和器材存放于专用柜内，用后及时补齐，无过期、缺失现象。

（6）氧气湿化瓶、引流瓶等消毒灭菌后备用。

（7）医用冰箱内清洁，无非医疗用品储存；放置药品带包装盒，床号、姓名清楚，摆放整齐；开启的特殊用药，注明开启日期和时间，并在有效期内使用。

（8）急救车内所有用物定位放置，性能完好，处于备用状态。

（9）特殊原因未完成的工作与责任护士和分管医生沟通后，将结果口头和书面交班。

3. 小夜班责任护士交班要求

（1）小夜班责任护士与大夜班责任护士共同与白班责任护士交接班。

（2）办公室、治疗室、换药室清洁整齐。

（3）物品数目正确。

（4）患儿各项治疗、护理措施及时准确。急诊留观患儿按规定办理手续，正确执行各项医嘱。

（5）休息前与大夜班交接所负责的患儿处置、病情，并完成本班记录。

（6）参加晨间床头交接班。

4. 大夜班责任护士交班要求

（1）办公室、治疗室、换药室、病房清洁整齐。

（2）物品数目准确（包括物品、药品、仪器等）。

（3）各种记录正确、及时、完善。

（4）手术后患儿符合下床活动者，鼓励患儿半卧位后下床活动；带有管路的患儿引流通畅；按时翻身，皮肤完好，按医嘱进食；向禁饮食的患儿再一次强调医嘱要求，给予口腔护理。

（5）按医嘱准备当日手术的患儿，认真执行操作规程和查对制度。

（6）标本采集及时，符合要求。

（7）药物及其他治疗无误。

（8）全体患儿床头交接班。

三、各环节质量管理要求

1. 新入院患儿入院流程

（1）门诊医生根据病房床位及患儿病情安排住院，在开住院证的同时电话通知病房做好准备。

（2）患儿家长持住院证、押金到住院处办理入院手续（生活必需品可从家里带）。

（3）家长为患儿领取病员服，由住院处工作人员和便民服务员送患儿到病房。

（4）嘱患儿家长保管好交费收据，以备出院结算时使用。

2. 病房接诊新患儿流程

（1）便民服务员持住院病历首页陪同家长及患儿到护士站，责任护士热情迎接患儿并自我介绍，根据病情安排床位并办理相应手续。急症患儿则需立即通知主管医生进行处置。

（2）请家长阅读友情告知书，并签字，然后由护士放病历夹中妥善保管。

（3）责任护士带患儿至床边，核对患儿姓名，将床位卡插至床尾袋内。安排患儿休息，协助妥善放置物品。为患儿测体温、脉搏、呼吸、体重，3岁以上患儿需要测血压，并将结果绘制记录在相应表格上。请家长阅读入院须知并给予讲解。

（4）急重症入院患儿，责任护士应进行护理查体，初步了解病情，与护送人员交接好皮肤、输液及特殊用药，通知医生，遵医嘱进行处置。

（5）责任护士带家长熟悉病区各功能区，并进一步讲解住院期间各项规章制度，如探视制度、住院制度、陪护制度、饮食制度、作息时间、医生查房时间；介绍主管医生及责任护士长姓名；介绍医院内便民服务（家长住宿、物品保管、患儿营养配餐及家长就餐处、小百货超市等）。

（6）为患儿进行入院评估，书写护理记录。

（7）通知主管医生接诊。

（8）遵照医嘱执行各项治疗。

3. 患儿转入流程

（1）病房接到通知后，责任护士电话中简单了解病情，遵照医嘱安排床位，做好床单位准备。

（2）患儿转入后，责任护士检查病历是否完整，了解当日治疗及用药执行情况。

（3）通知本科主管医生。

（4）责任护士安置患儿到床上，正确卧位，检查全身皮肤、输液管和引流管，与护送人员做好交接班并认真记录。测量体温、脉搏、呼吸、血压、体重。

（5）协助家长整理并妥善放置生活用品，如把鞋放上鞋架、脸盆放架上、自带被褥存放等。

（6）责任护士态度和蔼地向家长自我介绍，讲解本病房的规定，介绍本科护士长及主管医生姓名，带家长熟悉病房各功能区，减轻焦虑，使患儿及家长主动配合治疗及管理。

4. 患儿转出流程

（1）病房主管医生根据患儿病情变化，确定患儿须转科治疗，在与家长交代清楚并获得同意后，开转科医嘱。

（2）责任护士遵照医嘱，将患儿病历按转出要求书写、登记、整理。

（3）责任护士再一次告知患儿家长需转科治疗，确认家长同意后，协助整理物品。

（4）转出前，责任护士评估患儿的生命体征，妥善固定各种管道，并保持通畅，危重患儿需由医生和护士一起护送。

（5）责任护士护送患儿到新病房，将病历及所用药物交新病房责任护士，交代患儿皮肤、引流、输液用药及护理记录等。

（6）患儿病情由医生向新病房医生交接。

5. 手术前准备流程

（1）完善实验室检查：择期手术患儿查血常规、血凝常规、肝功、肾功、乙肝表面抗原、丙肝抗体等。

（2）术前宣教：责任护士详细交代术前注意事项，并逐个班次交代，确保正确执行。评估患儿及家长的心理状态，讲解与疾病有关的治疗和护理知识，减轻他们的焦虑情绪，使其正确面对病情，积极配合治疗和护理。

（3）做好术前准备，包括沐浴（体质弱者禁沐浴）、备皮、胃肠道准备、交叉配血等。

（4）保证术前休息，夜间注意患儿体温变化，儿童对饥饿的耐受性差，需要时遵照医嘱输液。大夜班护士应监督家长及患儿对禁饮食的执行情况，避免延误手术。

（5）术日晨做好胃肠道准备，戴好腕带，遵医嘱术前30分钟注射镇静剂，按需要带CT片、腹带等，送往手术室。

（6）手术后用物准备：备好麻醉床、全麻护理盘、氧气、吸引器及监护仪等。

6. 送手术患儿流程

（1）责任护士做好术前准备，遵医嘱置胃管、尿管，进行清洁灌肠、特殊药物保留灌肠等，并再一次检查皮肤、饮食准备情况。

（2）协助给患儿更换干净的病员服，摘掉发夹、眼镜、首饰，戴好腕带。

（3）术前30分钟给予麻醉前用药。

（4）将患儿病历、CT片、术中用药及用物（Foley尿管、胃管、胸带或腹带等）交与手术室人员。

（5）责任护士与手术室人员一起核对科室、床号、姓名、手术时间、疾病名称、拟定术式后签字，嘱家长到家长等候室等候。

（6）准备好麻醉床、全麻护理盘、吸氧、吸引器、监护仪、四肢约束带及引流袋、输液架等，等待手术患儿返回。

7. 接手术患儿流程

（1）责任护士迅速迎接手术患儿，指导并协助其他人员将患儿平稳移至床上，卧位正确；认真与麻醉恢复室护士交接班，了解手术名称、麻醉方式、术中情况、术后在恢复室情况；给予面罩吸氧，头偏一侧。

（2）观察患儿意识状态，测量体温、脉搏、呼吸、血压；同时观察切口敷料、引流液量及性质、输液用药及全身皮肤情况，并记录在护理单上。

（3）对于尿道下裂等外生殖器手术的患儿，适当约束四肢（以双下肢为主），床上放支被架，保护手术部位。

（4）新生儿术后遵医嘱置暖箱，调好暖箱的温、湿度，监测生命体征。特殊患儿术后需要增加保温措施的，提前用热水袋做好被褥预热工作，患儿回病房后撤去热水袋，有条件时可提升房间温度。患儿自麻醉恢复室回病房后，密切监测体温、脉搏、呼吸及全身皮肤情况，直至生命体征平稳。

（5）根据医嘱和护理常规为家长讲解术后注意事项。

（6）对于被动体位的患儿，每隔1~2小时做肩背部、骶尾部及内外踝等受压部位的皮肤按摩，预防压疮。

8. 患儿办理出院流程

（1）主管医生根据患儿病情决定其出院时间。

（2）晨间查房时，主管医生决定第 2 天出院患儿，并向患儿家长交代病情及出院后注意事项，开出院医嘱。

（3）责任护士遵照医嘱办理相关手续，做出院指导。护士长、责任护士征求家长意见，以改进提高服务质量。

（4）患儿出院当日，责任护士再次核对医嘱，将患儿一览表改为出院状态，请家长持有效证件到住院处办理手续。

（5）需要带药回家的患儿，嘱家长先到药房领取出院带药，再到住院处办理出院手续。

（6）家长如需要费用清单、病历复印件等材料时，责任护士应告知其办理方法。

（7）家长持结算单回病房，责任护士将门诊病历、出院小结交给家长，协助家长整理物品，送患儿离开病房。

9. 加床工作流程

（1）病房固定床位满员时，有病情紧急、需即刻住院治疗的患儿，接诊医生通知护士需要加床。

（2）责任护士见医嘱后准备加床。

（3）指导患儿家长办齐入院手续，以不影响手术车及抢救车进出为准，备好床单位及吸引、吸氧设备。

（4）责任护士按新入院患儿工作流程完成相关工作。

（5）遵照医嘱执行围手术期工作流程。

10. 调床工作流程

（1）医生开出调床医嘱并写于白板上。

（2）责任护士遵照医嘱调床。

（3）责任护士向患儿家长讲明调床的原因和目的，征得家长同意。

（4）将患儿床单位换到所需的病房后，住院患儿一览卡移至新床位上，核对床号并更改床尾卡片上的床号。

（5）责任护士将患儿所有治疗单、服药单、输液单、护理单的床号更正，更换各种处置卡后要双人核对，确保内容无误、床号正确。

（6）责任护士在微机上调床，更换病历夹号，并核对无误。

11. 撤床工作流程

（1）加床患儿换至正规床位或治愈出院，责任护士指导护理员撤床。

（2）将备用床搬离病房，取下加床号，撤下污被服送洗衣房，被褥放在日光下晾晒，床体用含氯消毒剂擦拭。

（3）将备用床集中存放。

（4）隔离患儿用过的床单位物品，按传染病患儿终末消毒法处置。

四、护理告知

1. 由于儿外患儿未满 16 岁，无民事行为能力或只有部分民事行为能力，因此陪护家长作为其监护人需要为其承担民事责任；无民事行为能力的成年人（如精神病患者等），不能给患儿陪护。护士进行告知时，首先是患儿的陪护家长，其次才是患儿本人。

2. 住院新生儿母乳喂养时，护理告知应包括患儿母亲产褥期恢复指导及正确哺乳方法。

3. 多数患儿被动接受监护，护士应对陪护家长进行疾病健康教育和护理告知并贯穿始终。

4. 同一名家长告知多次，重复进行的操作换了陪护人员，要重复告知（如先天性巨结肠，虹吸灌肠每日一次，共 15 日），以保证患儿的安全和治疗护理的顺利完成。

五、常用设备及用具的管理要求

1. 暖箱使用规范

（1）入暖箱的条件

①凡新生儿有发育异常、需急诊手术者，为预防患儿术后体温不升，提高其生存能力，均应置暖箱内护理。

②早产儿出生时体重在 2000g 以下、新生儿寒冷损伤综合征等，均应入暖箱护理。

（2）入箱前准备

①患儿进箱前应测量体重及体温。

②备自动调控暖箱、蒸馏水、清洁温水、氧气等。

（3）操作方法

①检查暖箱各部件性能，关闭全部有机玻璃门。

②在水槽内加入清洁温水（水温 50℃），使水面达到标记处；在温度计的水槽内加注蒸馏水（不得用自来水，以免出现水垢，影响温度测量）；插上电源，开启电源开关，指示灯显示，确认空气循环风扇运转正常；根据患儿出生体重和出生天数，调节箱内温度旋钮至 32~34℃，预热 2 小时。

③箱温稳定后将患儿置于箱内，打开自动控制开关，将数字拨盘开关拨

至患儿皮肤所需温度，再将皮肤传感器探头用胶布固定在婴儿脐与剑突之间（金属面贴紧皮肤），以便观察患儿皮肤温度。

④如需用氧气，应接好输氧管，用氧气浓度计测定调节给氧浓度。输氧管、鼻饲管、静脉补液等可从两端门旁的小圆孔内通入。

（4）患儿入暖箱后的护理

①患儿入暖箱不宜裸体，可穿单衣及包尿布，以防增加辐射散热。

②护士操作前要洗手。一切护理工作均应集中在箱内进行，使用箱门应统一。

③要经常巡回、观察，及时发现问题并给予处理。定时测量患儿体温、脉搏、呼吸。记录箱内温度并及时调节，逐步加温或降温，使新生儿体温维持在 36~37℃，体温未达正常温度时每 1 小时测体温 1 次，待体温升至正常后可 4 小时测体温 1 次。

④及时为患儿换尿布，预防臀红。每天进行沐浴，必须在箱内进行擦洗。称体重时用保温布包好再测量。

（5）暖箱清洁消毒

①每天用 0.1% 新洁尔灭溶液在暖箱内外擦拭 1 次，每周调换暖箱 1 次。已用过的暖箱必须清洁消毒（拔出电源插头，将水箱内水放净，用上述消毒液擦洗，然后用紫外线照射 0.5 小时）后再使用。

②箱内垫子可置于太阳光下暴晒或用紫外线消毒，备好床再用。

③暖箱应标明消毒日期。感染患儿及非感染患儿使用的暖箱要分开，放置在干燥、通风之处，套防尘罩。

（6）注意事项

①暖箱在使用中有漏电现象时，应除去电源，检修后方可使用。

②暖箱塑料外壳，不应用汽油、乙醇擦拭，或用紫外线长期照射，以免发生裂纹；也不应放在阳光下照射和冷风直吹位置，否则将影响箱温的调节。

③当暖箱报警指示灯亮并发出报警时，应及时检查超温报警原因。

④箱内可另加一个温度计，双重测量，以防温度计失灵发生意外。

⑤每日检查箱内湿度表的小水槽是否有蒸馏水，槽中水减少时应及时添加。每日应更换湿度发生器水箱内用水，防止无水发生意外。

2. 皮肤牵引

皮肤牵引是利用粘贴于患儿皮肤的胶布，借牵引绳进行牵引。牵引力通过皮肤间接作用于骨骼。此法简便，对患肢损伤小，痛苦不大，无关节穿针而发生感染的危险，但皮肤要完好无损，牵引重量不超过 5kg。适用于小儿及老年人骨折，或纠正肢体的肌肉萎缩；骨折没有移位，术后牵引用来维持功能位置等。

执行一般骨外科护理常规。

（1）备齐用物，如牵引架、牵引绳、绷带、滑轮、扩展板、铁砝码、棉花、衬垫或安息香酸酊等；按伤肢的长度和直径备好长宽适当的胶布，长度约为骨折断端至肢体远端平面以下 10cm（牵引关节则自关节面以下计算）。因肢体近端较粗，故将胶布的近端分成 2~3 等份，各撕开 10~30cm。

（2）严密观察被牵引肢体远端的血液循环、皮肤感觉及功能活动情况。观察胶布有无松动、滑脱，皮肤有无撕脱、水疱、糜烂等。

（3）做下肢皮肤牵引时，要预防腓总神经损伤。做过膝牵引时，胶布要避免压迫腓骨颈处，观察有无拇趾不能背屈或足下垂等腓总神经损伤的情况。

（4）牵引时床尾抬高 15~30cm，使之形成反牵引力。

（5）保证有效牵引：定期检查被牵引肢体位置是否符合要求，牵引绳及铁砝码是否起到有效的牵引作用，被褥或毛毯勿压在牵引绳上，扩展板不可抵在滑车上，滑轮应固定，轮轴应移动无阻力。

（6）保持患肢中立位，拇趾朝上或稍朝外，防止内收和外展。

（7）牵引肢体要注意保暖，必要时要加棉袜套。

（8）预防压疮，预防泌尿系感染及呼吸道感染等并发症。

（9）指导患儿适当做牵引肢体及全身活动，防止肌肉萎缩及足下垂，以利功能恢复。

3. 约束法

约束的目的，是为便于对患儿的诊断治疗（如检查、采集标本、处置），保护其安全，常用约束法旨在限制其动作。可用于需要全身和局部制动的患儿（如手术部位的保护）。对意识障碍者，可起到安全保护作用。

约束患儿，需要准备各种规格不同的约束带、约束筒、绷带、砂囊、安全别针、夹板、胶布等。

（1）四肢约束法

①袖筒约束法：可用于约束肘关节，常用于婴幼儿颜面和头部手术后的创面保护及防止拔除鼻导管；对皮肤术后的患儿，可保护皮肤等。可将袖筒套在衣袖上，用安全别针固定。使用时，要防止别针损伤皮肤。

②约束带法：用于约束下肢（膝关节部位）。为防止过度压迫，可在约

束带上缝上海绵。此法适用于幼儿和学龄儿。

③粘合带法：用于限制四肢活动范围。如婴幼儿输液以及插入各种导管时，要选择适合患儿肢体幅度的粘合带。

④夹板约束法：用于防止关节屈曲，如手术、特殊检查术后、持续静脉滴注时。选择适合患儿四肢关节的夹板，用胶布固定。操作时，要以患部或关节部为中心，在其上、下两处用胶布或粘合带固定，注意夹板内衬软垫，防止压疮。

（2）约束法护理注意事项

①要考虑小儿正处于发育阶段，为了诊疗安全，必须使用约束法时，要选用对患儿痛苦最小的方法，结束前予患儿充分的心理安慰与鼓励。

②应注意防止皮肤损伤、循环障碍，要及时检查约束效果。发现不当，应及时处理。

③为避免患儿精神受到压抑而不安，需反复给予安慰，并尽力设法在一定限度内允许其肢体活动。同时要取得家长理解，做好解释工作。

（3）护理观察要点

①生命体征：体温、脉搏、呼吸、血压。

②全身状况：面色有无发绀、啼哭等。

③身体动作：关节有无过度伸展、屈曲。

④皮肤颜色：表面有无受压充血、水肿、斑疹、湿疹、痱子、擦伤等。

六、特殊药物应用管理

1. 水合氯醛用药要求

（1）作用：是一种安全的催眠、抗惊厥药，不易蓄积中毒。口服 10~20 分钟起效，血浆 $t_{1/2}$ 为 7~10 小时，醒后无不适感。

（2）用法和用量：口服或灌肠。

新生儿惊厥：10% 水合氯醛 0.5ml/kg 加等量生理盐水或每次 50~80mg/kg，保留灌肠或鼻饲。

癫痫持续状态：剂量按每次 40~50mg/kg（或 1~2ml/岁），用 10% 溶液经胃管给予或加入 1~2 倍生理盐水保留灌肠，必要时 30 分钟后重复 1 次，儿童一般剂量不超过 1g。

（3）密闭、避光保存，15~30℃ 下存放。该药易溶于水、乙醇，在空气中遇热易挥发。

（4）制剂：口服，10% 胶浆剂；灌肠，10% 的溶液，用前应稀释为 1%~

3%的溶液。

（5）监护内容

①由于本品起效很快，所以年龄较大的患儿应在床上服药，然后躺下。年龄较小的患儿，由家长抱着喂服，然后看护至入睡。特殊检查前需要服本品时，由医护人员护送到检查部门。

②本品无镇痛作用，如果患儿疼痛，应先镇痛，否则可使患儿出现激动、烦躁、谵妄。

③该药对黏膜有刺激性、腐蚀性；为减轻刺激，应饭后服，服后须给患儿多喂水。

④注意不良反应观察和护理。胃肠道反应：恶心、呕吐、腹泻、腹胀；中枢神经系统反应：头晕、头痛、眩晕、共济失调；变态反应：红斑、发热、紫癜、荨麻疹、湿疹、血管性水肿等；过敏反应：可发生于用药后数小时至10日后。

⑤本品与其他药物的互相作用包括：若与皮质激素合用，水合氯醛的酶诱导作用可加速皮质激素在肝内的代谢灭活，减弱激素的疗效；若与吗啡同用则对中枢神经系统的抑制增强，并可互相弥补镇痛镇静作用的不足；若与巴比妥类同用，则有协同抗惊厥的作用。

2. 地西泮用药要求

（1）作用与用途：本品属苯二氮䓬类抗焦虑药，具有抗焦虑、镇静、催眠、抗惊厥、抗癫痫及中枢性肌肉松弛作用。口服吸收快，30~60分钟后可发挥作用，1小时后血药浓度即可达高峰，并可持续3小时。肌注15~30分钟即可发挥作用，其吸收缓慢且不规则，血浆药物峰值也稍低于口服。静注1~5分钟发挥作用，药物迅速进入中枢，但也迅速转移至其他组织，故起效较快、作用时间较短。由于其代谢和排泄过程都较慢，故连续用药有一定的蓄积作用，特别是新生儿、婴儿和肝病患者。

（2）用法与用量：用于镇静催眠、抗癫痫治疗。口服：每次0.25~0.5mg/kg或每次3~6mg/m²，每日0.12~0.8mg/kg，分次给予。肌注或缓慢静注：每次0.1~0.3mg/kg（有效血药浓度0.15~0.2μg/ml）。

（3）特性：不溶于水，极易溶于氯仿。保存方法：密闭避光，15~30℃中存放。

（4）制剂：片剂，每片2.5mg、5mg；注射剂，每支2ml、5mg。

（5）监护内容：如果注射用药，应注意以下几点：

①肌注时宜深部注射并注意抽回血，避免误入静脉。

②应单独给药，不可与其他药物混合、配伍。

③静脉注射应以 0.9% 氯化钠注射液或 5% 葡萄糖注射液稀释为 <80μg/ml 的浓度缓注，小儿每千克体重每分钟 0.08mg（3 分钟 0.25mg），注射时不可太快，以免引起心血管或呼吸抑制。

④由于本品刺激性强，应避免穿破血管而注入皮下。不用细小、弯曲的小静脉及手或关节附近的静脉注射。

⑤注射后常出现低血压、肌无力、心动过速、呼吸抑制等反应，特别是同时用巴比妥类或其他中枢神经抑制剂时，有增加中枢抑制的危险。如必须同用时，应备好呼吸支持的各项设备并严密监护。如需镇痛，应将镇痛药减量至少 1/3 量。

⑥静脉用药的患儿给药后要监护 4 小时，尤其是 2 小时以内的脉搏、血压、呼吸，有条件的应使用多功能监护仪。

七、特殊护理人员的管理

1. 护理员管理要求

（1）护理员到科前必须经过严格的岗前培训，培训内容包括医院规章制度、护理各项规章制度、医德医风、护理员行为规范、职业素质、消毒隔离等，经过培训考核，成绩合格后方可上岗。

（2）严格劳动纪律管理，严格考勤制度，1 天病假、事假由科室护士长批准，2 天以上病假、事假需由护理部批准，违反规定者，终止聘用。

（3）被录用的护理员若要辞职，须提前 1 个月向科室和护理部提出申请。

（4）在工作中发生差错、事故的责任者，按医院的有关规定执行。

（5）科室制定培训及考核计划，定期培训、定期考核，不合格者，待岗培训。

（6）每周工作时间不超过 40 小时，加班需经本人同意，并按有关规定发给补贴。

2. 进修护理人员管理要求

（1）凡到我院进修的护理人员，必须经护理部同意后，持有效证件到教务科、护理部报到后，到护理单元办理报到手续，开始进修学习。

（2）遵守科室各项规章制度，迅速熟悉专科护理技术操作常规和各班工作流程，防止各种护理差错事故发生。

（3）遵守护士岗位责任制，按照进修计划由护士长安排工作，不得擅自调整。

（4）各级进修人员一律按护士要求参加临床护理工作。

（5）进修期间不得随便请假，特殊情况者，1天内由科室批准，1天以上由护理部批准，3天以上有选送单位证明方可，进修结束后补足所休天数。

（6）进修期间参加科室的护理查房和业务讲座，不独立值班，不承担临床教学工作。

（7）按科室规定进行入科考核和出科考核；进修结束后个人书面总结，科室护士长进行考核鉴定；护理部考核合格后，将考勤及考核情况填写到鉴定表内，寄回原单位供参考。

八、护士长工作要求

1. 护士长每周一排班，排班前看护士留言本，了解护士个人生活和业余学习需求，合理安排，减少临时换班出现，根据护士职称、年资及能力合理搭配人力。

2. 注意护士各班分工的连续性，注意中午、夜间护士的力量搭配，病房 ICU 和普通病房各有独立值班的护士，排班原则上减少交接班环节。

3. 护士长注意护士的心理状态，特别关注新入职、恋爱期、孕期、哺乳期护士的心理变化，及时沟通解决问题。

4. 护士长随时掌握病房工作量变化，备有二线加班人员，尤其是夜班加班。

5. 护士长对新护士应严格管理，加强职业素质教育和"三基、三严"的考核与培训。

6. 护士长每日提前 10~15 分钟进病房，查看夜班护士工作质量及危重患儿情况。

7. 参加晨间护理，为出院患儿做出院指导，征求家长意见，对当日患儿变化心中有数。检查病房管理情况。

8. 参加晨会交班，带领护士床头交班。

9. 执行周计划。

10. 检查出院病历并签字。

11. 检查护理质量，查看危重患儿、手术患儿、新入院患儿、次日手术患儿及有特殊处置的患儿。

12. 建立护士长与护士双向留言本，便于与护士沟通。

九、应急预案

1. 患儿因肝脏损伤发生出血性休克时的应急预案

（1）患儿经 B 超或 CT 确诊入院后，护士应安置患儿绝对卧床休息。取平卧位或头低位，以增加脑血流和脑细胞氧的供应，同时检查全身皮肤可能存在的外伤，并保护伤口。

（2）立即通知医生，准备好抢救车、抢救用品，积极配合抢救。

（3）迅速建立 2 条有效的静脉通路，必要时静脉切开。遵医嘱输血、输液及应用药物。

（4）给予面罩吸氧，注意保暖。严密监测患儿的血压、脉搏、呼吸、神志、体温的变化，给予心电监护。

（5）值班医生进行腹腔穿刺，抽出不凝血，估计出血量，决定即刻手术。护士应立即遵医嘱查血常规、血凝常规及血型，备交叉配血血标本。

（6）遵照医嘱给予留置导尿管，准确记录尿量。置胃管，给予持续胃肠减压。

（7）通知手术室，并迅速做好急诊手术准备，包括备皮、备血等。

（8）术后按儿外科全麻术后护理常规执行。

2. 急性出血性坏死性肠炎发生中毒性休克的应急预案

（1）患儿被初步诊断为坏死性肠炎、中毒性休克时，病房护士应专人看护，患儿绝对卧床，取平卧位或头低位。新生儿放置暖箱内，按暖箱使用规范执行。

（2）遵医嘱急查血常规、血凝常规、生化项目及血型，备交叉配血血标本，为手术做准备。

（3）遵照医嘱迅速建立有效静脉通路。输血、补液，纠正失血、脱水、电解质紊乱及酸中毒。准备好抢救用品和药品，积极配合医生抢救。

（4）密切观察患儿神志、面色、呼吸、血压、脉搏及体温变化。

（5）遵医嘱给予禁饮食、置胃管、持续胃肠减压。

（6）遵医嘱给予对症处理及护理。高热患儿预防抽搐发生，给予头枕冰袋、药物降温或物理降温；微循环差的患儿应注意四肢保暖。

（7）通知手术室，并迅速做好急诊手术准备，包括备皮、备血、药物过敏试验等。

（8）术后按小儿外科全麻术后护理常规执行。

第五章　口腔科、眼科、耳鼻咽喉科护理工作易错环节管理

第一节　口腔科护理工作易错环节管理

一、口腔科交接班要求

1. 白班责任护士交班要求

(1) 物品、药品、器械账物相符。

(2) 办公室、治疗室、病房清洁整齐。

(3) 交班内容：住院患者总数、出院人数、入院人数、转科人数、手术人数、次日手术人数、特殊检查人数、病情变化及情绪波动的患者。

(4) 新患者做好入院评估、入院指导及遵医嘱进行初步治疗。

(5) 次日手术患者做好各种术前准备，包括心理护理及健康指导，使患者知道术前及术后注意事项。

(6) 危重患者及手术患者床头交班。手术及危重患者卧位正确、舒适，生命体征平稳，各种管道通畅，皮肤完好，各项医嘱执行及时、准确。

(7) 护理记录记录及时、规范、整洁，内容清晰、简明扼要，按时完成各项治疗。

(8) 对一些特殊用药的患者用药顺序、滴数等一些特殊情况要进行口头和书面交接。

(9) 因特殊原因未完成的治疗及晚间治疗要口头与书面交班。

(10) 各种治疗、抢救仪器功能完好，处于备用状态，各仪器都挂有详细的使用说明和操作程序并有专人管理。为下一班准备好所需物品。

(11) 所有记录本、医嘱本、交班报告符合要求。

2. 小夜班责任护士交班要求

(1) 办公室、治疗室清洁整齐。

(2) 物品、药品数目正确。

(3) 一级护理、危重及手术患者按分级护理要求及时巡视并填写巡视

单，护理记录及时、书写规范。

（4）危重及手术患者卧位正确、舒适，生命体征平稳，各种管道通畅，皮肤完好。

（5）各项治疗准时、正确完成。

（6）监护仪用后摆放有序，清洁备用。

（7）危重及手术患者床头交班。

3. 大夜班责任护士交班要求

（1）办公室、治疗室、换药室、病房清洁整齐。

（2）物品、药品数目准确。

（3）各种记录正确、完善。

（4）手术后患者卧位舒适，各种引流液及时倾倒，正确记录引流量。

（5）手术后患者符合下床条件者，督促并帮助患者下床活动；不能下床者如无禁忌证可取半卧位，各种管道通畅，皮肤完好；患者按医嘱进食，不能进食者督促并协助患者口腔清洁（刷牙、漱口）、洗脸、更换衣服。

（6）按医嘱准备当日手术的患者，认真执行操作规程和查对制度。

（7）标本采集及时、符合要求。

（8）口服药及各种治疗无误。

（9）危重及手术患者生命体征平稳，皮肤完好，各种管道通畅，卧位正确。

（10）危重及手术患者床头交班。

二、各环节质量管理要求

1. 新入院患者住院流程

（1）医生根据患者病情及病房床位对需要住院治疗者开具住院证明，安排并通知新患者已入院。

（2）患者接到入院通知后，持住院证明、有效身份证件、押金及生活必需品到住院处办理入院手续。

（3）患者到接诊室领取病员服，进行卫生处置，由接诊人员送到病房。

（4）患者凭住院病历首页和门诊病历、医保患者带医保卡到病房护士站办理住院手续。

（5）患者及家属要保管好交费收据、医保卡，以备出院时使用。

2. 病房接诊新患者流程

（1）患者持住院病历首页及门诊病历到护士站时，责任护士起立，主动热情迎接患者，根据病房床位及患者情况安排床位并办理相应手续，通知主管医生新患者已入院。

（2）责任护士为患者测体重、体温、脉搏、呼吸、血压并记录在体温单上。

（3）责任护士将患者带至病床前，将备用床改为暂空床，核对患者姓名，将床头卡插入床尾袋内；嘱病情轻的患者休息，将随身携带物品妥善放置；协助病重者舒适卧位，初步了解病情，简单查体；交接皮肤、输液及特殊用药；通知医生，遵医嘱及时进行治疗。

（4）新患者如暂时不能安排床位时，须耐心向患者讲明原因并给予妥善安排。

（5）责任护士带患者（重患者为其直系亲属）熟悉病区环境及讲解病房规章制度，如住院期间患者不能擅自外出，病区内不准吸烟、饮酒，听收音机要戴耳机，住院期间要穿病员服等；做好入院宣教，包括病房环境、作息时间、陪住制度、饮食制度、医生查房时间、呼叫器使用、物品保管、防火、防盗、责任护士及主管医生姓名等，责任护士应耐心回答患者及家属提出的问题。

（6）协助家属或患者整理用品，请家属协助将患者暂时不用或多余的物品带回，以保持病房内清洁整齐。

（7）责任护士对新患者进行入院评估，书写护理记录，实施健康指导。

（8）责任护士通知主管医生患者已到院。

（9）遵医嘱进行各种治疗。

3. 患者转入流程

（1）病房接到通知后，由责任护士根据患者情况准备床位。

（2）患者转入后，责任护士接收病历，检查病历是否完整，同时通知本病房主管医生。

（3）责任护士送患者到床旁，协助患者安排好卧位。观察病情、生命体征、输液等；检查皮肤的情况并及时给予适当处理。

（4）责任护士与护送人员进行病情交接，了解患者当日治疗及用药情况；特殊问题做好双方确认；交接无异议后护送人员方可离去。

（5）协助患者整理物品，全面细致地记录护理病历。

（6）向患者和家属介绍本病房的相关规定、环境及主管医生和责任护士，以减轻患者紧张情绪，使者更好地配合治疗和护理。

4. 患者转出流程

（1）病房主管医生根据患者病情变化确定转出患者并开转出医嘱。

（2）责任护士协助医生通知患者及家属，并协助整理物品。

（3）责任护士将转出患者所有病历按转出要求书写、登记、整理。

（4）转出前，责任护士评估患者的病情现状、生命体征，完成相应的护理记录。

（5）责任护士整理患者的用药，及时办理退药。

（6）危重患者需由医生和护士同时护送，到转入病房后，由医生交代病情；责任护士交代患者皮肤、输液、用药及特殊的治疗护理，并转交护理记录，确认无误后方可离开。

5. 手术前准备流程

（1）协助医生准确、及时地做好患者的全面检查：如血常规、尿常规、大便常规、出凝血时间、血型及肝、肾、心、肺功能等检查。

（2）心理护理：评估患者身心状况，减轻患者术前紧张、焦虑、恐惧等心理问题，增强患者参与治疗和护理的意识，建立面对事实、稳定乐观的心理状态，利于机体的康复。

（3）做好术前准备：如皮肤准备、交叉配血及药物过敏试验。

（4）保证休息：术前保证良好的睡眠，必要时术前晚应用镇静剂。

（5）术前宣教：责任护士详细交代术前注意事项，并班班交代。

（6）病情观察：监测生命体征，注意病情变化。

（7）术日晨准备：全麻患者戴好写有患者信息（床号、姓名、住院号、诊断、手术名称）的腕带，嘱患者取下活动义齿、眼镜、发卡、手表、耳环、项链等，嘱患者勿化妆。术前半小时给予麻醉前用药。

（8）手术后用物准备：备好麻醉床、术后用物如全麻护理盘、氧气、负压吸引器及监护仪等。

6. 送手术患者流程

（1）责任护士做好术前准备，指导患者更换病员服、戴好写有患者信息（床号、姓名、住院号、诊断、手术名称）的腕带，摘掉发卡、义齿、眼镜、手表、耳环、项链、腕带等，嘱患者勿化妆。

（2）术前半小时给予麻醉前用药。

（3）准备好带入手术室的用物，如病历、引流球、术中用的药品等。

（4）责任护士与接患者人员一起核对床号、姓名后签字，协助患者上车，送至病房门口。

（5）准备好麻醉床、全麻护理盘、氧气、负压吸引器、监护仪等。

7. 接手术患者流程

（1）责任护士迅速迎接手术患者，与其他人员一起将患者安置床上，根据麻醉方式安排体位，认真与麻醉师、手术室护士交接班，了解手术名称、麻醉方式及术中情况。

（2）测量体温、脉搏、呼吸及血压，观察意识状态、切口、引流、输液及皮肤情况，并认真记录于护理记录单上。

（3）应严密观察切口渗血及呼吸情况，及时吸出口、鼻腔内渗血、渗液，确保呼吸道通畅；观察渗液的性质和量并记录于护理记录单上。

（4）行皮瓣移植修复的患者，应严密观察皮瓣颜色、弹性、温度等血运情况并记录；需体位制动的患者，应告知患者及家属让患者平卧，切忌扭转头颈部。

（5）根据医嘱为患者输血、输液等。

（6）患者完全清醒前禁用或慎用热水袋，以防烫伤。

（7）根据医嘱为家属讲解术后注意事项。

（8）需体位制动的患者，注意皮肤护理，防止压疮发生。

8. 办理患者出院流程

（1）由主管医生根据患者病情决定其出院时间。

（2）出院前1天由主管医生告知患者，并向患者交代病情及出院后应注意的问题，开出院医嘱及出院带药。

（3）病房责任护士见医嘱后办理相应出院手续。

（4）患者出院当日，责任护士再次核对医嘱，将患者一览表改为出院状态，通知患者家属到住院处办理出院手续。

（5）责任护士为患者做好出院指导。

（6）家属领取出院带药，再到住院处办理出院手续。

（7）家属持住院结算单回病房，责任护士帮助患者整理用品，恭送患者离开病房。

9. 调床工作流程

（1）医生根据患者和病房床位的使用情况决定调床，开出调床医嘱并写于黑板上。

（2）责任护士准备床单位。

（3）责任护士进行调床前检查，将患者床号、姓名、床头卡、护理及饮食标识调至所需床位，向患者及家属做好解释工作，征得患者同意。

（4）责任护士遵医嘱将患者调至所需床位后，将患者所有的治疗单、服药单及护理单上床号更正。

（5）责任护士在微机上调床，并在一览表上更改床位，更换病历夹，并核对无误。

（6）责任护士全面负责患者调床前后过程中的护理安全及病情的观察。发现病情变化及时报告医生，给予应急处理。

三、病房内仪器的安全使用

1. 监护仪

【风　　险】漏电，警报，机械故障。

【预防措施】

（1）专人负责，每周进行检查及试机并清洁机身。

（2）应用时严格按规程操作。

（3）使用时要设定好监护项目的报警参数。

（4）确保各导联线连接正确妥当。

（5）注意袖带、血氧饱和度监测仪的使用，避免导线扭曲及损坏。

（6）定期进行保养，若出现问题及时维修。

2. 血压计

【风　　险】水银泄漏中毒，计数不准。

【预防措施】

（1）使用血压计时禁止碰撞受损，以免使水银泄漏，应放置稳妥处。

（2）测血压前将开关打开，用后将血压计向右倾斜 45°关闭。

（3）使用时充气速度要均匀，避免水银柱打得过高。

（4）如有水银泄漏，要及时回收或请专业人员处理。

（5）定期检测。

四、护士长工作要求

1. 护士长每周排班 1 次，排班时注意护士职称、年资及能力搭配。

2. 排班时间合理，特别注意中午、夜间护士力量搭配，有条件应上双班，原则上减少交接班环节。

3. 护士长注意护士的心理状态，特别关注恋爱期、孕期、哺乳期护士的心理变化，如有异常情况及时处理。

4. 护士长对新护士、合同制护士严加管理，加强素质教育和理论、技术培训。

5. 护士长每日提前10~15分钟进病房，查看夜班护士工作质量及危重患者情况。

6. 参加晨会交班，带领护士床头交班。

7. 检查病房管理情况及晨间护理完成情况。

8. 为出院患者做出院指导并征求患者及家属意见。

9. 执行周计划。

10. 检查出院病历并签字。

11. 检查护理质量，查看危重患者、手术患者、新入院患者、次日手术患者及有特殊情况患者。

12. 建立护士长留言本和护士留言本，以便于与护士沟通。

五、应急预案

1. 患者发生化疗药物外渗时的应急预案

（1）立即停止化疗药液的输入，可保留针头接无菌注射器回抽漏于皮下的药液，然后拔出针头。

（2）发生化疗药物外渗后要及时通知主管医生和护士长。

（3）用2%普鲁卡因局部封闭，既可以稀释外渗的药液和防止药液的扩散，又可以起到镇痛的作用，封闭液的量可根据需要配制。

（4）根据药物的性质选择冷热敷，冷热敷期间应加强观察，防止冻伤、烫伤。

（5）避免患处局部受压，外涂多磺酸黏多糖软膏，外渗局部肿胀严重者可用50%硫酸镁湿敷并用多磺酸黏多糖交替使用。

（6）抬高患肢，杜绝外渗处下方再次输液。

（7）做好患者的心理护理。

（8）加强交班，密切注意观察局部变化。

2. 口腔内手术术后出血并窒息的应急预案

（1）发生口腔内手术术后出血并窒息时，应立即吸出口、鼻腔内渗血、渗液，保持呼吸道通畅。

（2）立即通知医生，给予吸氧、人工辅助呼吸，必要时通知麻醉师给予气管内插管。

（3）立即准备好抢救车、抢救用品（简易呼吸气囊或呼吸机、监护仪），积极配合抢救。

（4）迅速建立有效的静脉通路，遵医嘱输液及应用止血药物。

（5）严密监测患者的体温、脉搏、呼吸、血压及神志变化，观察患者有无自主呼吸，无自主呼吸者给予气管内插管并接呼吸气囊或呼吸机。

（6）给予心电监护，准确记录病情变化。

（7）协助医生探查手术切口，给予止血，严密观察切口渗血情况。

第二节 眼科护理工作易错环节管理

一、眼科一般护理常规

1. 按外科一般护理常规护理。

2. 心理护理：指导患者正确地认识疾病，消除思想顾虑，使患者积极配合治疗。

3. 患者入院后，将患者送至安排的床位休息。向患者介绍病区环境与有关制度，介绍主管的医生、护士。

4. 病房内保持整洁、安静、空气流通、光线柔和偏暗，避免强光直射患眼及烟尘刺激。

5. 嘱患者注意休息，指导并协助其安排好生活。眼睛应充分休息，忌看电视，少阅书报，尤应避免在强光或弱光下阅读。必要时外出佩戴有色眼镜保护。

6. 经常巡视病房，及时了解患者的生活起居、饮食、睡眠和情绪等情况，做好相应护理。

7. 按医嘱给予相应饮食，注意忌辛辣食物。

8. 密切观察患者患眼的局部症状及伴随症状的变化，若发现病情突变及时报告医生并配合处理。

9. 严格执行医嘱，准确按时滴用眼药。观察用药效果和反应，做好记录。

10. 严格执行消毒隔离制度，防止交叉感染。

11. 做好健康教育和出院指导。

二、眼科交接班要求

1. 白班责任护士交班要求

（1）物品、药品、器械账物相符

（2）办公室、治疗室、病房清洁整齐。

（3）交班内容：住院患者总数、出院人数、入院人数、转科人数、手术人数、次日手术人数、特殊检查人数、病情变化及情绪波动的患者。

（4）新患者做好入院评估、入院指导及遵医嘱进行初步治疗。

（5）次日手术患者做好各种术前准备，包括心理护理及健康指导，使患者知道术前及术后注意事项。

（6）所有患者床头交班。手术患者卧位正确、舒适，生命体征平稳，皮肤完好，各项医嘱执行及时、准确。

（7）护理记录记录及时、规范、整洁，内容清晰、简明扼要，按时完成各项治疗。

（8）对一些特殊用药的患者用药顺序、滴数等一些特殊情况要进行口头和书面交接。

（9）因特殊原因未完成的治疗及晚间治疗要口头与书面交班。

（10）各种治疗、抢救仪器功能完好，处于备用状态，各仪器都挂有详细的使用说明和操作程序并有专人管理。为下一班准备好所需物品。

（11）所有记录本、医嘱本、交班报告符合要求。

2．小夜班责任护士交班要求

（1）办公室、治疗室、处置室、病房清洁整齐。

（2）物品数目正确。

（3）手术患者要及时巡视，护理记录规范、整洁。

（4）危重及手术患者卧位正确、舒适，生命体征平稳，皮肤完好。

（5）各项治疗准确、及时完成。

（6）特殊及手术患者床头交班。

3．大夜班责任护士交班要求

（1）办公室、治疗室、检查室、换药室、病房清洁整齐。

（2）治疗用物交接清楚、无误。

（3）各种记录准确、完善。

（4）标本采集及时，符合要求。

（5）手术后患者卧位舒适，需特殊体位者卧位正确，行动不便协助患者刷牙、漱口、洗脸，帮助其进食早餐。

（6）按医嘱准备当日手术的患者，认真执行操作规程和查对制度。

（7）口服药及各种治疗无误。

（8）交班方式为集体交班和床头交班。

三、各环节质量管理要求

1. 新入院患者入院流程

（1）医生根据病房床位及患者病情安排并通知新患者入院。

（2）患者接到入院通知后，持有效身份证件、社保卡、押金及生活必需品到住院处办理入院手续。

（3）患者在住院处领取病员服，住院处派专人将患者送至病房。

（4）患者及家属要保管好交费收据，以备出院时使用。

2. 病房接诊新患者流程

（1）患者持住院病历首页及门诊病历到护士站时，责任护士主动热情地迎接患者，根据病情安排床位并办理相关手续。

（2）请患者及家属详细阅读入院须知。

（3）责任护士将患者带至床前，将备用床改为暂空床，核对患者姓名，将床头卡插至床尾袋内；嘱病情轻的患者休息，将随身携带物品妥善放置；协助病重者安排卧位，初步检查病情；交接皮肤、输液及特殊用药；通知医生，遵医嘱及时进行治疗。

（4）新患者如暂时不能安排床位时，应耐心向患者讲明原因并给予妥善安置。

（5）责任护士为患者测体重、血压、脉搏、呼吸、体温并记录在体温单上。

（6）责任护士带患者（重患者为其直系亲属）熟悉病区环境及讲解病房规章制度，如住院期间患者不能擅自外出，病区内不准吸烟、饮酒，听收音机要戴耳机，住院期间要穿病员服等。做好入院宣教，包括病房环境、作息时间、探视制度、饮食制度、医生查房时间、呼叫器使用、物品保管、防火、防盗、责任护士及主管医生姓名等，责任护士应耐心回答患者及家属提出的问题。

（7）协助家属或患者整理用品，请家属协助将患者暂时不用或多余的物品带回，以保持病房内清洁整齐。

（8）为新患者进行入院评估，记录护理记录。

（9）责任护士通知主管医生患者已到院。

（10）遵医嘱进行各种治疗。

3. 患者转入流程

（1）病房接到通知后，责任护士根据患者情况准备床位。

（2）患者转入后，责任护士接病历，检查病历是否完整，了解患者当日治疗及用药情况。

（3）通知本病房主管医生。

（4）责任护士接患者到床旁，协助患者安排好卧位。

（5）观察病情、生命体征、输液等；检查皮肤情况并详细记录；特殊问题做好交班。

（6）协助患者整理物品。

（7）向患者介绍本病房的相关规定、环境，以减轻患者紧张情绪，使患者更好地配合治疗和护理。

4. 患者转出流程

（1）病房主管医生根据患者病情变化确定转出患者。

（2）责任护士协助医生通知患者及家属，并协助整理物品。

（3）责任护士将转出患者所有病历按转出要求书写、登记、整理。

（4）转出前，责任护士评估患者的一般情况、生命体征，危重患者需由医生和护士护送。

（5）将病历及所用药物等交与转入病房责任护士。

（6）转入新病房后，由医生交代病情，护士交代患者皮肤、输液、用药及护理记录等。

5. 手术前准备流程

（1）协助医生准确、及时地做好患者的全面检查，如血常规、尿常规、便常规、出凝血时间及肝、肾、心、肺功能等检查。

（2）心理护理：评估患者身心状况，减轻患者术前紧张、焦虑、恐惧等心理问题，增强患者参与治疗和护理的意识，建立面对事实、稳定乐观的心理状态，利于机体的康复。

（3）做好术前准备：按需要做交叉配血及药物过敏试验。

（4）保证休息：术前保证良好的睡眠。

（5）术前宣教：责任护士详细交代术前注意事项。

（6）病情观察：注意生命体征及病情变化。

（7）术日晨准备：局麻患者进食少量，全麻患者禁饮食，术前半小时给予手术前用药。

（8）手术后用物准备：全麻患者备好麻醉床、术后用物如全麻护理盘、氧气等。

6. 送手术患者流程

（1）责任护士做好术前准备，指导患者更换病员服，摘掉发卡、眼镜、义齿等，嘱患者勿化妆，戴好写有患者信息的腕带。

（2）术前半小时给予麻醉前用药。

（3）准备好带入手术室用物，如药品、病历等。

（4）责任护士与接手术人员一起核对科室、床号、姓名性别、拟行手术名称、麻醉方式后，协助患者上车，将患者送至病房门口。

（5）准备好床单位，全麻患者准备麻醉床、全麻护理盘、氧气等。

7. 接手术患者流程

（1）责任护士迅速迎接手术患者，协助将患者安置床上，根据手术方式安排体位，认真与麻醉师、手术室护士交接班，了解手术名称、麻醉方式及术中情况。

（2）测量血压、脉搏、呼吸及体温，观察患者意识状态、切口、输液及皮肤情况，并认真记录护理单。

（3）根据医嘱为患者吸氧、输液等。

（4）每4小时测量体温、脉搏、呼吸1次，观察切口疼痛情况，并记录于护理记录单上。

（5）全麻患者清醒前，每15分钟巡视1次，观察生命体征情况。

（6）为家属讲解术后注意事项。

8. 患者办理出院流程

（1）由主管医生根据患者病情决定其出院时间。

（2）出院前1日由主管医生告知患者，并向患者交代病情及出院后应注意的问题，开出院医嘱及出院带药。

（3）病房责任护士见医嘱后办理相关出院手续。

（4）患者出院当日，责任护士再次核对医嘱，将患者一览表改为出院状态，通知患者家属到住院处办理出院手续。

（5）责任护士为患者做好出院指导。

（6）家属先到药房领取出院带药，再到住院处办理出院手续。

（7）家属持住院结算单回病房，责任护士帮助患者整理用品，恭送患者离开病房。

9. 调床工作流程

（1）医生开出调床医嘱并写于黑板上。

（2）责任护士准备床单位。

（3）责任护士进行调床前查对患者床号、姓名，将床头卡、护理及饮食标记换至所需床位，向患者及家属做好解释工作，征得患者同意。

（4）责任护士遵医嘱将患者调至所需床位后，将患者所有治疗单、服药单及护理单上床号更正。

（5）责任护士在微机上调床，更换病历夹号，并核对无误。

四、病房内仪器的安全使用

1. 血压计

【风　　险】水银中毒，计数不准。

【预防措施】

（1）使用血压计时禁止碰撞受损，以免使水银泄漏，应放置稳妥处。

（2）测血压前将开关打开，用后将血压计向右倾斜45°关闭。

（3）使用时避免水银柱打得过高。

（4）如有水银泄漏，要及时回收或请专业人员处理。

（5）定期检测。

2. 简易呼吸器

【风　　险】漏气。

【预防措施】

（1）专人负责，每周2次进行检查，患者用后彻底清洁消毒。

（2）应用时严格按规程操作。

（3）确保氧气及患者连接正确妥当。

（4）如有漏气及时更换。

3. 心电图机

【风　　险】无电，描图不准。

【预防措施】

（1）专人负责保管、保养。

（2）使用时避免消毒液及水进入机器。

（3）用后关掉电源，用无水酒精擦拭导联线及电极片接头，放置时各导联线避免扭曲。

（4）及时充电备用，补充记录纸。

（5）出现问题及时维修。

（6）每年检测 1 次。

五、阿托品滴眼液用药管理

1. 严格按医嘱给药。

2. 严格"三查七对"，与其他药物分开放置，以免误用。

3. 详细询问病史，青光眼患者、眼压增高者严禁使用，老年人应慎用。

4. 使用剂量要准确，使用后按压泪囊区 2~3 分钟，以防经鼻泪管吸收中毒。

5. 严格执行消毒隔离制度，防止发生交叉感染。

六、护士长工作要求

1. 护士长每周排班 1 次，排班时注意护士职称、年资及能力搭配。

2. 排班时间合理，特别注意中午、夜间护士力量搭配，有条件应上双班，原则上减少交接班环节。

3. 护士长注意护士的心理状态，特别关注恋爱期、孕期、哺乳期护士的心理变化，如有异常情况及时处理。

4. 护士长对新护士、合同制护士严格管理，加强素质教育和理论、技术培训。

5. 护士长每日提前 10~15 分钟进病房，查看夜班护士工作质量及危重患者情况。

6. 参加晨会交班，带领护士床头交班。

7. 检查病房管理情况及晨间护理完成情况。

8. 为出院患者做出院指导并征求患者及家属意见。

9. 执行周计划。

10. 检查出院病历并签字。

11. 检查护理质量，查看手术患者、新入院患者、次日手术患者及有特殊情况患者。

12. 建立护士长留言本和护士留言本，以便于与护士沟通。

七、应急预案

1. 患者发生青光眼急性发作的应急预案

（1）立即通知主管医生。

（2）遵医嘱急查肾功能并用药，如口服异山梨醇口服液（易思清）50ml，应用噻吗洛尔（噻吗心安）、溴莫尼定（阿法根）、毛果芸香碱（匹罗卡品）等眼药水降低眼压。

（3）肾功能正常者可给予 20% 甘露醇 250ml 静脉滴注，以达到降低眼压，减轻眼胀痛、头痛的作用。

（4）观察用药后反应，减轻患者痛苦。

（5）嘱患者勿进食辛辣刺激性食物，忌浓茶、烟、酒，不要一次饮大量水（每次要少于 500ml），不要在暗的地方逗留太久。

（6）加强交班，密切注意观察眼部情况变化。

（7）手术治疗。

2. 眼外伤患者的应急预案

（1）眼外伤患者入院，立即通知主管医生，及时对患者进行详细的眼部检查及手术前必要的相关检查，做好手术前准备。

（2）帮助患者办理相关住院手续。

（3）立即通知手术室值班人员，做好手术准备。

（4）测量患者的血压、脉搏、呼吸、体温及体重，简单进行必要的入院宣教。

（5）遵医嘱输液及应用手术前药物。

（6）术后按眼科手术后护理常规护理。

第三节　耳鼻咽喉科护理工作易错环节的管理

一、耳鼻咽喉科一般护理常规

1. 按外科一般护理常规护理。

2. 心理护理：加强与患者的沟通，积极疏导患者的不良情绪。

3. 向患者介绍病区环境和有关制度，通知主管医生。

4. 按医嘱进行分级护理。

5. 24 小时内留取血、尿、便常规标本送检。

6. 及时了解患者的生活起居、饮食、睡眠等情况，做好相应的护理。

7. 严密观察患者的神志、面色，疾病的性质、部位，鼻液的色、质、量、气味的变化和鼻腔出血、破溃、嗅觉等情况。

8. 按医嘱给予相应饮食，注意饮食禁忌。

9. 按医嘱给药，观察用药后的效果和反应。

10. 手术患者做好术前准备与术后护理。

11. 严格执行消毒隔离制度，防止交叉感染。

12. 做好健康教育和出院指导。

二、耳鼻咽喉科交接班要求

1. 白班责任护士交班要求

（1）物品、药品、器械账物相符

（2）办公室、治疗室、病房清洁整齐。

（3）交班内容：住院患者总数、出院人数、入院人数、转科人数、手术人数、次日手术人数、特殊检查人数、病情变化及情绪波动的患者。

（4）新患者做好入院评估、入院指导及遵医嘱进行初步治疗。

（5）次日手术患者做好各种术前准备，包括心理护理及健康指导，使患者知道术前及术后注意事项。

（6）危重患者及手术患者床头交班。手术及危重患者卧位正确、舒适，生命体征平稳，各种管道通畅，气管切开的患者敷料清洁、干燥，内套管通畅，皮肤完好，各项医嘱执行及时、准确。

（7）护理记录记录及时、规范、整洁，内容清晰、简明扼要，按时完成各项治疗。

（8）对一些特殊用药的患者用药顺序、滴数等一些特殊情况要进行口头和书面交接。

（9）因特殊原因未完成的治疗及晚间治疗要口头与书面交班。

（10）各种治疗、抢救仪器功能完好，处于备用状态，各仪器都挂有详细的使用说明和操作程序并有专人管理。为下一班准备好所需物品。

（11）所有记录本、医嘱本、交班报告符合要求。

2. 小夜班责任护士交班要求

（1）办公室、治疗室、检查室、换药室、病房清洁整齐。

（2）治疗用物交接清楚、无误。

（3）一级护理、危重及手术患者及时巡视并填写巡视单，护理记录规范、整洁。

（4）危重及手术患者卧位正确、舒适，生命体征平稳，各种管道通畅，皮肤完好。

（5）气管切开患者保持内套管清洁、通畅，及时湿化吸痰。

（6）各项治疗及时、正确完成。

（7）监护仪用后摆放有序，清洁备用。

（8）危重及手术患者床头交班。

3. 大夜班责任护士交班要求

（1）办公室、治疗室、检查室、换药室、病房清洁整齐。

（2）治疗用物交接清楚、无误，治疗室、换药室、检查室按时紫外线消毒。及时准确记录护理记录。

（3）严格按照操作规程执行气管切开患者内套管的清洁和消毒。

（4）手术后患者卧位舒适，各种引流液及时倾倒，正确记录引流量。

（5）督促气管切开患者刷牙。病情允许的情况下帮助其下地活动。

（6）按医嘱准备当日手术的患者，认真执行操作规程和查对制度。

（7）标本采集及时，符合要求。

（8）口服药及各种治疗无误。

（9）危重及手术患者生命体征平稳，皮肤完好，各种管道通畅，卧位正确。

三、各环节质量管理要求

1. 新入院患者入院流程

（1）医生根据病房床位及患者病情安排并通知新患者入院。

（2）患者接到入院通知后，持有效身份证件、医保证、押金及生活必需品到住院处办理入院手续。

（3）患者到接诊室领取病员服，由接诊人员送到病房。

（4）患者及家属要保管好交费收据、医保卡，以备出院时使用。

2. 病房接诊新患者流程

（1）患者持住院病历首页及门诊病历到护士站时，责任护士起立，主动热情迎接患者，根据病情安排床位并办理相应手续。

（2）请患者及家属详细阅读入院须知，填写相应条款并签字，此须知签字后由护士放病历夹中妥善保管。

（3）责任护士为患者测体重、血压、脉搏、呼吸、体温并记录在体温单上。

（4）责任护士带患者（重患者为其直系亲属）熟悉病区环境及讲解病房规章制度，如住院期间患者不能擅自外出，病区内不准吸烟、饮酒，听收音机要戴耳机，住院期间要穿病员服等；做好入院宣教，包括病房环境、作息时间、陪护制度、饮食制度、医生查房时间、呼叫器使用、物品保管、防火、防盗、责任护士及主管医生姓名等，责任护士应耐心回答患者及家属提出的问题。

（5）责任护士将患者带至床前，将备用床改为暂空床，核对患者姓名，将床头卡插至床尾袋内；嘱病情轻的患者休息，将随身携带物品妥善放置；协助病重者安排卧位，初步检查病情；交接皮肤、输液及特殊用药；通知医生，遵医嘱及时进行治疗。

（6）新患者如暂时不能安排床位时，应耐心向患者讲明原因并给予妥善安置。

（7）协助家属或患者整理用品，请家属协助将患者暂时不用或多余的物品带回，以保持病房内清洁整齐。

（8）为新患者进行入院评估，记录在护理记录单上。

（9）责任护士通知主管医生患者已到院。

（10）遵医嘱进行各种治疗。

3. 患者转入流程

（1）病房接到通知后，责任护士根据患者情况准备床位。

（2）患者转入后，责任护士接病历，检查病历是否完整，了解患者当日治疗及用药情况。

（3）通知本病房主管医生。

（4）责任护士接患者到床旁，协助患者安排好卧位。

（5）观察病情、生命体征、输液、引流等；检查皮肤情况并详细记录；特殊问题做好交班，双方确认无异议，方可离去。

（6）协助患者整理物品。

（7）向患者介绍本病房的相关规定、环境，以减轻患者紧张情绪，使患者更好地配合治疗和护理。

4. 患者转出流程

（1）病房主管医生根据患者病情变化确定转出患者。

（2）责任护士协助医生通知患者及家属，并协助整理物品。

（3）责任护士将转出患者所有病历按转出要求书写、登记、整理。

（4）转出前，责任护士评估患者的一般情况、生命体征，危重患者需有医生和护士同时护送。

（5）将病历及所用药物等交转入科责任护士。

（6）转至新科室后，由医生交代病情，护士交代患者皮肤、输液、引流、用药及护理记录等。

5. 手术前准备流程

（1）协助医生准确、及时地做好患者的各项化验检查，包括心电图、胸部 X 线及各种专科检查。

（2）心理护理：评估患者身心状况，减轻患者术前紧张、焦虑、恐惧等心理问题，介绍手术成功病例，鼓励与病友交流，建立面对事实、稳定乐观的心理状态。

（3）做好术前准备：如皮肤准备、交叉配血、药物过敏试验及鼻饲等。

（4）保证休息：术前保证良好的睡眠。

（5）术前宣教：责任护士详细交代术前注意事项，并班班交代。

（6）病情观察：监测生命体征，注意病情变化。

（7）术日晨准备：按要求为患者留置鼻饲管，督促患者禁饮食，戴好有患者信息的腕带，取下活动义齿、眼镜、发卡、手表、耳环、项链等，嘱患者勿化妆。术前半小时给予麻醉前用药。

（8）手术后用物准备：备好麻醉床、术后用物如全麻护理盘、氧气、负压吸引装置、气管切开护理盘等。

6. 送手术患者流程

（1）责任护士督促患者穿好病员服，戴腕带。摘掉发卡、义齿、眼镜、手表、耳环、项链等，嘱患者勿化妆。

（2）术前半小时给予麻醉前用药。

（3）准备好带入手术室用物，如药品、病历及 CT 片等。

（4）责任护士与接患者人员一起核对床号、姓名后签字，协助患者上车，将患者送至病房门口。

（5）准备好麻醉床、全麻护理盘、氧气、监护仪及负压吸引装置等。

7. 接手术患者流程

（1）责任护士负责接手术患者，与其他人员一起将患者安置床上，根据麻醉方式安排体位，认真与麻醉师、手术室护士交接班，了解手术名称、麻醉方式及术中情况。

（2）测量血压、脉搏、呼吸及体温，观察患者意识状态、切口、引流、输液及皮肤情况，保持呼吸道通畅，并记录在护理记录单上。

（3）根据医嘱为患者吸氧、输血、输液等。

（4）密切观察生命体征变化，并做好护理记录。

（5）喉癌术后密切观察病情变化，及时湿化吸痰，接负压引流袋并保持呼吸道通畅。

（6）为家属讲解术后注意事项。

（7）注意皮肤护理，防止压疮发生。

8. 调床工作流程

（1）医生开出调床医嘱并写于黑板上。

（2）责任护士准备床单位。

（3）责任护士进行调床前查对患者床号、姓名，将床头卡、护理及饮食标记换至所需床位。

（4）责任护士遵医嘱将患者移至所需床位后，将患者所有治疗单、服药单及护理单上床号更正。

9. 患者办理出院流程

（1）由主管医生根据患者病情决定其出院时间。

（2）出院前 1 日由主管医生告知患者，并向患者交代病情及出院后应注意的问题，开出院医嘱及出院带药。

（3）病房责任护士见医嘱后办理相关出院手续。

（4）患者出院当日，责任护士再次核对医嘱，将患者一览表改为出院状态，通知患者家属到住院处办理出院手续。

（5）责任护士为患者做好出院指导。

（6）家属先到药房领取出院带药，再到住院处办理出院手续。

（7）家属持住院结算单回病房，责任护士帮助患者整理用品，恭送患者离开病房。

四、气管切开术护理常规

1. 按耳鼻喉科一般护理常规护理。

2. 心理护理：了解患者对手术的具体心理问题，消除恐惧心理，向患者讲解如何配合医护人员进行治疗及康复活动。气管切开以后，暂时丧失讲话能力，及时了解患者的需求，解除患者的思想负担。

3. 术前护理

（1）皮肤准备：颈前区皮肤备皮，男性剃胡须，准备好吸引器及合适的气管套管。

（2）手术当日禁食水，术前 30 分钟给苯巴比妥肌内注射，阿托品肌内注射。

（3）有明显呼吸困难的患儿，待手术室一切安排就绪后再送，以免因哭闹、挣扎加重呼吸困难。已做气管内插管的患儿，在送手术室前检查管道位置及是否通畅，做好交接班记录。

4. 术后护理

（1）取半卧位或平卧位，去枕使颈部舒展，以利咳嗽及呼吸。

（2）小儿、精神异常者、全麻手术未清醒者应预防自行拔管，必要时约束双手。

（3）病房内应保持适当的温度（22℃左右）及湿度（60%左右）。

（4）保持呼吸道通畅：视分泌物的多少及黏稠程度，每隔1~4小时清洗套管1次，每日煮沸消毒内套管。在拔出气管内套管时应注意固定外套管，以防一同拔出。拔出内套管的时间不宜超过30分钟，以免分泌物干燥结痂，堵塞外套管使内套管插入困难。外套管一般在手术后7~10日方可更换，定时做雾化吸入。套管内交替滴入α-糜蛋白酶以稀释分泌物，随时吸出或鼓励患者咳出痰液，防止气管内分泌物干燥结痂及交叉感染。

（5）密切注意呼吸变化，对出现呼吸困难者，应立即通知医生，同时做好如下处理。

①拔出内套管，扶正头位。

②仍有呼吸困难者立即吸痰，若外套管通畅无阻，提示下呼吸道阻塞；若吸痰管到达外套管远端时受阻，提示脱管或套管远端与气管前壁抵触，应及时处理。

（6）观察伤口有无出血、皮下气肿及感染，伤口敷料要保持清洁干燥，如被血液及分泌物渗透，应及时更换。

（7）经常检查患者套管固定带的松紧度，过松易脱管，过紧则影响血液循环。

（8）术后禁用吗啡、可待因、阿托品等镇咳剂及麻醉剂，以避免使气管内分泌物干结，不易咳出。

（9）拔管前应试行堵管，堵管后要严密注意呼吸情况，完全堵管24~48小时无呼吸困难方可拔管。堵管的栓子一定要牢固，以免吸入气管内。伤口处以蝶形胶布拉紧皮肤闭合，盖以无菌敷料，一般无需缝合，皮肤切口缝线可于术后5~7日拆除。

（10）患者带管期间或拔管后，应随时准备好气管切开包或气管插管等急救器械，以备急用。

（11）患者应安静卧床休息，离床的患者活动量不宜过多，以免管脱出。

（12）术后给流质或半流质饮食，进食时应注意有无呛咳及呼吸困难。

5. 健康教育

（1）长期带管者，告知患者如何保持管道通畅和不被污染、如何观察并发症。

（2）防止套管内分泌物干燥结痂，继续滴入 α-糜蛋白酶。

五、丁卡因用药管理

1. 浓度：1%~2%，常用 1%。

2. 作用：系广泛应用的黏膜表面麻醉剂。麻醉效能强，为普鲁卡因的 10~15 倍，毒性亦为普鲁卡因的 10 倍。用药 1~3 分钟起效，维持 2~3 小时。一次使用剂量不得超过 60mg（1% 浓度者，一次不超过 6ml）。

3. 用途：用于成人鼻和咽部检查治疗前以及纤维喉镜、电子喉镜、食管镜、支气管镜检查或手术前黏膜表面麻醉。禁止用于浸润麻醉。

4. 用法：以喷雾器将麻醉药喷布于麻醉局部，鼻腔手术以棉片或纱条浸渍丁卡因，内加少量 1∶1000 的肾上腺素置鼻腔黏膜表面，15 分钟取出，即可达到麻醉效果。

5. 注意事项

（1）注射用麻醉药与表面麻醉药必须严格区分。

（2）表面麻醉药以新鲜配制者最好，不宜久置。

（3）使用时宜先试用小量，观察是否有药物过敏反应，然后方可用至适量，但不得超过规定剂量。

（4）用药前可肌内注射阿托品 0.5mg 或口服巴比妥类药物，并嘱患者不要紧张。

（5）鼻腔用药中应加入少量肾上腺素，使毛细血管收缩，减慢药物吸收速度，从而减少中毒，并可延长麻醉时效。

（6）用药期间应密切观察患者的面色、表情、脉搏及呼吸等。

六、护士长工作要求

1. 护士长每周排班 1 次，排班时注意护士职称、年资及能力搭配。

2. 排班时间合理，特别注意中午、夜间护士力量搭配，原则上减少交接班环节。

3. 护士长注意护士的心理状态，特别关注恋爱期、孕期、哺乳期护士的心理变化，如有异常情况及时处理。

4. 护士长对新护士、合同制护士严加管理，加强素质教育和理论、技术培训。

5. 护士长每日提前 10~15 分钟进病房，查看夜班护士工作质量及危重患者情况。

6. 参加晨会交班，带领护士床头交班。

7. 检查病房管理情况及晨间护理完成情况。

8. 为出院患者做出院指导并征求患者及家属意见。

9. 执行周计划。

10. 检查出院病历并签字。

11. 检查护理质量，查看危重患者、手术患者、新入院患者、次日手术患者及有特殊情况患者。

12. 建立护士长留言本和护士留言本，以便于与护士沟通。

七、应急预案

1. 患者发生丁卡因中毒的应急预案

中毒症状为头晕或眩晕，眼花，胸闷，惊恐，面色苍白，口腔干燥，瞳孔散大或出现兴奋、幻想和精神错乱、多语、狂笑，以及脉搏微弱、血压下降、呼吸浅而不规则等。

（1）一经发现必须立即停止用药并进行抢救。可静脉注射地塞米松 5mg，以达到脱敏和抑制药物中毒反应的作用，并及时通知主管医生和护士长。

（2）兴奋和抽搐患者，可给予镇静剂（如地西泮 0.1~0.2mg/kg，静脉注射），或硫喷妥钠（用于控制抽搐，可用 2%~2.5% 硫喷妥钠，静脉缓慢注射），抽搐一经控制，立即停注，针头暂不拔出，以备抽搐再发时可继续注射，但药物总量一般不超过 5mg/kg。

（3）患者平卧、头低位，密切观察脉搏、心率、呼吸、血压、神志，直至中毒反应消失。

（4）必要时采取人工呼吸、气管内插管、吸氧等措施。

（5）加强交接班，密切注意观察病情变化。

2. 患者发生喉阻塞的应急预案

（1）发生喉阻塞时，保持患者安静，绝对卧床休息。给予半卧位或侧卧位。限制探视人数，减少刺激因素。

（2）立即通知医生，准备好抢救车、抢救用品，积极配合抢救。

（3）迅速建立有效的静脉通路，遵医嘱输液及应用药物。

（4）给予氧气吸入或超声雾化吸入。

（5）密切观察患者的血压、脉搏、呼吸、体温及神志变化，尤其注意缺氧状况。准确记录病情变化。

（6）及时正确地执行医嘱。对于小儿急性喉炎、急性会厌炎、喉水肿、气管内插管或气管镜检查所引起的急性喉阻塞，只要及时加用激素治疗，多数患者可避免行气管切开术。

（7）对于有手术指征的患者要积极完善术前准备，创造条件尽快手术治疗。

（8）重症喉阻塞患者床边备气管切开包，以备急需。

（9）术后按耳鼻喉科术后护理常规进行护理。

第六章　特殊科室的护理工作易错环节管理

第一节　消毒供应中心护理工作易错环节管理

一、消毒供应中心交接班要求

1. 各班人员必须坚守岗位，履行岗位职责，保证各项工作准确及时进行。

2. 由护士长主持晨间集体交接班，包括传达医院周会、护士长会议精神，业务学习，提问及示教，布置当天工作及注意事项等，一般不超过30分钟。未参加晨间交班者应阅读会议记录并签全名。

3. 每班必须按时交接，接班者提前5~10分钟到科室进行物品清点交接，并登记在物品交班本上，做到账物相符。在接班者未接清楚之前，交班者不得离开岗位。

4. 夜班人员必须在交班前完成本班的各项工作，填写好本班各项文件记录，处理好用过的物品。遇到特殊情况应详细交代，与接班者共同以书面形式做好交接班工作方可离开。

5. 各班人员应维持环境整洁卫生，发现脏乱现象不予接班。

6. 每月各工作岗位轮转。各班交接要求做到物品准备充分，岗位责任明确，交班内容记录完整清晰。

7. 接班中如发现问题应立即查问，接班时发现问题应由交班者负责，接班后发现问题，应由接班者负责。

8. 交班者应为下一班准备好所需的各种物品。

9. 各工作区域物品交接以书面形式为准，做好各记录本的书写。

二、各环节质量管理要求

1. 去污区管理制度

（1）进入该区必须穿隔离衣，戴口罩、帽子及手套，穿防水胶鞋，必要时戴眼罩及面罩，不得随意到其他区域走动。

（2）该区域回收、分类、清洗、消毒（包括运送器具的清洗消毒等）、干燥处理重复使用的诊疗器械、器具和物品。

（3）盛装清洗后物品的容器及传递车辆应专用，严禁与污染容器及车辆混装。

（4）该区车辆、容器等用物也应有相对清污标识。

（5）该区人员离开此区应洗手、更衣、换鞋。

（6）该区人员应严格执行职业防护制度及消毒隔离制度，防止交叉感染。

2. 检查、包装及灭菌区管理制度

（1）进入检查包装及灭菌区的工作人员必须按要求着装（或经风淋室实施风淋除菌），必要时戴口罩，严禁到其他区域走动。

（2）检查包装及灭菌区对去污后的诊疗器械、器具和物品进行检查、装配、包装及灭菌（包括特殊敷料制作）。

（3）严禁一切与工作无关的物品进入检查包装及灭菌区。

（4）随时保持该区环境、物体表面及人员手表清洁干净，确保空气、物表、手表符合国家卫生学要求。

（5）非检查包装及灭菌区使用车辆不得随意出入该区，必须进入者需进行处理后方能进入。

（6）认真执行物品检查包装操作流程，确保灭菌质量。

3. 消毒隔离制度

（1）消毒供应中心布局按辅助区域、去污区、检查包装及灭菌区、无菌物品存放区严格划分，符合由污到洁，强制通过，不得逆行。人流、物流、气流符合规定。

（2）严格按各区域要求着装和规范洗手。工作人员衣帽整洁，进入无菌区应更换专用鞋、帽及服装，戴口罩，手清洁干燥。

（3）所有重复使用的污染物品均应清洗消毒处理后方能进入检查包装及灭菌区。

（4）使用中的消毒液必须保持其有效浓度。

（5）严格执行压力蒸气灭菌器操作规程，进行物理、化学、生物学监测，符合要求并做好记录。并要定期检查，发现故障或未达到灭菌效果时，应找出原因及时维修，对维修工作要有记录。

（6）灭菌物品发放前严格检查灭菌效果、有效时间、包装是否符合要求，方可发放并做好发放记录。

（7）包装前后及取放无菌物品前洗手。

（8）特殊感染（如气性坏疽、朊病毒及突发原因不明的传染病等）患者用过的器械应严格按照特殊处理流程进行处理。

（9）污染车与无菌车用后必须对车辆进行清洗消毒处理并分开放置。

（10）清洗用具每天用后应清洗消毒干燥后备用。

（11）医疗废物按国家要求规范处理。

（12）三区空气、物表菌落数应符合要求，各室台面、地面每日清洁擦拭，每月大扫除1次，三区每日紫外线照射消毒2次，每次1小时。

（13）每月根据规定对空气、物表、手进行卫生学监测。

4．无菌物品存放区管理制度

（1）无菌物品存放区域内存放、保管、发放无菌物品，严禁一切非无菌物品进入该区。凡发出的灭菌包，即使未使用过，也一律不得再放回该区。

（2）无菌物品存放区工作人员相对固定，由专人管理，其他无关人员不得入内。

（3）工作人员进入无菌物品存放区，必须换鞋、戴帽和口罩、着专用服装，严禁到其他区域走动。

（4）注意手的卫生，取放无菌物品前后应洗手。

（5）认真执行灭菌物品卸载、存放的操作流程。

（6）严格查对相应包装材质的规定有效期。

（7）发放时应严格遵循先进先出原则，发放时应确认无菌物品的有效性。植入物及植入性手术器械应在生物监测合格后，方可发放。

（8）确保各类常规物品及抢救物品的基数以保证随时供应。

（9）从库房领取的一次性无菌用品，均需先拆除外包装后方可进入无菌物品存放区。

（10）保持环境的清洁整齐，确保环境符合国家卫生学要求。

5．下收、下送管理制度

（1）下收管理制度

①下收工作人员必须热爱本职工作，主动热情为全院各科室服务，着装整齐、举止端庄、语言文明、态度和蔼。

②回收物品与发放物品应分车分人进行，以防止交叉感染。

③回收者应戴橡胶手套，污染的手不得触及无菌物品和病区的一切物品。

④回收物品时不应在医疗场所清点，应采用密闭运输的方式收回至消毒

供应中心（CSSD）去污区进行清点分类。如物品数量不符或有损坏应报告组长并及时与相关科室联系，查明原因。

⑤科室在换物前应先电脑提交需更换物品名称、数量、业务方式。

⑥每日下收完毕，运送车、容器应进行清洗消毒处理后存放于存车间备用。

（2）下送管理制度

①下送工作人员必须热爱本职工作，主动热情为全院各科室服务，着装整齐、举止端庄、语言文明、态度和蔼。

②下送物品前，应先将送物车擦拭干净。

③下送人员与无菌物品存放区工作人员要当面清点物品数量，与接收科室做好交接，双方签字，做到收发账物相符。

④发无菌物品者下送前应清洁双手或手消毒，保持手部卫生。

⑤取放物品时，应轻拿轻放，小心谨慎，并将物品分类放置，不得随便放置。

⑥发无菌物品时，应认真做好"三查五对"，禁止发放过期包、湿包、落地包。

⑦每日下送完毕，运送车、容器应进行清洗消毒处理后存放于存车间备用。

三、库房工作质量管理要求

1. 库房管理要求

（1）根据各类物品储存要求，分类入库存放，不得混装。

（2）库房管理人员应根据各类物品使用量、周转时间、存放场地、报损新增情况等每月计划申请领取各类物品，保证科室供应。

（3）非库房管理人员不得随意进入各库房。

（4）各类物品按要求储存，保持室内整洁、阴凉、干燥、通风良好。并做好防火、防盗等安全工作。

（5）所有物资应建立入库、出库登记记录。每月大清点1次，核对账目并及时请领、补充、报损。随时检查库房物资，防止过期和短缺等现象。

2. 一次性使用无菌医疗用品管理制度

（1）医院所用一次性使用无菌医疗用品必须由器材管理部门统一集中采购。使用科室不得自行购入。

（2）医院采购一次性使用无菌医疗用品，必须从取得省级以上药品监督管理部门颁发《医疗器械生产企业许可证》《工业产品生产许可证》《医疗器械产品注册证》和卫生行政部门颁发卫生许可批件的生产企业或取得《医疗器械经营企业许可证》的经营企业购进合格产品。进口的一次性导管等无菌医疗用品应具有国务院药品监督管理部门颁发的《医疗器械产品注册证》。

（3）每次购置，采购部门必须进行质量验收，订货合同、发货地点及贷款汇寄账号应与生产企业/经营企业相一致，并查验每箱（包）产品的检验合格证。核对生产日期、消毒或灭菌日期及产品标识和失效期等。进口的一次性导管等无菌医疗用品应具灭菌日期和失效期等中文标识。

（4）医院保管部门专人负责建立登记账册，记录每次订货与到货的时间、生产厂家、供货单位、产品名称、数量、规格、单价、产品批号、消毒或灭菌日期、失效期、出厂日期、卫生许可证号、供需双方经办人姓名等。

（5）物品存放于阴凉干燥、通风良好的物架上，距地面≥20cm，距墙壁≥5cm，距离天花板≥50cm，保持室内温度在18～22℃，相对湿度30%～60%，换气次数≥10次/小时，不得将包装破损、失效、霉变的产品发放至使用科室。

（6）科室使用前应检查小包装有无破损、失效，产品有无不洁净等。

（7）使用时若发生热原反应、感染或其他异常情况，必须及时留取样本送检，按规定详细记录，报告医院感染管理科、药学科和器材科。

（8）医院发现不合格产品或质量可疑产品时，应立即停止使用，并及时报告当地药品监督管理部门，不得自行做退货、换货处理。

（9）一次性无菌医疗用品使用后，须按卫生行政部门的规定进行无害化处理，禁止重复使用和回流市场。

（10）医院感染管理科应履行对一次性无菌医疗用品采购、管理和回收处理的监督检查职责。

3. 一次性医疗器具存放间管理制度

（1）购买一次性医疗用品，必须由采购部门统一集中采购进货，货物必须同时具备卫生部门颁发的卫生许可证、产品质量合格证、生产许可证，具备医药局及工商部门的产品准销证和批准文号、批准日期、使用期限，方可使用。

（2）严格执行卫生部对一次性医疗用品使用的规定，购入的一次性医疗用品做到不合格不购入、过期的不发放。

（3）一次性医疗用品使用前应检查内包装和用品有无破裂、杂质、污染情况，发现问题不得使用。

（4）一次性医疗用品购入后及发放时要检查有效期及包装是否完整。

（5）一次性医疗用品使用完后，按《医疗废物处理条例》执行，防止流入社会。

（6）严格控制一次性医疗器具存放室内的温湿度、换气次数，保持室内温度在 18~22℃，相对湿度 30%~60%，换气次数≥10 次/小时。

（7）认真记录每次入库和出库量，一次性使用无菌物品进入灭菌物品存放间，应去除外包装，建立入库和发放登记，记录物品入库日期、产品名称、规格、数量、生产厂家、生产批号、灭菌日期、失效日期等。每月统计 1 次，做到账物相符。不同种类、不同型号分别放置，按有效期先后顺序摆放，及时准确掌握各类、各型号器具的供应量和有效期。

四、护士长工作要求

1. 在护理部主任及科护士长的领导下，负责供应室护理工作的行政管理和清洗、消毒、灭菌技术管理。

2. 负责组织制定、修订供应室护理工作计划，并组织实施，保障各项工作任务的完成。

3. 关心护士的思想、生活和工作等情况，必要时给予支持、帮助和指导，提高护士工作的积极性、工作质量和职业满意度。

4. 负责供应室护理质量管理工作，包括质控计划的制定、质控资料的收集、对问题的跟踪反馈、实行护理质量的持续改进等。根据安排，参与全院性或全科性护理质量控制与夜查房工作。

5. 负责供应室清洗、消毒、灭菌安全管理工作。了解供应室清洗、消毒、灭菌工作的隐患，积极采取对策。落实各项安全管理制度，鼓励护士对各类护理安全事件的报告，认真组织对事件的讨论和原因分析，改进系统或工作流程，积极向护理部报告各类安全事件。

6. 定期组织各种应急预案的演练。

7. 科学合理安排供应室护理人员的分工和排班。

8. 按计划对供应室各层次护理人员进行培训及考核，不断提高护士的业务水平及工作能力。

9. 负责管理临床实习教学、进修教学等工作，不断提高教学质量。

10. 负责安排和指导供应室的护理科研课题申报、课题实施、新业务、新技术等工作。指导护士撰写发表论文，个人带头进行科研及论文撰写等工作。

11. 定期征求各临床科室意见，改进护理工作，提高各临床科室对清洗、消毒、灭菌及物品收、送工作的满意度。

12. 做好与各级领导及相关部门的沟通。

五、消毒供应中心物品管理制度

1. 库房管理

（1）专人负责，进出货物必须登记，账目相符，每个月盘点 1 次，不积压，不缺货，保证供应。

（2）分类放置，不同类型、不同型号不能混放，先进先用。

2. 一次性医疗用品管理

（1）所有一次性医疗用品一律由医院采购部门采购把关。

（2）进入消毒供应中心有专人负责清点、验收、登记（产品名称、进货时间、数量、规格、生产单位、生产批号、灭菌时间、有效日期、采购部门、质量检测结果等）。

（3）储存环境整洁、干燥，严防再次污染。物品存放在阴凉干燥、通风良好的货架上，货架离地面≥20cm，距墙≥5cm，包装破损、霉变、失效一律不准使用。

（4）每个月统计各科领取量并总结上报。

3. 药品管理：各类消毒剂专人管理，定点放置，定期领取，分类管理。洗涤剂配制使用前必须测试浓度，保证有效应用；消毒剂分别放置在阴凉干燥处；乙醇放密闭容器保存，放置在阴凉避火处。

4. 使用物品管理

（1）定期清点运行使用的各类物品，根据临床需求及时增减备用数量，定期与临床科室核对备用基数，做到账物相符。

（2）定期检查保养各类物品、器械，金属器械每次清洗后润滑保养，保持清洁、功能良好。各类包布清洁无损，发现损坏及时更新。

（3）各科借用物品必须有借还登记制度。

六、仪器设备的安全使用

1. 医疗器械管理制度

（1）医疗器械由医院器材科统一采购、管理和维修。

（2）科室根据使用和储备情况编制采购计划，报器材科主任批准并采购。

（3）1万元以上贵重器械与有关科室人员从可行性、必要性、科学性、实用性等方面进行社会效益和经济效益调研后方可确定是否申请购买。同时填写论证表，交器材科审核后统一招标采购。

（4）凡购入的器械、卫生材料等，必须履行严格的出入库手续。

（5）新购进的仪器设备和贵重器械，在使用前由器材科主任和消毒供应中心护士长共同参加验收、调试、安装，然后入库建账立卡，建立器械技术档案。认真检查保养，保持良好状态，并保证账、卡、物相符。消毒供应中心及时组织科室专业人员进行操作使用管理培训，使用人员应了解医疗器械的构造、性能、工作原理和使用维护方法，方可独立使用。凡初次操作者，必须在熟悉该器械仪器的人员指导下进行。在未熟悉该仪器的操作前，不得连接电源和随意拆卸，以免造成损坏。

（6）器械仪器使用人员要严格按照器械仪器的技术标准、说明书和操作规程进行操作。使用前，应检查其技术状态，使用后应将所有开关调到规定位置。使用过程中操作人员不得擅自离开，发现器械仪器运转异常时，应立即查找原因，及时排除故障，严禁带故障和超负荷使用。

（7）消毒供应中心设专人进行医疗器械请领和保管，严格使用管理。各类器械按照器械的性质分类保管，要求账物相符，要注意通风防潮，保持整洁，防止损坏丢失。贵重仪器应指定专人使用，定期维护保养。

（8）临床科室使用CSSD提供的灭菌诊疗器械，应由科室护士长或负责人提出申请并建立基数，同时加强器械的管理，以免损坏和丢失。使用者应将重复使用的诊疗器械、器具与一次性使用物品分开放置。重复使用的诊疗器械、器具和物品直接置于封闭的容器中，由CSSD集中回收处理。

（9）CSSD应根据器械物品材质、精密程度等进行分类处理，严格检查保养，确保器械性能良好。并定期到各使用科室进行核对，保障临床使用。

（10）失去效能的各种器械，按医院和器材科规定办理报废手续，贵重仪器的报废、报损，由科室填写申请单，经院器材科和院领导或上级主管部门批准。

2. 仪器设备管理制度

（1）设专人负责仪器设备的管理工作。建立仪器设备管理登记制度，对所有仪器设备由医院器材科进行统一登记、编号。

（2）根据科室实际情况做好仪器设备的申请购置工作。所有仪器必须登记入账，定期（每季度 1 次）清点，做到账物相符。发现损坏、丢失，立即查原因，及时登记、上报。

（3）新购进仪器设备要保管好有关说明书及操作规程，对使用人员及时进行培训，以保证仪器设备的正常使用及运转。工作人员必须严格按操作规程使用仪器设备。

（4）建立仪器设备维修登记本，仪器设备必须定期进行维修保养并做好记录。检查仪器设备配件是否齐全、性能是否完好，设备使用完好率达到100%。物品登记本必须认真填写，签全名备查。

（5）按照国家仪器设备检测法，做好仪器设备计量检测工作。根据不同的定检时间进行检测。压力蒸气灭菌器应严格实行使用证制度，每年对压力表和安全阀进行检测校验。每年检测清洗消毒器的主要性能参数。检测结果应符合生产厂家的使用说明或指导手册的要求。

（6）对反复维修不能正常应用的仪器设备应及时按医院有关规定做好报废工作。

3. 环氧乙烷灭菌器灭菌管理制度

（1）严格遵守《环氧乙烷灭菌器操作规程》，环氧乙烷灭菌器须专人管理，工作人员须经过专业培训。每次灭菌前应对灭菌器内外进行清洁处理。

（2）工作人员必须熟练掌握环氧乙烷灭菌器灭菌的有关知识，如环氧乙烷灭菌器的特性、灭菌要素、适用范围、灭菌方法、安全注意事项等。灭菌过程中应密切观察设备运转情况和各项参数如压力、温度、真空度、灭菌时间、湿度等，及时发现故障。如灭菌过程中发生机器故障，不能打开柜门，应请维修人员处理。

（3）需经环氧乙烷灭菌器灭菌的物品须先彻底清洗及干燥。经环氧乙烷灭菌器灭菌后的物品，外包装袋上应有明显标识，包括灭菌方式、灭菌日期、失效日期、责任人签名、化学指示剂变色情况。纸塑包装袋装放时应纸面贴塑料面垂直竖放。

（4）常规使用时每一灭菌周期采用 1 个生物指示剂进行检测，并保留资料，包括运行记录表、化学指示剂、物品名称数量及所属科室等，灭菌物品需待生物监测为阴性方可使用。

（5）操作室和贮藏室严禁吸烟，同时也应避免电灯开关和静电发生的火花，不得有明火。

（6）非本科室工作人员严禁入灭菌现场。

（7）保持100%环氧乙烷灭菌器室内清洁卫生，每日湿式清扫2次。

（8）每年对工作环境进行空气浓度监测。

4. 过氧化氢等离子灭菌器灭菌管理制度

（1）严格遵守《过氧化氢等离子低温灭菌器操作规程》，过氧化氢等离子灭菌柜须专人管理，工作人员须经过专业培训。每次灭菌前应对灭菌器内外进行清洁。

（2）工作人员必须熟练掌握过氧化氢等离子灭菌的有关知识，如过氧化氢等离子的特性、灭菌要素、使用范围、灭菌方法、安全注意事项等。灭菌过程中应密切观察设备运转情况和各项参数如舱内压力、温度、过氧化氢的浓度、灭菌时间、湿度等，及时发现故障。如灭菌过程中发生机器故障，不能打开柜门，应请维修人员前来处理。

（3）需要过氧化氢等离子灭菌的物品须先经彻底清洗及干燥。经过氧化氢等离子灭菌后的物品，外包装袋内应有明显标识，包括灭菌方式、灭菌日期、失效日期、责任人签名、化学指示剂变色情况。纸塑包装装放时应纸面贴塑料面垂直竖放。器械盒应平置于灭菌架上，灭菌架只放置一层物品，不能堆积放置。

（4）常规使用时每一灭菌周期采用1个生物指示剂进行检测，并保存各种资料，包括运行记录表、化学指示剂、物品名称数量及所属科室等。

（5）操作室和贮藏室严禁吸烟，同时也应避免电灯开关和静电发生的火花，不得有明火。

（6）非本室工作人员严禁进入灭菌现场。

（7）保持过氧化氢等离子灭菌室内清洁卫生，每日湿式清扫2次。

5. 压力蒸气灭菌器灭菌管理制度

（1）每日灭菌前应擦拭灭菌器内外和运送车，清洗过滤网。记录运行前检查维护结果。

（2）严格遵守灭菌操作流程，按照灭菌器各项有关操作规程进行操作。

（3）灭菌人员应熟练掌握灭菌器性能，认真观察整个灭菌过程的设备运转情况和各项参数，如压力、温度、时间，灭菌前应对灭菌器进行认真检查，包括水电气压、安全阀、密封圈、减压阀等，对灭菌器进行预热，做好灭菌前的准备工作，及时发现故障，不得擅自离开岗位。中途若出现压力或温度下降应重新计时。

（4）已灭菌物品和未灭菌物品应严格分开放置，以免造成交叉感染。

（5）严格按《消毒技术规范》要求进行装载物品。

（6）确保灭菌质量，做好灭菌效果监测。

（7）各科室送交的待灭菌物品及已灭菌物品数量应详细记录，防止差错发生。

（8）做好灭菌后物品的处理，包括观察灭菌器装置打印表，了解灭菌器运转过程的温度、压力、时间是否达到要求并在监测表上签名，与当班护士共同核对灭菌后化学指示剂变色情况，并记录备案。然后按物品类别、日期放置于无菌物品存放架上。

（9）认真做好灭菌后的安全检查工作，关闭电源、气源、水源。

七、应急预案

1. 全自动清洗机故障的应急预案

（1）立即查找清洗机故障原因，检查电源、蒸气压力、水压是否正常，清洗剂、润滑剂是否足够。

（2）检查清洗机门封是否严密，管道有无漏气、漏水或堵塞。

（3）短时间内无法正常清洗时，立即改用其他清洗机或手工清洗，并适当增加去污区的人力。

（4）如为机器故障，立即通知专业维修人员或厂家维修。

2. 环氧乙烷气体泄漏的应急预案

（1）发现环氧乙烷气体泄漏后，迅速离开现场，立即呼吸新鲜空气。

（2）如皮肤接触后，用水冲洗接触处至少 15 分钟，同时脱去被污染的衣服。

（3）如眼接触液态环氧乙烷或高浓度环氧乙烷应至少冲洗眼 10 分钟，同时尽快就诊。

（4）专用防护后立即查找原因，阻止气体进一步泄漏。

（5）立即停止灭菌，通知专业维修人员尽快维修。

（6）做好相关事件记录，上报院感染管理科、护理部。

3. 灭菌物品质量缺陷的应急预案

（1）一旦发生灭菌物品质量问题，立即通知护士长、灭菌监测人员及其他相关人员。

（2）立即停用现场灭菌物品，并妥善封存、登记。

（3）立即查找缺陷原因，立即停发已灭菌物品，并全部召回自上次生物监测合格以来的已发放物品。

（4）及时配送相应替代物资到涉及的使用部门。

（5）及时进行灭菌设备的检修、监测。

（6）完善事件记录。

4. 灭菌器故障的应急预案

（1）立即查找灭菌器故障及灭菌失败原因，检查蒸气压力、水压、门密封是否严密，管道有无漏气或堵塞，尽快找到原因解决问题。

（2）联系专业维修人员或厂家维修，该灭菌器内剩余未灭菌物品装载另一灭菌器内灭菌，保证临床使用。

（3）如遇灭菌器同时故障，报告护理部，在抓紧维修的同时联系外院灭菌。

（4）通知相关部门及科室，调整手术和治疗时间，并及时做出物资、工作调整。

5. 停电时的应急预案

（1）突然停电，当班人员或护士长立即联系电工班或总务科，启动双向电源，来电后及时消毒灭菌。

（2）关闭所有设备的开关，观察所有设备在停电前的运转情况，如灭菌器、清洗机运行时所经过的程序，以便恢复供电后正确操作设备。

（3）短时间内不能供电，可改用人工清洗器械、物品；手动取出灭菌器内物品。

（4）立即汇报护理部，通知相关科室调整手术和治疗时间，必要时联系院外灭菌。

（5）启用常规储存，调整、组织货源，保障供给。

6. 停水时的应急预案

（1）接到停水通知，做好储水准备，提前下收，优先处理急件、要件。

（2）突然停水，关闭所有水龙头及用水设备。

（3）通知水工班或总务科，协助查找原因。

（4）预计停水时间小于 1 小时，启用常规储备，恢复供水后加班完成清洗、包装、灭菌、发放。

（5）预计停水时间大于 1 小时，汇报护理部，通知相关科室调整手术和治疗时间；调整、组织货源，保障供给。

（6）停水时间大于 6 小时，预计短时间内不能供水，联系院外灭菌。

（7）恢复供水后应检查水质情况，防止泥水污染器械和物品，导致设备损坏。

7. 火灾时的应急预案

（1）发现火情后，立即报告医院消防中心，准确报告着火地点、部位、目前情况。

（2）初步判断着火原因，使用现有灭火器材，组织人员扑救。

（3）如不易扑灭，应及时拨打"119"报警，尽量移动轻便小型贵重器材，组织科室人员撤离。

（4）关闭总电源及邻近门窗，用布类物品浸湿后堵住门口防止火势蔓延。

（5）协助维持秩序，为灭火救援人员、救援设备进入现场创造条件。

8. 停气时的应急预案

（1）接到停气通知，提前下收，优先处理急件、要件。

（2）突然停气，当班人员立即通知供气中心，协助查找停气原因，尽快恢复供气。

（3）关闭正在使用的用气设备，观察所有设备在停气前的运转情况，如灭菌器、清洗机运行时所经过的程序，以便恢复供气后正确操作。

（4）短时间内不能恢复供气，打开灭菌器柜门，取出待灭菌物品，以免影响灭菌质量。

（5）改用手工清洗，调整高压蒸气灭菌为低温灭菌，必要时联系院外灭菌。立即汇报护理部，通知相关科室调整手术和治疗时间，必要时联系院外灭菌。

（6）供气恢复后应检查气压是否稳定，观察设备运转情况，确保灭菌物品质量合格。

9. 泛水时的应急预案

（1）发现泛水，当班人员立即关闭总水阀门，通知护士长或总务科组织维修。

（2）及时寻找原因，尽快疏通下水管道。

（3）组织人员在最短时间内转移物资，使损失降到最小程度。

（4）泛水停止后，进行环境清洁和消毒处理。

（5）发现设备、供水系统出现问题，及时维修，定期检修。

第二节 手术室护理工作薄弱环节管理要求

一、手术室值班、交接班要求

1. 值班人员必须坚守岗位，履行职责，应严格遵照医嘱和护士长安排，保证各项治疗、护理工作准确、及时地进行。

2. 值班人员要有高度责任心，要确切掌握患者的病情变化及一切处置，白班和夜班均写护士交班本。

3. 值班者必须在交班前完成本班的各项工作。下班前写好交班报告及各项护理记录，处理好用过的物品，如有特殊情况必须做详细交班。

4. 每班必须按时交接班，交班者应给下一班做好必需用品的准备，接班者提前15分钟到岗，在接班者未接清楚之前交接班者不得离开岗位。

5. 交班时，器械护士和巡回护士应依照手术护理记录单清点的内容逐次交接清楚。

6. 接班时发现病情、治疗、物品等不清立即查问。接班时发现的问题应由交班者负责，接班后发现的问题，应由接班者负责。

7. 手术中交接班双方交接后分别在手术护理记录单上签字。

注：为加强各班职责，减少交接班时的忙乱，要求做到如下几点。

（1）工作职责不完成不交接。

（2）患者病情交代不清、护理不周不交接。

（3）为下一班准备工作不全不交接。

（4）物品、器械数目不清不交接。

（5）着装不整齐、工作环境不整洁不交接。

二、手术室护士工作要求

1. 巡回护士工作要求

巡回护士是在无菌区域外为患者做特殊物品准备的工作，巡回护士应将手术所需的仪器设备及其他用物安排到位。在手术进行中，巡回护士有责任纠正手术台上人员违反无菌技术操作的行为，提供手术所需物品，负责手术室内外联络事宜。因此，在保证手术顺利进行方面，巡回护士起着至关重要的作用。

（1）术前1天访视患者，了解手术准备情况，填写术前访视单。根据病情和术式准备体位垫、手术仪器并检查性能。

（2）术前入手术间检查清洁状态、洁净情况及手术间温湿度。调节备用的各种仪器设备呈使用状态。

（3）术前接患者，按手术通知单核对患者的科别、姓名、性别、年龄、诊断、术式、麻醉方式、是否有手术同意书、各项化验单、备血量、术前用药、术中带药、CT片、腹带等物品。核对无误后做好腕带及手术部位的标识，护送患者入手术间。

（4）感染患者应在手术间门外做好标识，根据感染情况做好隔离工作。

（5）根据手术核查制度，配合术者及麻醉师对《手术安全核查表》的内容进行三方核对，填写核查表并共同签名。

（6）建立静脉通路，对于备血的患者在明显处标明血型，协助麻醉师麻醉，不得随意离开患者。

（7）与洗手护士对点手术台上所有物品，包括器械、纱布、螺钉、针线及各种小件，记录到手术护理记录单上，并签名。无器械护士配合的手术，需与术者共同清点核对台上所有器械及物品，并检查器械的功能及完整性，做好记录。

（8）根据手术需要固定好体位，使手术视野暴露良好，防止压伤、烫伤、灼伤等。负极板要垫于肌肉丰富的部位，调好灯光，监督医生消毒皮肤，防止碘灼伤皮肤，协助医生穿手术衣，清除手术间内与手术无关的纱布，保证纱布数目准确。

（9）保持室内整洁肃静，地面无杂物、血迹，及时为术者擦汗，监督并执行无菌技术操作，术者及参观人员有违反者及时纠正，不得擅自离开手术间。

（10）了解手术进展情况，主动及时供应台上所需物品，按手术部位调好灯光，随时观察输液、输血及用药反应，防止液体外渗，保证输液通畅有效。

（11）严格执行术中病理制度，负责台上病理冷冻切片的送检，并在病理本上登记，必要时协助器械护士保管部分病理，并做好交接及记录。

（12）关闭各种切口前后根据手术护理记录单记录的器械数量进行逐次清点，做好双登双签工作，并在手术护理记录单背面贴好标有达到灭菌标准的指示带。

（13）没有洗手护士配合的手术，巡回护士和术者对点台上所有物品，并检查器械的功能和完整性。妥善保管标本，负责向医生交班。填写好手术护理记录单,巡回护士与术者做好双登双签工作。

(14) 手术结束后,关闭无影灯,为患者擦干血迹、包扎伤口、检查全身皮肤情况、穿好病员服,填写接送患者交接单,与麻醉师共同护送患者回病房,防止引流管脱落,与病房护士交班。

(15) 做好手术间的终末处理,检查手术间的设备有无损坏,及时报修、补充。对于特殊感染的手术间按特殊规定处理。

(16) 做好手术登记和物价登记,负责第 2 天手术间的物品准备。

2. 洗手护士工作要求

洗手护士的工作任务是准备好手术台上所需物品,然后严格按照无菌技术操作进行外科洗手、穿手术衣、戴手套,进入无菌区域,安排器械和用物,以便使用,并在整个手术过程中为手术提供所需的无菌器械和物品。

(1) 手术前一天了解病情、手术部位、名称,熟练掌握手术步骤和所用器械性能及注意事项。

(2) 交班前检查器械、敷料、物品是否齐全,提前 15~20 分钟刷手、整理检查手术的器械、敷料,与巡回护士共同清点器械、纱布、纱布垫、针线及各种小件(包括螺丝钉)等所有物品,登记、签名。

(3) 按照手术步骤,集中精力传递器械,要主动、动作敏捷、准确,器械用过后及时收回,擦净血迹,摆放整齐,保持术野四周及器械台整洁、干燥。

(4) 术中严格执行无菌操作规范,对违反无菌操作者及时提示、立即纠正,对疑有污染的物品、器械、敷料要及时更换处理。

(5) 对二类手术要严格执行无菌隔离原则,区分使用器械、纱布等,关闭切口前要洗手或更换手套,切口周围更换纱布、敷料。

(6) 特异性感染手术的器械、敷料、房间要按特异性感染处理。

(7) 关闭胸、腹、硬脑膜腔等前后,需再次与巡回护士共同清点、核对,防止遗漏。

(8) 切下的标本防止丢失,应放置于标本袋内交给术者,按照病理管理制度处理。

(9) 手术后器械刷洗干净,摆放整齐,精密锐利器械分别处理,由器械室护士核对后打包灭菌备用,如有缺损应立即更换并报告维修。

3. 器械护士工作要求

手术器械是外科手术操作的基本工具,一台成功的手术需要手术团队人员的密切配合，同时也离不开性能良好的器械供应。因此，器械室护士应做好手术器械的计划供应、灭菌管理和维护保养工作。

（1）检查与交接要清楚

①检查无菌敷料室常备器械，做到"五定"，摆放有序，并建立物品表，标签书写清楚。

②保证各种灭菌锅（环氧乙烷灭菌锅、快速灭菌器等）的正常安全运转，如有问题及时联系有关人员维修。

③认真清点白班、夜班所有使用器械，核对无误后双签字，打包灭菌备用，如发现器械丢失立即上报护士长，如有器械损坏，查找原因，维修或更换，并上报护士长。

④每月进行1次器械保养及大检查。

⑤定期大换班时仔细交接，认真清点并登记。

（2）负责全科器械的使用及准备情况

①全面掌握手术器械使用及运转情况，制订器械使用计划。

②每日10：00前回收手术通知单并做好择期手术器械的准备工作，合理调配各种器械。

③负责急诊手术器械的准备，以保证手术顺利进行。

④及时了解医生对器械的满意度，收集信息，并做好特殊情况记录。

⑤严格执行借物制度，建立借物本并有双签字。

⑥负责各种引流管的制备及灭菌。

⑦消毒隔离工作：负责器械打包并灭菌，每日检查无菌包的日期；负责环氧乙烷灭菌物品的包装及灭菌、生物培养的监测；保持器械室桌面和物品的清洁，物体表面每天清洁1次，每周大清扫1次。

4. 麻醉护士工作要求

（1）在手术室护士长领导下、麻醉科主任业务指导下进行工作。

（2）每日根据电脑统计各种药品的数字，负责检查核对麻醉处方并签字、盖章，送中心药房，10：00前负责领回并仔细核对后分别放置。

（3）每日检查准备间急诊药品及物品的使用情况，及时添加并保证急诊插管箱内物品齐全、喉镜性能良好。

（4）每日检查手术间内麻醉机及监护仪、输液泵是否齐全并保证手术正常使用。

（5）每日负责贵重物品的发放及登记，并检查核对所有麻醉患者的收费单，如有漏费及其他问题及时追回并解决。

（6）每日负责各手术间常用药品的整理及添加。根据电脑统计数目将各种麻醉药品分别放置在各麻醉师的工作车内。

（7）每周添加各手术间的麻醉基本耗材，每日督促卫生员做好麻醉仪器的清洁卫生工作。

（8）每日添加各手术间麻醉单、麻醉收费单及麻醉处方。

（9）每月底请领各种文具及医疗文件。

（10）每月底将麻醉科各种耗材的使用情况及下月的计划向科主任进行书面报告，以协助科室的经济核算。

（11）每月检查各种药品的使用有效期。

（12）随时确保重大抢救及手术所需特殊物品的供应。

5. 供应护士工作要求

（1）在科护士长及护士长领导下，负责完成手术室所有手术所需灭菌敷料、耗材、物品的供应和管理。

（2）负责酸化水、快速灭菌器的维护保养。

（3）负责各种化学试剂、消毒液等的请领工作。

（4）负责手术用耗材的基数管理，定期清点，检查有效期，确保物品供应不积压。

（5）负责标本的核对登记工作。

（6）协助护士长做好物品供应的管理，确保各项工作符合流程要求及质量标准。

（7）保持无菌间卫生清洁，物品放置整齐有序。

（8）负责择期手术所用敷料、器械的准备，送至各手术间。

（9）督促检查消毒员及卫生员的工作。

三、手术室护士长工作要求

1. 在护理部主任及科护士长的领导下，负责手术室护理的行政管理和业务技术管理。

2. 根据手术室任务和护理人员的情况，进行科学分工和排班，密切配合医生完成手术，必要时亲自参加。

3. 参加疑难患者的术前讨论，参与和指导临床新业务、新技术的开展，参加危重手术患者的抢救工作。

4. 负责手术室护理质量安全管理工作，了解手术室护理工作中常见的安全隐患，积极采取应对措施。

5. 督促各级人员认真执行各项规章制度和技术操作规程，并要求严格遵守手术中的无菌操作原则。

6. 鼓励护士对各类护理安全事件的报告，并认真组织手术室质控人员对事件进行讨论和原因分析，改进系统或工作流程，积极向护理部报告手术室各类安全事件。

7. 负责手术室护理质量管理工作，包括质控内容与计划的制定、质控资料的收集、对问题的跟踪反馈、实行手术室护理质量的持续改进等。

8. 根据安排参与全院性或全科性护理质量控制与夜查房工作。

9. 负责组织制定、修改手术室护理工作计划，并组织实施，保障各项工作任务顺利地完成。

10. 负责管理临床实习教学、理论授课、进修教学等工作，不断提高教学质量。

11. 按照手术室专科护士的培训计划，对各级护理人员进行培训和考核，不断提高手术室护士的业务水平及工作能力。

12. 负责安排和指导手术室的护理科研课题申报、课题实施及新业务、新技术工作，指导护士撰写论文、发表论文，带头进行科研和论文撰写等工作。

13. 定期组织各种应急预案的演练。

14. 关心手术室护士的思想、生活和工作等情况，必要时给予支持、帮助和指导，提高手术室护士工作的积极性、手术配合质量、手术医生和手术患者的满意度。

15. 认真接待、妥善处理护理纠纷、患者投诉等事项。

16. 做好与各级领导及相关部门的沟通工作，负责接待参观事宜。

17. 定期征求手术医生和手术患者意见，改进护理工作，提高医生和患者对手术室护理工作的满意度。

四、手术室查对管理制度

1. 患者查对制度

（1）手术室护士依据手术通知单接患者，首先与病房护士查对患者病历：科别、患者姓名、性别、年龄、病案号、诊断、手术名称、手术部位、化验单、药物、医学影像资料等。

（2）接患者之前：手术室护士与病房护士查对；还必须与清醒的患者交

谈查对，进行"患者姓名、性别、年龄、手术名称、手术部位"确认。

（3）接入手术室后：晨间接入的患者夜班护士查对，日间接入的患者由护士站值班人员查对，夜间接入的患者由夜班护士查对。

（4）进入手术间之前：巡回护士、洗手护士查对。

（5）进入手术间之后：巡回护士、麻醉师查对。

（6）麻醉之前：巡回护士、手术医生与麻醉师还必须共同与清醒的患者交谈查对，进行"患者姓名、性别、年龄、手术名称、手术部位"再次的确认。昏迷及神志不清患者应通过"腕带"进行查对。填写《手术患者安全核对表》并签名。

（7）手术者切皮前：由手术室巡回护士，提请实行手术"暂停"程序，由手术者、麻醉师、巡回护士、患者（清醒的患者）进行四方核对，确认无误后方可手术。

（8）巡回护士应正确填写《手术护理记录单》。

2. 输血查对制度

（1）病房护士或急诊护士术前将血样送到血库。

（2）术前巡回护士根据血型化验单与患者本人核对血型，无误后在输液穿刺部位标识。

（3）术中根据麻醉师医嘱取血，巡回护士与血库联系通知取血量并将住院病历首页、血型化验单、输血单传送血库。

（4）接到血库取血通知后巡回护士与血库人员双方核对，无误后双方分别在配血报告单上签字，将血液拿到本手术间。核对内容包括：血液的有效期、血液的质量、血液的外包装是否完好无损、姓名、床号、住院号、献血号、血型（包括 Rh 因子）、血量、血液的种类、交叉配血试验的结果。

（5）血液进入手术间后巡回护士应立即与麻醉师再次行"三查八对"，无误后分别在配发血报告单上双签字，将血液放置在本手术间内备用。

（6）根据麻醉师输血医嘱，巡回护士在输血前再次与患者输液穿刺部位标识的血型和血袋上的血型再次核对，无误后方可输入，并通知麻醉师在麻醉单上记录输血时间。

（7）输血时注意观察患者的反应。

（8）输血完毕血袋送到血库，保留 24 小时备查。

（9）与病房护士进行血液交接时严格执行交接和查对制度，并做好双签字，同时在护理记录单上记录。

3. 给药查对制度

（1）遵医嘱用药，严格执行"三查八对"制度和无菌技术操作原则。

（2）确保输液用具安全，保证输液用具在有效期内、包装完整。

（3）严格落实输注药物配伍管理制度及程序。

（4）药物应用时严格落实签字制度，执行者签名并签执行时间。

（5）根据患者病情、年龄和药物性质，合理调节滴速和输注量，需要控制速度的药物用微量泵注射。

（6）对易发生过敏的药物或特殊用药应密切观察，如有过敏、中毒反应应立即停药，并报告医生，必要时做好记录、封存及检验。

（7）应用输液泵、微量泵或化疗药物时，密切观察用药效果和不良反应，及时处理，确保安全。

（8）所有打开的液体或抽好的药液必须要有标记，药液宜现用现配。

（9）口头药物医嘱仅在抢救患者时执行，严格落实紧急情况下医嘱执行的规定。

五、手术室接送患者制度

接送患者一律使用交换车；运送途中注意保暖，保护患者的头部及手足，防止撞伤、坠床；保持输液管道及各种引流管通畅，防止脱落。

1. 接患者

（1）手术室护理人员使用交换车接送手术患者，应将患者提前 30 分钟接到手术室，病情危重的由经治医生护送。手术科室应在手术室接患者前完成各项术前准备和相关检查，尤其是术前定位拍片、撤牵引支架等。

（2）到手术科室接患者时，要根据手术通知和手术室接患者核对单核对科室、床号、住院号、患者姓名、手术名称、手术部位（何侧）、手术时间及术前医嘱执行情况，并将随带的物品，如病历、X 线片及特殊用品带到手术室。

（3）患者仅穿病员服，随身物品如首饰、手表、现金等贵重物品、义齿等一律不得带到手术室。若实施全麻需要患者保留义齿，应做交代。

（4）患者到手术室后应戴隔离帽；进入手术间后，工作人员应安排患者卧于手术台上或坐于手术椅上，必要时床旁守护，防止坠床或发生其他意外。

2. 送患者

（1）普通手术后患者，由手术室护理人员和手术医生送回病房；大手术和全麻术后患者，由手术医生、麻醉师和护理人员送回病房；对全麻术后未清醒，重大手术后呼吸、循环功能不稳定，危重体弱、高龄、婴幼儿患者实施大手术后以及其他需要监护的特殊患者，术后均由麻醉师、手术室护士送麻醉复苏室或 ICU。

（2）患者送病房后，麻醉师应向手术科室的值班人员详细交代患者术中情况、术后（麻醉后）注意事项及输液等情况。

六、手术室应急预案

1. 突发公共卫生事件时手术室的应急预案

（1）凡遇引发 10 人以上创伤、需要紧急手术救援的灾害性事件，应立即报告。

（2）值班护士详细了解伤员人数、创伤部位、病情及实施的手术。

（3）报告麻醉师、护士长，节假日及夜间还应报告总值班。

（4）护士长做出应急处理的同时，报告科护士长、科主任。

（5）科护士长报告护理部。

（6）值班护士按病情及手术需要，准备手术物品。

（7）根据创伤危及生命的程度，按照轻重缓急合理安排手术次序。

（8）配合抢救。

2. 手术患者呼吸心跳骤停的应急预案

（1）手术患者进入手术室，在手术开始前发生呼吸心跳骤停时，应立即行胸外心脏按压、人工呼吸、气管内插管，快速建立静脉通路，根据医嘱应用抢救药物。同时呼叫其他医务人员帮助抢救。必要时准备开胸器械，行胸内心脏按压术，在抢救过程中应注意心、肺、脑复苏，开放 2 条静脉通路。

（2）术中患者出现呼吸心跳骤停时，先行胸外心脏按压术，未行气管内插管的患者，应立即行气管内插管辅助呼吸，必要时再开放 1 条静脉通路。

（3）参加抢救人员应注意互相密切配合，有条不紊，严格查对，及时做好记录，并保留各种药物安瓿及药瓶，做到据实准确地记录抢救过程。

（4）护理值班人员严格遵守科室各项规章制度，坚守岗位，术中密切观察病情，以便及时发生病情变化，尽快采取抢救措施。

（5）急救物品做到"四固定"，班班清点，完好率达 100%，保证应急使用。

（6）护理人员熟练掌握心肺复苏流程及各种急救仪器的使用方法和注意事项。

3. 手术患者坠床的应急预案

（1）巡回护士保持镇定，立即检查患者坠床部位、受伤部位，通知医生、护士长，协调相关科室医生会诊，在会诊医生的指导下，由手术医生、麻醉师、洗手护士、巡回护士共同将患者搬至手术床。若为清醒患者，做好患者的安抚工作。

（2）根据会诊情况给予相关处理。

（3）检查患者全身情况，准确判断患者头部及身体有无跌伤、有无四肢骨折，进行相应处理。

（4）根据病情需要做好急救准备，遵医嘱给予相应处理。

（5）巡回护士立即检查输液情况，若已脱出，需马上重新进行静脉穿刺。

（6）严密观察患者的生命体征，若有危急情况，马上参与抢救并仔细核对抢救用药。

（7）当事护士详细记录事件经过，由科室主任及护士长对患者的家属做好解释安慰工作。

4. 接错手术患者的应急预案

（1）发现后立即上报护士长，通知手术医生。

（2）妥善安置患者，做好解释安慰工作。

（3）如已经做好静脉穿刺、麻醉、深静脉穿刺等工作，注意保护性医疗，与护士长、麻醉师、术者共同协商，做好患者及家属的安慰、交代工作。

（4）由巡回护士陪同，安全送回该患者，仔细核对病历，重新接原手术患者。

（5）按护理缺陷上报流程逐级汇报处理。

5. 手术开错部位的应急预案

（1）立即停止手术，注意保护性医疗，不慌乱，不在手术间讨论。

（2）向护士长及科主任汇报，采取妥善的应急措施。

（3）重新核对病历及相关检查资料，确认手术部位后缝合原切口，重新开始手术。

（4）当班护士详细记录事件的经过，留取整个事件的原始资料。

（5）按护理缺陷上报流程逐级汇报处理。

6. 术中发生电灼伤的应急预案

（1）如为电击伤，立即停止使用高频电刀并切断电源，通知术者、麻醉师、护士长，夜班上报夜班护士长、总值班，观察病情，给予对症处理。严重者通知相关科室及时进行抢救。

（2）保护现场仪器状态，通知器械工程师查找原因。

（3）如为皮肤电灼伤，通知术者、麻醉师、护士长，请相关科室会诊，对症处理，采取必要的保护措施。

（4）保护好受伤部位，较小的烧伤涂抹烫伤药物。

（5）巡回护士检查仪器的功能状态与连接情况，及时通知器械科更换或者维修。

（6）在手术护理记录单上做详细记录，并和病区护士当面交接。

（7）术后随访，观察患者的皮肤变化情况。

（8）按照护理缺陷上报流程逐级汇报处理。

7. 术中物品清点不清的应急预案

（1）术中发现物品清点不清时立即报告术者，暂停手术，协助在术野内查找，洗手护士在无菌台面上查找，巡回护士在手术台无菌范围以外的手术间内查找。

（2）台上、台下仔细查找，包括手术台、器械车、脚底、污染敷料、手术衣、垃圾袋、吸引器瓶、房间各个角落。通知护士长，再次查找。

（3）可显影物品通知放射科即刻拍片，确认是否遗留术野内。术中无法拍片时，应于手术结束后在手术室拍片，确认无误后，将患者送回病房。如在术野内，即行取出。

（4）不显影物品，请术者在术野内仔细查找，确认未在术野内，遵医嘱关闭切口。

（5）术后另填手术护理记录单，详细记录并请术者签字后交护士长存档。如有 X 线片，一同存档。

8. 术中中心吸引装置故障的应急预案

（1）仔细查找，各连接处是否脱落，有无堵塞，压力表是否正常，及时处理上述情况。

（2）如仍不能有效吸引，更换吸引接口或将备用吸引器推至手术间更换后继续手术。

（3）通知护士长，协助查找原因，通知维修人员检修。

（4）报告术者暂停手术，如有出血，使用纱布、纱垫、棉条、棉片压迫止血。

（5）折住吸引器的管道，防止管道内的液体回流，污染术野。

（6）通知麻醉师做好应急措施，防止患者误吸。

（7）备用吸引器存放于仪器准备间，每周由敷料班检查消毒。

9. 术中中心吸氧装置故障的应急预案

（1）手术过程中突然发生供氧故障，巡回护士应采取紧急的补救措施保证手术患者的生命体征稳定。

（2）正常工作日立即报告护士长并通知总务科，节假日或夜间通知总值班，即刻查找原因，尽快恢复供气。

（3）全身麻醉者，立即配合麻醉师用简易呼吸器行人工给气，同时由巡回护士或护工取氧气瓶，交由麻醉师重新建立呼吸通道。

（4）施行其他区域麻醉的术者，可用鼻导管、面罩等连接氧气瓶。

（5）巡回护士详细记录故障的时间、处理过程及恢复供气的时间。

（6）手术室备有应急氧气瓶，正常工作日由服务台工作者检查，值班期间由值班人员检查，保证气源充足，以备应急。

（7）逐级汇报。

10. 手术器械备物不全的应急预案

（1）择期手术，每天由敷料室护士认真核对手术通知单，根据手术通知单需求准备物品。遇特殊物品，应及时与手术医生、护士长沟通，协调解决。

（2）急诊手术，若发现器械物品不全时，先用可替代常规器械先行手术，正常工作日由敷料室护士解决，值班时由巡回护士按照手术需求快速消毒器械，做好登记，记录原因，以便追溯。

（3）择期手术外送器械，术前1天由敷料室护士与供应室护士根据手术通知单共同确认。若择期手术器械未在规定的时间内送至供应室，应立即通知手术医生解决。

（4）手术当天由洗手护士根据手术通知单再次确认外送器械是否到位。

（5）手术台上发现外送器械不全时，汇报手术医生，后通知厂家，并送手术室消毒，汇报护士长，做好登记，记录原因。同时做好保护性医疗，不在患者面前讨论，以防医患纠纷的发生。

11. 停电时的应急预案

（1）计划停电时应事先通知手术室，做好应急准备，确保手术安全。

（2）白天突然停电时，即刻查找原因并上报有关部门解决。同时注意患者安全，配合好麻醉师做好人工呼吸，5分钟内未恢复供电，准备应急灯并协调好各方面的工作。

（3）夜间手术突然停电时，值班人员应冷静面对、头脑清晰，禁止来回走动，避免碰撞。

（4）根据手术情况，巡回护士迅速将备用应急照明灯取来使用。

（5）洗手护士应协助保护好患者切口，避免大量出血，引起感染。

（6）记录停电过程、时间以及手术过程和患者情况。

12. 停水时的应急预案

（1）计划停水时，应事先通知手术室，护士长及有关人员做好协调工作，确保手术安全。

（2）突然停水时，立即报告护士长，联系院后勤部门，查找原因，协调解决。

（3）如在医生刷手时停水，协助医生用无菌水刷手，并提供外科手消毒替代品。

（4）详细记录停水时间及过程，并逐级汇报。

13. 火灾时的应急预案

（1）医护人员保持清醒、冷静，如火灾发生在白天，听从护士长安排，若发生在夜间，由值班护士负责，有组织、有秩序地将患者转移至安全区域，迅速移走易燃易爆等物品。

（2）火势较小时，用灭火器、自来水等灭火工具在第一时间灭火。

（3）火势较大难以控制时，应保证患者安全，同时上报院有关部门，并拨打"119"。

（4）报警时要清晰地说出火灾发生的准确地点及具体情况，使消防人员迅速有备而来。

（5）巡回护士或值班护士立即关闭室内电源，保持消防通道通畅。

（6）根据手术患者情况，由术者迅速封闭切口，麻醉师立即连接好各种抢救设备如氧气袋、呼吸机等，由术者、洗手护士、巡回护士共同将患者从安全通道有秩序地撤离，做好患者或家属的安抚工作。

（7）若大火已封闭出口时，应留在手术房间，用敷料、被子等堵塞门缝，并用水降温，等待消防人员前来营救。

14. 地震时的应急预案

（1）一旦发生地震，正常工作日听从护士长安排，若发生在夜间或节假日，由高年资护士负责，有组织、有秩序地将患者及工作人员转移至安全区域。

（2）地震来临时，所有手术组人员共同听从主刀医生指挥，评估患者情况。若患者情况平稳，可迅速封闭切口转移，麻醉师、巡回护士准备好抢救物品，由麻醉师、护士、手术医生、护工转移患者至安全地带。

（3）若患者情况不稳定，如有出血等紧急情况，手术人员应沉着冷静，继续手术，直至患者情况稳定。

（4）必要时巡回护士应备好水源、应急灯等，以防不能及时转移，等待救援。

（5）关闭水源、电源、气源、热源等，防止次生火灾的发生，正常工作日由手术室技术员负责，节假日由巡回护士负责，并维持安全通道的畅通。

第三节　血液净化中心易错环节管理

一、各班管理要求

1. 交接班管理要求

（1）值班护士必须严格遵守医院规定的工作时数与护士长的工作排班。

（2）值班护士一定要坚守岗位，严守劳动纪律，要做到"四轻"（即说话轻、走路轻、操作轻、开关门窗轻）、"十一不"（即不擅自离岗外出、不违反护士仪表规范、不带私人用物入工作场所、不在工作场所内吃东西、不做私事、不打瞌睡、不闲聊、不开手机、不与患者及探陪人员争吵、不接受患者馈赠、不利用工作之便谋私利）。

（3）接班者应提前15分钟到岗，了解每个患者透析情况、病情、各项透析参数是否设置正确或者正常，交接各项物品；交班者要提前做好交接准备工作并且按时交接班。在交接未清楚之前，交班者不能离开岗位。

（4）掌握患者的病情与心理状态，确保各项治疗护理工作准确、及时地完成。

（5）对患者实行逐个床头交接，接班时发现的问题要由交班者负责，接班后发现的问题要由接班者负责。

（6）交班内容

①所负责透析组患者的动态。

②患者的一般情况，医嘱执行情况，重症患者护理记录及各种检查标本采集，各种处置完成情况和尚待继续完成的各项工作。

③患者的透析情况：透析方式、透析时间、抗凝药的应用情况、超滤量，

体外循环是否正常，例如静脉压、动脉压、跨膜压是否处于稳定状态，穿刺处或者置管处是否有渗血及肿胀。

④患者生命体征以及神志等情况。

⑤抢救仪器以及物品的备用情况。

⑥环境的整洁与安静，各项物品的处置情况。

（7）交接班形式：采取集体交班（医护集中、分开、集中与分开交替等形式酌情选用）、床头交班、口头交班、书面交班；集体交班须限定在 15～30 分钟内完成。

2. 护理人员上、下机工作要求

（1）参加晨会交班，对上一班患者出现的问题进行交接，针对性地进行业务交流学习。

（2）准时进入透析间，仪表整洁，洗手，戴口罩，根据所管患者对应的机器进行操作，闭路管路。

（3）核对床号、姓名，让患者换好拖鞋后进入透析间，测血压、穿刺。上机注意：必须上机前、后测血压，血压低的患者用预冲液上机，心功能差的患者，上机后血流量＜200ml/min。

（4）记录患者的透析记录单，同时核对血流速度、透析时间、肝素量、超滤量、电导率、透析温度、特殊患者的透析液、回血用生理盐水等，新透析器贴标签。

（5）清洁整理机器、物品盘、床边饭桌、治疗盘。

（6）患者上机后的管理

①患者上机后每 30 分钟巡视 1 次，注意凝血、出血的情况。有漏血时及时更换透析器，有凝血迹象及时冲洗更换，遵医嘱间隔盐水冲洗。

②血压每小时测量、记录 1 次，患者有特殊情况及时处理，及时记录。

③穿刺处有渗血渗液及时更换敷料。

④及时进行健康指导。

⑤做好生活护理，协助患者进食和大小便。

⑥危重患者按时翻身，做好皮肤护理。

（7）上午、下午班进行交接工作，发放透析管路，严格做好查对并为下机做准备。

（8）下机时按操作规程操作，心功能差的患者，下机回血流量为 50ml/min，常规患者下机回血流量为 80～100ml/min，并将患者安全送出透析间。

（9）上午班的护士上完机后，整理用物，同下午班的护士床头交接班，写好透析记录单后方可下班。

（10）关机者必须全面负责下机后透析间的清洁整理，填写本班患者的下机体重，消毒氧气湿化瓶，并备好下一班所需物品。

3. 工程师工作要求

（1）每日定期巡回检查水处理机和透析机的工作状态，保证机器处于正常工作状态。对于连续肾脏替代疗法（CRRT）机器和血液灌流机器每日要开机半小时，保证机器处于正常工作状态。

（2）每周定期检查软化水的硬度，并记录存档。

（3）每周定期冲洗 B 液的输送管路，保证管路畅通无阻，没有沉淀。

（4）每月定期更换 A 液、B 液的过滤芯，并彻底冲洗干净。

（5）每季度定期消毒反渗水机，A、B 液的供液系统及其输送管路，并进行彻底冲洗。

（6）对于每月进行抽查的感染水样指标、透析液生化指标要认真核对，如不合格，则立即配合其他人员采取改进措施，保证质控达标。每季度抽查内毒素情况，每年检查水化学污染物情况。

二、护理人员工作要求

1. 护士长工作要求

（1）在护理部及科主任的领导下，负责血液净化中心的护理工作。

（2）根据病房的情况和护士的能力及要求，合理安排班次。

（3）实行全面质量控制，保证各项规章制度的落实。

（4）督促检查各项护理工作，及时帮助解决护理工作中的问题，发现问题及时处理，防止差错事故的发生。

（5）负责督促所属人员做好血液净化中心院内感染控制，按规定做好各项监测（空气、透析液、无菌物品、手）。

（6）定期检查各仪器的使用情况，有问题及时维修。

（7）定期检查护理表格的记录情况，保证其完整性与准确性。

（8）有计划组织护士学习、技术培训，及时掌握新仪器、新技术的操作，并定期组织考核。

（9）做好血液净化中心各类物品的管理。

（10）主动征求患者及家属的意见，及时改进工作。

2. 护理人员工作制度

（1）坚守工作岗位，按时上下班，严格遵守各项规章制度。

（2）进入血液净化室必须着装整齐，仪表端庄，对患者态度和蔼，一视同仁，使用礼貌用语。

（3）患者透析前必须测量血压，听诊内瘘杂音，了解患者一般状况，待医生到岗后，方可开始透析。

（4）每项操作必须严格执行查对制度、消毒隔离制度，穿刺、接管和回血时要戴口罩、手套，透析后物品按规定处理。

（5）护士要有较高水平的专业理论知识和操作技能，熟练掌握各种仪器性能及各项血液净化技术。

（6）及时准确书写好血液透析记录，所有操作均按医嘱执行，禁止执行口头医嘱，抢救除外，严防护理缺陷发生。

（7）备齐抢救物品及药品，定期检查、更换、补充，以备急用。

（8）及时收费，谨防漏费。

（9）患者按规定时间进出透析室。保持室内清洁，每班次开窗通风 2~3 次/日，紫外线消毒 2 次/日，并记录，每周日大扫除 1 次，每月空气培养 1 次，检测效果有记录。

三、进修护士的管理要求

血液净化中心是学习血液净化技术的基地，是进口透析机、透析耗材发展趋势的展示窗口，是学习维修、保养透析设备的课堂，对自愿前来进修的人士表示欢迎。希望能互相学习、共同提高。

1. 凡到血液净化室进修必须递交申请书 1 份，得到血液净化室领导同意后方可办理进修手续。

2. 在护士长领导下，按带教计划，进行业务培训。

3. 尊重带教老师，遵守血液净化室各项规章制度。

4. 有关操作在老师指导下进行，不可擅自操作。

四、患者管理要求

1. 患者首次透析前，护士要向其讲解血液透析的作用、风险、注意事项及血液净化室的规章制度。

2. 为了保护好医护人员及患者的自身利益，要求患者以及家属签好各种协议书。

3. 要为每个透析患者建立一个透析档案袋，主要包括患者的抽血检查项目［如肝肾功能、电解质、人类免疫缺陷病毒（HIV）检测、肝炎全套、血常规、甲状旁腺激素的测定等]，服用药物情况，促红细胞生成素使用情况及病程记录等。

4. 患者进入透析间须更换拖鞋，测量体重，医生为其评估干体重，决定超滤量；护士安排患者透析单元，乙型肝炎病毒、丙型肝炎病毒感染的患者进行隔离透析。在透析过程中要求患者与医生、护士配合，保证透析顺利进行。护士要严密观察患者生命体征、神志的变化，观察穿刺处是否有渗血、肿胀，观察体外循环血路是否正常以及各参数的设置是否正确。

5. 透析中和透析后应做好患者的健康宣教工作，如饮食宣教、内瘘保护宣教、深静脉置管宣教及临时性动脉、静脉穿刺后止血的宣教等。

6. 与患者建立良好的医患关系。净化中心的医护人员与患者是合作伙伴的关系，应多与患者进行良好的沟通，组织他们进行一些健康知识讲座、联谊活动等，创造一个患者与患者之间相互交流经验的场所，以便于互相鼓励。

五、护理告知

1. 告知患者对血透内瘘进行保护的方法

慢性肾衰竭的主要治疗方法是血液透析（HD）。内瘘是 HD 患者的生命线，保护内瘘、延长内瘘的使用寿命，对透析患者十分重要。

（1）血管内瘘术后：抬高手术侧肢体，以防末梢水肿，促进静脉回流。内瘘手术后需 4~8 周待静脉血管扩张、管壁增厚方可使用，过早使用常缩短内瘘寿命。

（2）透析结束时的护理：由于动脉化血管压力高，透析结束时若处理不好，会发生血肿，直接影响下次透析和血管内瘘的寿命。透析完毕，拔针后迅速用无菌纱布按压，压迫时间和压力要恰当，以不出血为准，压迫时间一般不超过 20 分钟。血止后用无菌棉球覆盖，胶布固定即可。

（3）透析间期内瘘的护理：人体用于制作内瘘的血管极为有限，内瘘仅供透析用，禁止在此推高渗液体，以防静脉炎，避免剧烈运动、抽血、测血压、提重物等，有瘘一侧肢体衣袖应宽松，透析结束 24 小时后，穿刺处可用热毛巾湿敷。平时应加强手臂锻炼，使血管扩张充盈。

（4）如何观察内瘘是否通畅：将示指和中指贴在距手术瘢痕 3~4cm 处，能触及震颤、用听诊器能听到血管杂音为通畅。瘘口处疼痛、震颤或血管杂音消失或减弱，应立即到医院就诊。

2. 告知患者中心静脉置管应注意的问题

（1）避免局部感染，定时换药。

（2）保持清洁干燥，清洗皮肤时避免弄湿敷料。

（3）勿自行将胶布撕开或手碰触局部，若感红、肿、热、痛，立刻通知医护人员。

（4）可自由活动，但勿过度活动，股静脉插管的患者应避免久坐，长时间保持端坐位可使留置的导管打折，影响透析时的血流量。

3. 告知血液透析患者限制水和低盐饮食的目的

（1）透析患者因失去肾脏功能而对体内水分的容受量有一定限度，过多水分会导致胸腔积液、心脏衰竭、高血压和全身水肿等。水分的来源除了牛奶、水果、饮料外，食物中也含有水分，所以很难测量一天实际的摄水量。最好的方法是保持透析后的干重到下次透析前的体重增加不超过2kg。另外，也需注重盐分的摄取，减少盐的摄入量可减少水肿的概率。

（2）低盐饮食也很重要，盐分过高会增加心脏的负担，扩张循环系统，从而加重高血压和水肿，甚至导致心脏衰竭，限制盐分的摄取量，除了做菜时少放盐及酱油外，其他含盐高的调味料如味精、苏打粉、番茄酱、乌醋等，也应尽量少用。一般人容易忽略的罐头食物和洋芋片等零食盐分也高，需限制食用。菜汤和肉汤含盐也高，应避免用来拌饭或大量饮用。摄取标准为每日5g。很多透析患者慢慢都会进入少尿或无尿状况，此时应特别注意每天水分和盐分的摄入量。

六、血液透析护理常规

【内瘘】

1. 术前应保护好该侧血管，保持皮肤清洁，防止术后感染。

2. 术后适当抬高手臂，以促进静脉回流，减轻手臂肿胀。

3. 包扎不可过紧，防止受压，不能测血压、输液，并遵医嘱按时服用抗血栓药。术后1~2天压迫瘘侧前臂，每次3~5分钟，然后松开，反复多次促进静脉血管扩张，促进内瘘成熟。内瘘一般4~8周方可使用。

4. 透析前用肥皂水清洗造瘘侧手臂，并适当湿热敷，使血管扩张充盈良好；透析后穿刺部位避免接触水，24~48小时后湿热敷，以促进血液循环，利于渗血吸收和组织再生；内瘘侧手臂避免提重物或受压，衣袖要宽松，不能佩戴过紧饰物，如手表等；夜间睡觉不要将造瘘侧手臂垫于脑后，并注意防止造瘘侧手臂受凉；每日2~3次监测瘘管有无震颤或杂音，如杂音或震颤消失要立即就诊；有假性动脉瘤者，应用护腕保护，以免意外撞破引起大出血。

5. 严格无菌操作，防止感染，有异常情况时，及时报告医生处理。

6. 掌握正确的穿刺要点

（1）一般动脉穿刺点应离开瘘吻合口 0.5cm 以上；静脉穿刺点尽量离开动脉穿刺点，一般 8cm 以上，可减少血管通路再循环，提高透析效果。

（2）穿刺应首选阶梯法，其次选用纽扣法，切忌使用定点法。若穿刺失败肿胀，立即拔针按压，冰袋冷敷。24 小时后用 50%硫酸镁湿热敷。

（3）确保一次穿刺成功。

7. 透析结束后，穿刺针眼处用安尔碘消毒，无菌创可贴贴敷，用自制纸卷压迫止血，力度以不渗血又能扪及震颤或听到血管杂音为宜。压迫时间 15~20 分钟。

【血液透析】

1. 按肾病一般护理常规护理。

2. 心理护理：透析患者由于社会角色的变化及经费问题，往往压力很大，护理人员应及时主动与患者交谈，了解患者各方面情况，争取社会和家庭对患者的关心和支持，鼓励患者积极参与社会活动，帮助患者树立对生活的信心。

3. 饮食护理：给予高热量、优质高蛋白、高维生素饮食。给予适量的动物蛋白，限制水的摄入，食盐每日限制在 4~6g，限制含钾高的食物，如橘子、香蕉、土豆等，避免含磷食物（鱼肉类、蛋黄、乳制品）的摄入。

4. 透析前护理

（1）环境准备：透析室应清洁、整齐，温湿度适宜；室内物品、地面、空气定时消毒、定期检测；工作人员入室需换鞋、更衣，戴口罩、帽子。

（2）透析设备准备：包括透析供水系统、透析液的准备及透析机的操作，开机后机器各项指标达到稳定才能使用。

（3）透析用物准备：预冲盐水、抗凝剂肝素（或低分子肝素）、透析器、管路、穿刺针等，检查其包装是否完整、有无破损及有效期，并备好抢救物品及药品。

（4）患者准备：主要是血管通路准备，如使用动、静脉内瘘，应熟悉内瘘的穿刺和保护方法；如选择直接动静脉穿刺，应尽量减少患者痛苦，力求一次穿刺成功；如为深静脉留置导管，应注意导管固定是否牢固、周围皮肤有无红肿、渗出等感染迹象。无论是何种血管通路，均应严格无菌操作，防止感染。

（5）了解患者一般情况、饮食、体重增长、出入量、尿素氮、肌酐、电解质及有无出血倾向等，设定各种治疗参数，包括患者脱水总量、透析时间、肝素每小时泵入量、透析液温度、透析治疗模式等。

5. 透析过程中护理

（1）严密监测患者生命体征，血压、脉搏、呼吸应每 1 小时监测 1 次（病情危重时随时监测）。同时观察静脉压、跨膜压、肝素剩余量、超滤情况并做好记录。当患者出现发热、乏力、眩晕、出汗、呕吐等症状时往往提示低血压，应及时与医生联系，防止发生意外。

（2）保护血管通路，密切观察穿刺部位，检查是否有渗血、血肿，针柄处胶布粘贴是否牢固，管路是否通畅，连接是否紧密，固定是否妥当，严防针头脱出及空气进入血循环。

（3）血流量。血流速度要从慢逐渐增快，达 2ml/min 以上，体重>40kg 者，血流量可达 250ml/min。血流量稳定后，设置各种报警阈值。

（4）密切观察处理各种透析监护系统的报警及机器故障。

6. 急性并发症的处理

（1）低血压者迅速平卧或头低脚高位，减慢血流量，暂停超滤，吸氧，必要时快速补充生理盐水 100~200ml 或 50% 葡萄糖溶液 20~40ml。

（2）失衡综合征者，轻者不必处理，重者给予 50% 葡萄糖溶液静脉推注或输清蛋白。

（3）肌肉痉挛者减慢超滤速度，回输盐水 100~200ml。

（4）发热者静脉注射地塞米松。

（5）空气栓塞者立即关闭血泵，夹住静脉管路，置患者头低脚高位、左侧卧位。

（6）溶血者立即关闭血泵，停止透析，弃去管路中循环血液，高流量氧气吸入。

7. 透析后护理

（1）透析结束时，应用盐水缓慢回血。如血压正常，嘱患者平卧数分钟、坐立数分钟后缓慢起床，防止发生直立性低血压。

（2）注意观察出血情况。拔除动脉针和静脉针时，应立即压迫 10~15 分钟，力量适中。压迫点应为血管穿刺点。如为动脉穿刺，压迫时间为 30 分钟以上。

8. 健康教育

（1）指导患者掌握透析知识，提高自我管理能力。

（2）生活规律，避免剧烈运动和精神紧张。有不适时立即就诊。

（3）注意内瘘保护，内瘘侧肢体不可受压，应每日自己检查内瘘1次，异常时随时就诊。

（4）合理调配饮食：根据医嘱制定高热量、高蛋白饮食，并在医生指导下调整钠、钾的摄入，注意补充维生素，维持水分和钠平衡。

（5）控制钠的摄入量，每日4~6g为宜，稀饭、面条含水多要控制。两次透析间体重增加不超过体重的5%。

（6）严格遵照医嘱服药，饭前、饭后要分开，以免影响药效。

（7）监测血压，正确应用降压药，将血压保持在140/90mmHg（18.67/12.0kPa）为宜。

（8）按时透析，稳定机体内环境。改善生活质量，提高生存率。

【深静脉留置导管】

1. 密切观察留置导管处有无渗血、血肿、发热、感染等迹象。检查留置导管固定是否牢固、导管夹子是否夹紧。

2. 防止感染：严格无菌操作，一周1次透析者，定期更换包扎敷料，一般2~3次/周。一周2次以上者，每次透析都要打开无菌敷料观察伤口情况，严格消毒后更换无菌敷料并妥善固定。

3. 透析接管时遵循无菌操作原则，常规消毒后用注射器抽吸上次封管时注入的肝素盐水，判断导管通畅情况，确定无血栓后夹管，从静脉端注入首剂肝素，连接透析管路开始透析。

4. 防止导管意外脱出：股静脉置管者不宜过多起床活动，穿刺侧的下肢不宜弯曲90°；不宜剧烈活动，以防导管滑脱；颈内静脉留置导管者尽量穿开襟上衣，以免脱衣服时将导管拔出。一旦滑脱，应压迫止血并立即就诊。

5. 防止导管血栓形成：避免过度活动和局部受压。透析结束后用盐水冲净导管内血液，再用肝素盐水（肝素浓度因人而异）正压封管。注入量根据导管腔容量而定，最后盖好肝素帽，导管口用无菌敷料包裹并妥善固定。

6. 局部保持干净，敷料整洁，避免沐浴。血液透析导管应专管专用。

七、消毒隔离制度

1. 血液透析室消毒隔离制度

（1）工作人员进入透析室应更换衣服、帽子、隔离拖鞋，操作时洗手、戴口罩、手套。

（2）工作人员工作期间要严格执行标准预防。

（3）血液净化中心一定要划分清洁区、半污染区、污染区。

（4）新患者首次血液透析前，应常规检查肝功能、肾功能、血常规，测定肝炎标识物，包括乙型肝炎标识物（HBsAg、HBsAb、HBcAb、HBeAg、HBeAb）及丙型肝炎抗体（抗HCV），测定人类免疫缺陷病毒抗体以及梅毒螺旋体抗体。对于急诊透析患者没有做上述检测结果时，透析器及管路应该一次性使用，机器应严格消毒。

（5）透析区要划分普通患者治疗区及隔离治疗区，患者实施分区透析，所用透析机及管路要严格进行消毒处置。

（6）严格医疗物品管理：无菌物品与非无菌物品应分开放置，标记醒目；消毒液定期更换；消毒物品要有消毒日期，并且在有效期内。

（7）严格患者及家属的管理

①患者以及家属进入透析室应换鞋或者穿鞋套。

②非患者用品不得带入室内。

③普通患者与经血源感染的患者要分区进行透析治疗。

④患者所用各类物品应严格按照要求处置。

⑤每次透析完毕应及时更换床单、被套、枕套。

⑥限制家属在透析治疗时随意进入透析室。

（8）严格物体表面的清洁、消毒：对透析室内所有的物品表面以及地面进行消毒擦拭；若没有明显的污染区域，可以应用低浓度消毒剂；明显被血液或者液体污染的物体表面要使用>2000mg/L含氯消毒剂，用一次性布擦拭去掉血迹后再用500mg/L的含氯消毒剂进行消毒。

（9）严格医务人员手消毒：医务人员在接触患者或者透析室任何设备之前、之后用肥皂或者杀菌洗手液洗手；当手部没有明显污染时可以用手消毒液搓手；医务人员在进行操作时要戴可废弃手套；对不同患者进行操作，一定要更换手套；离开透析室时要摘下手套。

（10）透析室所有的医疗废水（包括排出的透析液）要排入医院污水处理系统。

（11）严格血液透析医疗废物的管理

①废弃的消耗品按照医疗废物分类处理。

②使用过的体外循环装置应有效地密封在不漏水的废物袋或者防漏容器中，并且定时送到指定的医疗废物处理地点毁形，且有登记。

③透析过程中一次性器械要在每一名患者使用之后处理掉。非一次性器械须在每一名患者使用后消毒。

④药物以及其他辅助材料不得在患者之间移动。需共同使用一种稀释药液，要在治疗室或者准备间配制好后单独分配给每个患者。

⑤废弃的针头要放置在锐器盒或硬质容器内，且不得过度充满。

⑥透析管路预冲后应在4小时内使用，否则须重新预冲。

（12）按规定进行空气消毒或空气净化

①治疗室、抢救室、透析室（厅）应安装空气消毒机。治疗室、抢救室应进行每日2次常规消毒。透析室（厅）当日透析结束后应进行空气消毒。

②采用新风净化装置的透析中心，单位时间内新风输入量要不少于40%，透析治疗期间，每小时换风频率要不低于6次。

③要有净化设备使用以及消毒处置记录。

（13）建立水电、消防安全巡查制度，及时汇报并且处理异常情况

血液净化中心因透析用水供应及透析设备的电力供应的特殊要求，水电使用安全保障以及消防巡查需要显得尤为重要。中心管理人员及透析护士要协助医院专职人员工作，积极地协助巡查，并且建立异常情况的处理预案。

（14）建立血液透析从业人员常规体检制度：中心的管理人员要每年组织工作人员体格检查，重点检测经血源感染的各项指标，必要时应注射预防疫苗。

（15）医院感染管理部门应每月对血液净化室的室内空气、物体表面、工作人员手、透析液、反渗水采样，还须对血液透析室的消毒隔离情况进行监测。血液净化室要保留监测结果，并且对异常结果进行分析，提出且上报整改结果。

2. 透析设备的消毒隔离管理制度

（1）透析机一定要有国家食品药品监督管理局颁发的注册证才能投入临床使用。

（2）每次透析结束时应对机器内部管路进行消毒。消毒方法按不同透析机厂家出厂说明进行消毒。

（3）A液、B液桶以及与透析液接触的容器每日用透析用水将容器内外冲洗干净，并注明更换日期。

（4）室内每日紫外线消毒1次，每月应进行空气培养。

八、应急预案

1. 透析中头痛的应急预案

（1）积极寻找原因，常见原因有透析失衡综合征、严重高血压和脑血管意外等。对于长期饮用咖啡者，由于透析中咖啡血浓度降低，也可出现头痛表现。

（2）明确病因，针对病因进行干预。

（3）无脑血管意外等颅内器质性病变，可应用对乙酰氨基酚等镇痛对症治疗。

（4）针对诱因采取适当措施是预防关键，包括应用低钠透析、避免透析中高血压发生、规律透析等。

2. 透析中恶心和呕吐的应急预案

（1）出现恶心呕吐时，让其头侧向一边，避免呕吐物进入气管引起窒息。

（2）减慢血流量，必要时补充生理盐水、高渗糖或盐水，可使用维生素B_6、甲氧氯普胺等。

（3）密切观察同时出现的其他症状，如低血压、高血压、头痛等，明确引起不适的原因，及早采取针对性的措施，减轻患者的痛苦。

（4）做好宣教工作，嘱患者在透析中尽量少进食，防止低血压的发生。

3. 透析中空气栓塞的应急预案

（1）一旦发现空气进入体内，立即夹住静脉管道，关闭血泵。

（2）协助患者头低脚高左侧卧位。

（3）嘱患者镇静、进行深呼吸，立即通知医生。

（4）高流量吸氧，确保气道的畅通。清醒患者用面罩吸纯氧。

（5）意识丧失患者，气管内插管行机械通气。

（6）静脉应用地塞米松、低分子右旋糖酐，减轻脑水肿，改善微循环。

（7）进入体内空气量多，需进行锁骨下静脉穿刺抽气或直接心脏穿刺。

（8）使用高压氧疗法。

4. 透析中发热的应急预案

（1）做好心理护理，缓解患者紧张焦虑的心情。

（2）密切观察体温、脉搏、呼吸、血压的变化，在透析前及透析结束后均常规测量1次，对体温超过38.5℃的患者，每2小时测量1次体温，经过物理或药物降温后30分钟要复测体温，并详细记录。

（3）体温超过 39℃者，应给予物理降温，并降低透析液温度，或给予药物治疗，服用退热剂后应密切注意血压的变化，防止血压下降。

（4）畏寒、寒战的患者应注意保暖，提高透析液温度，并注意穿刺手臂的固定，防止针头滑落。

（5）高热患者处于高分解代谢状态，为高凝体质，应注意密切观察透析管路及透析器内血液的颜色、静脉压及跨膜压值，防止凝血。

（6）高热患者由于发热和出汗，故超滤量不宜设定过多。

（7）为维持一定的血药浓度，发热患者抗生素治疗应在透析后进行。

（8）护士在操作过程中应严格遵守无菌操作规程，杜绝因违反操作规程而发生的感染；动静脉内瘘穿刺时严格消毒皮肤，透析结束后用无菌棉球和纱布包扎，要求患者血液透析当天保持敷料干燥，平时注意保持穿刺处皮肤清洁，防止感染。

（9）待患者感染控制后，应及时调整干体重。

5. 透析中胸痛和背痛的应急预案

（1）积极寻找原因，常见原因是心绞痛，其他原因还有透析中溶血、低血压、空气栓塞、透析失衡综合征、心包炎、胸膜炎等。

（2）在明确病因的基础上采取相应治疗。

（3）应针对胸背疼痛的原因采取相应的预防措施。

6. 透析中皮肤瘙痒的应急预案

（1）发生皮肤瘙痒时，做好心理护理，减轻焦虑情绪，提高患者对治疗的依从性，积极配合治疗和护理。

（2）使用生物相容性好的透析器，充分预冲，以减少环氧乙烷等消毒剂的残留引起的皮肤瘙痒。充分透析，增加透析的次数，延长透析的时间，改用透析方式（如血液灌流联合血液透析、血液透析滤过）等。

（3）对只在透析过程中发生皮肤瘙痒的患者，在可耐受的情况下将透析液的温度降至 35℃以下。

（4）做好皮肤护理，拍打皮肤，皮肤干燥者涂润肤露。用温水擦浴，水温以 40℃为宜。注意个人卫生，内衣床单以纯棉为宜，禁用刺激性物品，如肥皂、酒精等。

（5）遵医嘱使用炉甘石洗剂、氯苯那敏（扑尔敏）等抗组胺药、骨化三醇（罗盖全）等纠正钙、磷代谢紊乱的药物。积极治疗原发病，如糖尿病、肿瘤、继发性甲状旁腺功能亢进等。

（6）做好饮食指导，减少动物内脏、含磷高的食物摄入；尽量避免饮含咖啡因、酒精的饮料，以避免血管扩张，引起瘙痒。定期查生化值，监测血钙、磷，及时调整。

7. 透析中低血压的应急预案

（1）停止超滤脱水，及时通知医生。

（2）将患者置于平卧位，必要时吸氧（3L/min）。

（3）立即回输生理盐水 200～300ml（或 50%葡萄糖注射液、10%氯化钠注射液静脉壶缓慢推注）。

（4）密切观察患者的病情变化，复测血压，必要时遵医嘱应用升压药物。

（5）仍然低血压时回血，终止血透，积极寻找诱发低血压的原因，加以解除。

8. 透析中肌肉痉挛的应急预案

（1）做好心理护理，指导患者不要紧张。

（2）下肢痉挛：让患者身体下移，用脚掌顶住床挡，用力伸展，或帮患者拿捏痉挛的肌肉，对严重者可以扶起站立，用力站直。腹部痉挛：用热水袋保暖，但温度不可过高，避免烫伤。

（3）对经常发生者，预防性地调高钠浓度，适当调高透析液温度。

（4）做好宣教工作，指导患者注意控制饮食，避免体重增长过多，同时注意优质蛋白质的摄入，多吃高钙、富含 B 族维生素的食物，如鲜牛奶、鸡蛋、瘦肉等。

9. 透析中心律失常的应急预案

（1）做好心理护理，缓解患者的紧张情绪，通知医生及时处理。

（2）在透析中一旦发现患者脉律不齐、脉搏无力、脉率增快、血压下降，应减慢血流量，降低超滤率或暂停超滤，给予吸氧。

（3）密切观察胸闷、气促等症状有无好转或恶化，观察神志变化、生命体征、心律和心率的变化。如症状加重，应停止治疗。

（4）对老年人、儿童、初次透析者及心功能不佳者，应注意控制血流量，减轻心脏负担。

（5）对原有冠心病、心功能不全的患者，在透析过程中应加强心电监护，控制血流量和超滤量，给予吸氧，同时积极纠正贫血。

（6）做好宣教工作：对急性肾衰多尿期患者，应告知注意电解质的补充；对维持性血液透析患者，应告知注意透析的充分性及对饮食中水、钠及含钾食物控制的重要性。

10. 透析中溶血的应急预案

（1）发现溶血立即暂停透析，通知医生，丢弃管道内的血液。

（2）吸氧，监测生命体征，协助医生做好抢救工作。

（3）采集血标本，做好输血前准备工作。

（4）安慰患者，缓解其焦虑紧张的情绪。

（5）排除原因后，更换透析器及管路后继续透析，必要时给患者输注新鲜血。

11. 透析中失衡综合征的应急预案

（1）安慰患者，避免患者过度紧张。

（2）减慢血流速或缩短透析时间。

（3）轻者去枕平卧，头偏向一侧，重度患者立即终止透析。

（4）补充高渗钠或高渗糖水或静滴甘露醇等，减轻脑水肿。

12. 透析中透析器反应的应急预案

（1）判断透析器反应类型，通知医生。

（2）鼓励、安慰患者，减轻患者的紧张情绪。

（3）轻者无需特别处理。

（4）重者应立即停止透析，给予吸氧，监测生命体征，观察呼吸情况，防止喉头水肿。

（5）根据医嘱使用肾上腺素、抗组胺药或肾上腺皮质激素。

（6）观察药物疗效，对症处理。

13. 透析中透析器破膜的应急预案

（1）立即关闭透析液流量，将快速接头与透析器分离。

（2）观察跨膜压（TMP），如果 TMP 在 0 以上，说明破膜较小，膜内仍为正压，透析液不会进入膜内，可回输血液。TMP 在 0 或 0 以下，说明破膜较大有反超的危险，宁可废弃血液也不应回输给患者。

（3）更换透析器继续透析。

（4）向患者解释，缓解其焦虑紧张的情绪。

（5）分析破膜原因，加以预防。

14. 透析中体外循环凝血应急预案

（1）在实施无肝素透析时，早期发生凝血的征象，及时通知医生，并及时处理。

（2）若透析机显示静脉压升高达 200~300mmHg，立刻打开动脉管路上输液装置，回输生理盐水。

（3）观察透析器、管路的阻塞情况。发现管道凝结，在未完全凝结前将血液回输给患者；完全凝结，则及时更换血液管路及透析器。

（4）在更换管路和透析器的同时观察内瘘针的情况，如发生堵塞，及时更换穿刺针，重新穿刺。

（5）观察导管的通畅情况，如发生堵塞，使用尿激酶溶栓，再通后方可使用。

（6）监测患者的生命体征。出现低血压时立即补充液体（或胶体），提高血压，防止低血压性休克，对症治疗。

（7）安慰患者，缓解其焦虑、紧张的情绪。

16. 停电时血液净化中心的应急预案

（1）保持机器参数不变，将机器消音。

（2）打开备用电池开关或人工转动血泵，保证透析患者血液的正常体外循环。

（3）迅速打电话致电工室，询问并通报有关情况。

（4）暂时停电：确认停电时间小于 20 分钟，暂不用回血，透析机储备电池可保证血泵正常运转 20~30 分钟。未备用电池的透析机需将静脉壶下端的管路从保险夹拿出，夹住静脉传感器，再用手摇血泵以避免凝血。

（5）长时间停电：预计停电时间大于 20 分钟，则应回血，停止透析治疗。

（6）短时间供电恢复后：透析机恢复工作，报警解除后，观察透析机工作情况、参数变化等，发现问题及时处理。

16. 停水时血液净化中心的应急预案

（1）安抚患者，保持透析室正常秩序。

（2）与透析室工程师共同查找停水原因。

（3）出现水处理故障：等待工程师处理，维修时间预计超过 20 分钟，停止透析，所有患者回血等待。

（4）非水处理原因：与水工组联系，节假日、夜间与总值班联系，协助查找原因及维修工作。维修时间预计超过 20 分钟，停止透析，所有患者回血等待。

（5）等待时间超过半小时，通知下一班透析患者透析时间。

17. 火灾时血液净化中心的应急预案

（1）发生火灾时，所用工作人员应遵循"高层先撤，患者先撤，重患者和老人先撤，医务人员最后撤离"的原则，"避开火源，就近疏散，统一组织，有条不紊"，紧急疏散患者。

（2）当班护士和主管医生要立即分离透析管路与血管通路，夹闭血管通路夹，封闭血管通路上开口，用压带压紧穿刺点，组织好患者，并立即通知保卫科或总值班，紧急报警。

（3）集中现有的灭火器材和人员积极扑救，尽量消灭或控制火势扩大。

（4）所有人员立即用湿毛巾、湿口罩或湿纱布罩住口鼻，防止窒息。

（5）在保证人员安全撤离的条件下，应尽快撤出易燃易爆物品，积极抢救贵重物品、设备和科技资料。

（6）发现某一房间发生火灾，室内有易燃易爆物品，要立即搬出。如已不可能搬出，要以最快速度疏散邻近人员。

（7）室内无人，无易燃易爆物品，不急于开门，以免火势扩大、蔓延；要迅速集中现有的灭火器材，做好充分准备，打开房门，积极灭火。

（8）关闭邻近房间的门窗，断开燃火部位的电闸（由消防中心或电工室人员操作）。

（9）发现火情无法扑救，要立即拨打"119"报警，并告知准确方位。

18. 地震时血液净化中心的应急预案

（1）地震来临，值班人员应冷静面对，关闭电源、水源、气源、热源，尽力保障人员的生命及国家财产安全。

（2）发生强烈地震时，立即分离透析管路与血管通路，夹闭血管通路夹，封闭血管通路上开口，用压带压紧穿刺点。需将患者撤离病房，疏散至广场、空地。撤离过程中，护理人员要维护秩序，安慰患者，减少患者的恐惧。

（3）情况紧急不能撤离时，叮嘱在场人员及患者寻找有支撑的地方蹲下或坐下，保护头、眼睛，捂住口鼻。

（4）维持秩序，防止混乱发生。

（5）注意防止有人趁火打劫。

第四节 急诊科护理工作易错环节管理

一、危重患者抢救常规

1. 抢救工作必须组织健全、分工明确、争分夺秒，尽最大努力抢救患者。

2. 按照病情严重程度和复杂情况决定组织工作

（1）一般抢救由急诊值班医生和抢救班护士负责。

（2）危重患者的抢救应由急诊科主任和护士长组织抢救。

（3）遇有大批伤病员、严重复合伤等情况时，由急诊科主任具体组织有关医生共同抢救，并上报院总值班。

3. 急诊护士应坚守岗位，做好抢救准备工作。遇有危重患者应立即通知值班医生，并及时给予必要的处理，如吸氧、吸痰、止血、测血压、行人工呼吸、胸外心脏按压、建立静脉通路、采集血标本送检及其他抢救措施。

4. 抢救工作中遇有诊断、治疗、技术操作等困难，应及时向上级报告，以求迅速解决。抢救工作须做好记录，要求准确、清晰、扼要、完整，必须注明执行时间。

5. 医护密切配合，共同完成所担负的任务。口头医嘱要求准确、清楚，护士在执行口头医嘱前要求复述一遍，避免有误，并及时记录于病历上，事后由医生补写医嘱及开处方。

6. 各种急救药品的安瓿、输液空瓶、输血空袋等均应集中放在一起，以便统计与查对，避免医疗差错。

7. 患者经抢救后，应根据情况留监护室或观察室进一步处理，待病情稳定后送有关科室继续治疗。

8. 护送患者前应电话通知接收科室。

9. 急救室除工作人员外，一切非工作人员未经许可禁止入内。急救室物品使用后要及时清理、补充，保持整齐清洁。

10. 对已住院治疗的急救患者要定期追踪随访，不断总结抢救经验。

二、心脏骤停的抢救及护理常规

1. 急救措施

（1）评估：确认患者的心搏、呼吸停止，立即平卧置复苏体位，呼叫来人，实施 CPR。

（2）辅助呼吸：尽早给予有储氧袋的面罩呼吸囊或气管内插管、人工呼吸辅助呼吸，早期给纯氧 30 分钟。

（3）发现心室颤动和无脉搏性室性心动过速立即给予 150J 双向波电击除颤，若无效，分别给 200J 再次除颤。

（4）建立静脉通路：首先近心端或中心静脉给药，其次行气管内给药，其给药剂量是静脉的 2~2.5 倍。

（5）常用复苏药物

①心搏骤停的首选药物为肾上腺素，静脉注射使用。

②对于室性心律失常，首选利多卡因，静脉注射。

③顽固性心室颤动可用胺碘酮（可达龙），静脉注射。

④纠正酸中毒和高血钾，用 5% 碳酸氢钠静脉滴注，根据血气分析调节用量。

⑤维持血压，遵医嘱使用血管活性药。

（6）脑复苏

①头部冰帽，全身大血管处冰敷，必要时人工冬眠，保持亚低温状态，体温为 33~35℃，以降低脑耗氧。

②按医嘱使用甘露醇、激素、利尿剂及改善脑细胞代谢的药物。

2. 护理措施

（1）一般护理

①置单人抢救室或复苏室，抢救药品、物品应处于应急状态。

②抢救场所保持良好的秩序。

③抢救过程应及时记录，包括复苏开始时间、用药、抢救措施、病情变化及各种参数。

（2）临床观察内容

①评估复苏是否有效

面色、指甲、口唇发绀是否改变或消失；

观察瞳孔是否缩小及对光反射；

有无反射（睫毛、吞咽反射）；

有无自主呼吸；

心电图波形是否恢复。

②监测生命体征，观察心律失常情况，持续体温、脉搏、呼吸、血压、心率和血氧饱和度监测。

（3）药物观察内容

①利多卡因过量会出现反应迟钝、烦躁、抽搐以及心率变慢等。

②使用升压药时注意局部渗出和管道通畅情况，有无红、肿、热、痛和皮肤苍白。

③多种药物静脉维持时注意配伍禁忌。

④老年人应慎用甘露醇脱水，使用过程中应严密观察肾功能。

三、急诊科交接班管理要求

1．分诊班护士交接班要求

（1）急诊预检分诊工作由从事临床护理工作 3 年以上和组织、协调能力及责任心强的护士担任。

（2）护士仪表端庄，衣帽整洁，佩戴胸卡上岗。

（3）每班必须按时交接班，接班者提前 15 分钟到科室，认真看交班报告及危重患者护理记录，接班者未接清楚之前，交班者不得离开岗位。

（4）交班者必须在交班前完成本班的各项工作，写好交班报告及各项护理记录，处理好用过的物品。如遇特殊情况，必须做详细的交代，以利于下一班工作。

（5）交班中如发现病情、治疗、器械物品等交代不清，应立即查问；接班时发现问题应由交班者负责；接班后发现问题，应由接班者负责，做到账物相符。

（6）交班内容

①急诊就诊患者总数、留观患者总数、抢救患者数、死亡人数。

②详细交接每一位患者，包括特殊治疗、特殊检查、病情变化及情绪波动的患者。

③交代医嘱执行情况。对尚未完成的工作也应向接班者交待清楚，要口头与书面交班。

④所有记录本、医嘱本、交班报告符合要求。

⑤查看昏迷、瘫痪等危重患者有无压疮的发生、基础护理完成的情况。

⑥交代贵重物品、抢救物品、器械、仪器等的数量与效能，交接班者均应签全名。

⑦交接尚未交到病案室的死亡病历及死亡证明存根并做好登记。

⑧交接班者共同巡视检查病房，是否达到清洁、整齐、安静的要求及各项制度落实情况，确保急救绿色生命安全通道的畅通。

（7）交班方式

①集体交接班：早晨集体交接班时应站立并认真听取夜班交班报告，做到"三清"：交班本上要写清，口头交代要讲清，患者床头要看清。交班清楚后方可下班。

②床头交班：各班下班前均应进行床头交班。

2. 内科班护士交接规范

（1）清点物品，做到账物相符。

（2）参加集体交班后与大夜班进行床头交接班。

（3）整理急诊车，更换湿化瓶及吸痰瓶，整理急诊室卫生，检查抢救仪器是否功能完好并进行保洁、充电，及时完成大夜班未能完成的工作。

（4）全面掌握诊室及抢救室内患者的病情变化、治疗、转归情况，参加危重患者的抢救，做好心理护理、基础护理及健康指导。危重患者卧位正确、舒适，保持各种管道通畅，皮肤完好，各项医嘱执行准时、准确。护理记录规范、整洁，注意患者安全，诊室按时通风。

（5）维持就诊秩序，指导急诊患者就诊，负责患者用物的终末处理，对需留观、住院或会诊的患者及时与分诊护士联系。

（6）补充抢救车内物品。

3. 外科班护士交接规范

（1）清点物品，做到账物相符。

（2）参加集体交班后与大夜班进行床头交接班。

（3）整理急诊车及诊室卫生，更换湿化瓶及各种引流瓶，及时完成大夜班未能完成的工作。

（4）全面掌握诊室内患者的病情变化、治疗、转归情况，参加危重患者的抢救，做好心理护理、基础护理及健康指导。危重患者卧位正确、舒适，保持各种管道通畅，皮肤完好，各项医嘱执行准时、准确。护理记录规范、整洁，注意患者安全，诊室按时通风。

（5）维持就诊秩序，指导患者就诊，负责患者用物的终末处理，对需留观、住院或会诊的患者及时与分诊护士联系。做好各种术前准备，包括心理护理及健康指导，使患者知道术前注意事项。

（6）协助医生进行清创缝合，并及时对所用器械进行初步处理，防止发生院内感染。

（7）及时补充各种抢救物品。

4. 治疗班护士交接规范

（1）参加晨会，认真听取夜班交班，核对夜间尚未完成的各项治疗工作。

（2）清点治疗用物，及时更换消毒灭菌液体及物品。

（3）负责注射、给药、输液及各种治疗工作，注意用药安全，严格执行各项查对制度。患者带来的药当面点清，告诉患者此次输液共需几瓶，拔吊瓶时再次核对，无误后方可拔掉，并告知第二次输液的时间、地点及注意事项。

（4）统计工作量，填充治疗室物品，按时完成各项治疗，因特殊原因未完成的治疗及晚间治疗要书面交班。

（5）保持治疗室整洁，物品摆放合理有序。

5. 急诊抢救班护士交班要求

（1）物品清点，账物相符，各类物品定位、定数、定时检查，标记清楚、专人管理。

（2）护士应坚守岗位，不得擅离职守，应随时做好抢救准备。

（3）护士应熟练掌握各种抢救仪器的使用及各种抢救技能。

（4）抢救时护士应定位，积极主动配合医生抢救。

（5）抢救中的液体袋、药品空瓶保留，以备抢救后核对及统计。

（6）护士要严密观察病情变化，发现病情变化及时通知医生及时抢救。

（7）及时补充抢救物品、药品，整理抢救单元。

6. 小夜班责任护士交班要求

（1）清点物品，做到账物相符。

（2）认真交接班，查看交班报告及危重患者护理记录单，进行床头交接，详细交接每一位患者，包括特殊治疗、特殊检查、病情变化及情绪波动的患者。对尚未完成的工作，也应向交班者询问清楚，要口头与书面交班并进行督促、落实。

（3）交代医嘱执行情况。所有记录本、医嘱本、交班报告符合要求。

（4）各项治疗准时、正确完成，真实记录工作量。

（5）注意用药安全，严格执行各项查对制度。定时巡视留观及抢救患者，严密观察病情变化，及时报告医生并做好记录。护理记录规范、整洁。

（6）危重患者卧位正确、舒适，生命体征平稳，各种管道通畅，皮肤完好。团结协作，密切配合，共同巡视检查病房是否达到清洁、整齐、安静的要求及各项制度落实情况，确保急救绿色生命安全通道的畅通。

（7）配合医生进行清创缝合，并及时对所用器械进行初步处理，防止发生院内感染。

（8）仪器用后摆放有序，清洁备用。

（9）及时补充抢救物品，为大夜班做好准备工作。

（10）保持环境安静、安全，诊室、抢救室、输液室、治疗室清洁整齐，垃圾分类明确。

7. 大夜班责任护士交班要求

（1）清点物品，做到账物相符。

（2）认真交接班。查看交班报告及危重患者护理记录单，进行床头交接，所有记录本、医嘱本、交班报告符合要求。

（3）详细交接每一位患者，包括特殊治疗、特殊检查、病情变化及情绪波动的患者。患者卧位正确、舒适，生命体征平稳，各种管道通畅，皮肤完好。

（4）交代医嘱执行情况。对尚未完成的工作，也应向接班者交代清楚，要口头与书面交班。治疗准时、正确完成，真实记录工作量。

（5）交代贵重、抢救物品、器械、仪器等的数量与效能，交接班者均应签全名。

（6）协助医生进行清创缝合，并及时对所用器械进行初步处理，防止发生院内感染。

（7）各种抢救仪器用后摆放有序，清洁备用。各种引流液及时倾倒，正确记录引流量。

（8）交接尚未交到病案室的死亡病历及死亡证明存根并做好登记。

（9）定时巡视患者，严密观察病情变化，及时报告医生并做好记录。护理记录规范、整洁。

（10）交接班者共同巡视检查病房是否达到清洁、整齐、安静的要求及各项制度落实情况，确保急救绿色生命安全通道的畅通。

（11）团结协作、密切配合，做好各种注射、治疗及抢救工作。

（12）注意用药安全，严格执行各项查对制度。

（13）及时补充抢救物品，为白班做好准备工作。

四、各环节护理管理要求

1. 接诊与挂号管理

急诊科应设有专门挂号及接诊通道，护士可根据患者病情的轻重缓急安排诊治，本着急救患者先抢救后挂号的原则进行。

（1）分诊工作要迅速准确，应安排业务熟悉、工作责任心强并有一定工作经验的护士担任，并且相对固定。

（2）预检分诊护士必须坚守岗位，临时因故离开时必须安排能胜任的护士替代。

（3）对危重、抢救患者，一边予以紧急处理，一边迅速通知有关医务人员进行抢救。

（4）掌握急诊就诊范围，热情接待每一位前来就诊的患者，做好解释工作，对婴幼儿及老年患者应酌情给予照顾。

2. 急救室管理

（1）急救室是抢救危重患者的场所，除应配备必要的急救设备外，还应制定常见危急重症抢救预案，制度应严格，做到能随时投入抢救工作。

（2）护士应了解和熟练掌握急救仪器设备的技术性能和操作，熟悉抢救预案，并严格执行急救工作制度和技术操作常规。

（3）参加抢救工作的护士对急诊患者的诊断、紧急处理、治疗等应有高度的责任感，认真严肃，迅速准确。抢救工作中严格执行"三查七对"，严防差错事故的发生。

（4）抢救过程中的指挥者应为在场工作人员中职务最高者，医生、护士在场时应以医生指挥为主。各级人员必须听从指挥，既要明确分工，又要密切协作。指挥者应负指挥之责。

（5）抢救工作中遇有诊断、治疗、技术操作等方面困难时，应及时请示上级医生，迅速予以解决。一切抢救工作应做好记录，要求准确、清晰、扼要、完整，并且必须注明执行时间。

（6）医护密切配合，共同完成所担负的任务。口头医嘱要求准确、清楚，尤其是药物的使用，护士在执行前要复述1遍，避免有误，并及时记录于病历上，事后由医生补写医嘱及开处方。

（7）各种急救药物的安瓿、输液空瓶、空输血袋等均应集中放在一起，以便统计查对，避免医疗差错。

（8）有大批需抢救的患者同时就诊时，应立即上报科主任及院领导，以便及时组织抢救。

（9）患者经抢救后，如病情稳定，应由护士，必要时要有医生一同护送去病房继续治疗。护送患者前应先电话通知接收科室。

（10）抢救室除工作人员外，一切非工作人员未经许可禁止入内。急救室物品一律不外借，值班护士每班交接，并有记录，使用后要及时清理、补充，保持整齐清洁。

3. 急诊手术室管理

（1）进入手术室人员必须衣帽整齐，更换拖鞋及手术衣、手术裤、口罩，外出时应更换外出鞋，着外出衣。每次手术完毕，手术衣、手术裤、口罩、帽子、拖鞋须放回指定地点，外人不得擅入手术室。

（2）手术室内应保持安静、整洁，禁止吸烟及大声谈笑。

（3）手术人员应精神集中，严肃认真，严格遵守无菌操作规范，有菌手术与无菌手术应分室进行。手术前后手术室护士应详细清点手术器械、敷料及缝针等数目，应及时消毒、清洗、处理污染的器械和敷料。

（4）室内的药品、器械、敷料专人保管，定期查对，及时修理补充，用后放在固定位置，急诊手术器材、设备定期检查，以保证手术正常进行。毒、麻、限制药品标志明显，严格管理。不得擅自外借一切器械、物品。

（5）严格执行交接班制度。手术室设 24 小时值班人员，值班人员应坚守岗位，随时接收急诊抢救患者，不得擅自离岗。

（6）急诊手术由值班医生通知手术室，并填写手术通知单。需特殊器械或有特殊要求，应在手术通知单上注明。如有变更，应预先通知。

（7）严格执行消毒隔离制度，做好无菌管理，防止交叉感染。

4. 清创室护理与管理

（1）清创室是进行一般伤口清创缝合的场所，要求相对无菌，应尽量减少人员的出入，严格执行消毒制度，防止院内感染。

（2）要有一定的清创设施：一般应设有清创台、清创床，备有外科器械、缝合包、敷料、消毒液等，配备有较好的照明设备，有条件的要专设石膏室。

（3）要配置一定的急救药品、麻醉药、止血药、明胶海绵等，要定期检查、登记和补充。

（4）每天紫外线照射 2 次，每次 1 小时，每周彻底冲刷墙面地面 1 次，每月做 1 次空气细菌培养。

（5）要指定专人负责管理，负责检查更换消毒液、无菌物品以及各类物品的消毒。

（6）操作人员要严格执行无菌操作规程，操作完毕要清点器械，做好卫生处置。

5. 留观患者管理

（1）临时需要输液治疗及病情需要住院但无床位、病情允许留观的患者，可以在急诊科留观，一般为 24 小时，最多 72 小时，特殊情况例外。

（2）临时输液患者应建立完整的病历本、治疗输液单，护士治疗时一定要认真"三查七对"，严格执行医嘱。

（3）值班护士应及时巡视病房，按医嘱进行治疗护理并及时记录，患者病情变化时要及时向值班医生报告。

（4）值班护士下班前要巡视一遍患者，做到床头交接班，详细交接治疗、护理，并写好交班记录。

（5）对可以离院的患者，各级医护人员应动员其及时离院，并及时整理床单位，做好卫生处置。

6. 监护室管理

（1）危重患者经抢救后，病情有好转、生命体征仍然不稳定的、不能送病房的，应转入监护病房继续抢救。

（2）监护室护士在工作时必须严格按医嘱对危重患者进行监护。监护过程中，认真详细填写监护记录，发现病情变化及时报告医生。

（3）监护室的急救仪器、监护设备要按操作规程使用。操作前要熟悉仪器性能和注意事项，用后要整理完毕并放回原处，关掉电源。

（4）贵重仪器要建立使用登记卡，遇有故障迅速报告护士长及科主任，并通知专业人员及时检修。

（5）监护室护士在工作时必须集中精力，不得擅离职守，如需暂时离开必须有人替换。

7. 处置室管理

（1）主动热情接待患者，对重症和不能走动的患者，处置时应给予关照和方便。

（2）处置室保持清洁、整齐、安静、安全、空气流通、温度适宜，每日紫外线消毒 2 次。

（3）处置室所有器械、药品、用具、敷料等排列有序，定位放置，定期检查、保养维修，保证使用，按管理制度执行。

（4）做好处置前的一切准备工作，检查各种消毒治疗包、器械、敷料用具等是否备齐、合格。工作完毕，所有物品分别终末处置，分类整理包装送供应室消毒。

（5）严格执行查对制度、消毒隔离制度和无菌操作规范，操作时应戴口罩、帽子、手套，做好自我防护，防止交叉感染。

（6）处置时，先处理清洁伤口，后处理感染伤口。

（7）特殊感染不得在处置室内处理。

8. 涉及法律与安全问题的处理方法

（1）对于自杀、他杀、交通事故、斗殴致伤及其他涉及法律问题的患者，医护人员应实行人道主义精神，积极救治，同时应遵守国家有关法律规定。

（2）遇到涉及法律问题的患者，由分诊护士立即通知本科主任，并向上级行政部门报告。

（3）有关医疗工作以外的问题，不随便发表自己的看法。

（4）若是吸毒患者，须将呕吐物、排泄物留下，以便送检、鉴定。

（5）若系昏迷伤患者，需与陪送者共同检查其财物，有家属在场时应交给家属（要有第三者在场）；若无家属，由值班护士代为保管，但应同时有2人签写清单。

9. 护理管理要点

（1）急诊质量标准化

①急诊患者病情急，护理工作必须争分夺秒，迅速处理，一切工作要突出一个"急"，护理工作要高速度、高效率。

②急诊护士站在急诊第一线，需要根据患者的病情及时做出正确的处理，急诊护士应有敏锐的观察力、准确的判断力。

③急诊护士面对的是急危重症患者，急诊护士的素质和技术水平直接关系到急救工作的质量，急诊护士要做到作风好、技术好、身体好才能做好急诊工作。

（2）抢救程序规范化：根据各种急危重病制订出抢救工作程序，患者进入急诊科，应明确分工，运用程序化管理，及时准确地抢救患者，做到各负其责、责任到人，保证抢救工作顺利进行。

（3）业务训练经常化：急诊护理是一门多层面的学科，要求急诊护士具有综合性的医学知识、高水平的急救技能，急诊护士的专业素质是知识、技能和道德水平的综合体现；急诊护士的知识结构也需要不断的更新、不断的学习，根据不同资历的护士制订一个长期的学习计划，进行不同层次的业务训练，提高整体护理质量。

（4）规章制度严格化

①建立健全各项规章制度，如各班工作制度、各岗位制度、抢救制度、差错事故防范制度、规范服务制度、奖惩制度等，使护理人员职责明确、有章可循。

②健全常见疾病的抢救程序，如呼吸衰竭、心力衰竭、脑出血、心跳骤停、心肌梗死、休克、中毒等的抢救程序，使抢救工作规范化、护理人员配合程序化。

③健全抢救护理常规，如心肺脑复苏（CPCR）、昏迷、出血、休克等。

④建立急救物品保障制度，要求急救药品、物品、器材齐备，性能良好，合格率100%。做到专人负责、定期检查、及时补充，无药品过期、失效、变质，消耗性物品定位、定量、无过期。

⑤建立抢救仪器的使用、操作、消毒制度，如除颤器、监护仪、输液泵、血液透析机、呼吸机等。

（5）服务工作主动化

①急诊护士不仅要有熟练的护理技术，还要有高度的责任感和同情心。

②急诊护士要举止端正、文明礼貌、作风严谨、语言精练贴切、能宽容患者并具有良好的自控力。

③护理人员应主动介绍自己、环境、医务人员及医疗仪器的使用，主动对治疗过程进行解释和说明，减轻患者的恐惧和焦虑，增加护患之间的交流。

④提供患者及家属所需要的信息，耐心解答其疑问，主动进行健康教育。做到患者、家属、医生"三满意"。

五、护士长工作要求

1. 在护理部主任及科护士长的领导、科主任的业务指导下，负责急诊科护理工作的行政管理和业务技术管理。

2. 负责组织制定、修订急诊科护理工作计划，并组织实施，保障各项工作任务的完成。

3. 关心护士的思想、生活和工作等情况，必要时给予支持、帮助和指导，提高护士工作的积极性、工作质量和职业满意度。

4. 负责急诊科护理质量管理工作，包括质控计划的制定、质控资料的收集、对问题的跟踪反馈、实行护理质量的持续改进等。

5. 负责急诊科的患者护理安全管理工作。

6. 根据安排，参与全院性或全科性护理质量控制与夜查房。

7. 了解本科室护理工作的隐患，积极采取对策，落实各项安全管理制度。

8. 鼓励护士对各类护理安全事件的报告，认真组织对事件的讨论和原因分析，提出改进措施并实施。

9. 积极向护理部报告各类安全事件。

10. 科学、合理安排本科室护理人员的分工和排班。

11. 负责各种急救药品器材的管理，做到定量、定点、定放位置、定人负责，并经常检查补充、消毒、更换。

12. 参加并指导护理新技术的开展。

13. 参加危重患者的抢救工作。

14. 加强对护理人员的业务训练，不断提高急救抢救业务的基本知识和技术水平。

15. 负责管理临床实习教学、理论授课、进修教学等工作，不断提高教学质量。

16. 负责安排和指导急诊科的护理科研课题申报、课题实施及新业务和新技术工作，指导护士撰写、发表论文，个人带头进行科研及论文撰写等工作。

17. 认真接待、妥善处理护理纠纷、患者投诉等事项。

18. 定期征求患者意见，改进护理工作，提高患者对护理工作的满意度。

19. 做好与各级领导及相关部门的沟通。

六、护理人员工作要求

1. 急诊科抢救室护士职责

（1）在护士长的领导下进行工作。

（2）做好急诊患者的分诊工作，按病情决定优先就诊，遇到疑难问题及时与医生联系。

（3）急诊患者就诊：应立即通知值班医生，在医生到达以前，遇特殊、危急患者，可先行必要的急救处理，随即向医生报告。

（4）尊重和关怀患者及其家属，保护患者的隐私。

（5）准备各项急救所需器材、敷料、药品等，在急救过程中，应迅速而准确地协助医生进行抢救工作。

（6）经常巡视患者，了解患者的病情、心理活动和饮食情况，及时完成治疗及护理工作，严密观察和记录留观患者的病情变化，发现异常及时报告。

（7）认真执行各项规章制度和技术操作规程，做好查对和交接班工作，努力学习业务技术，不断提高分诊业务能力和抢救工作质量，严防差错、事故的发生。

（8）准备各项急救所需药品、器材、敷料等，使各项抢救仪器设备均处于功能状态。

（9）准确、及时、客观地做好就诊患者、留观患者、抢救患者的护理记录。

（10）护送危重患者到病房或手术室。

2. 急诊科采血室护士职责

（1）严格执行消毒隔离制度，认真配制消毒液，做到"一人一巾一带、一洗手（或手消毒）"，防止交叉感染。

（2）认真核对化验单，有错误或疑问及时与医生、化验室联系，确保标本准确无误。

（3）采血后主动、耐心地向患者交代采血后的注意事项及取化验结果的时间和地点。

（4）抽血后清洗消毒止血带，补齐一次性注射器及抽血物品。

（5）送血后整理采血室，消毒液擦拭桌面，紫外线消毒 1 小时。

（6）记录工作量。

3. 急诊科输液室护士职责

（1）仪表整齐，准时上岗，态度和蔼，微笑服务。

（2）认真执行"三查八对"制度，严格遵守无菌技术操作原则，防止交叉感染。

（3）严格按医嘱配药，注意药物配伍禁忌。

（4）随时巡视患者，细致观察患者用药后的反应及输液情况，了解患者主诉，发现问题及时与医生联系。

（5）每日认真填写输液登记本。

（6）每日添加输液用品，并检查一次性物品的灭菌期。

（7）加强健康教育宣传。

4. 急诊科注射室护士职责

（1）仪表整齐，准时上岗，态度和蔼，微笑服务。

（2）认真执行"三查八对"制度，严格遵守无菌技术原则。

（3）耐心细致地做好解释工作。

（4）保持注射室干净整齐，物品摆放规范齐全。

（5）准确配制各种消毒液。下班前整理注射室，紫外线消毒1小时。

（6）熟练掌握各种药品的剂量、用法，认真阅读医嘱单，询问有无过敏史，发现问题或有疑问及时与医生联系。

（7）定期检查本室一次性物品的灭菌日期。

5. 急诊留观室护士职责

（1）认真执行岗位责任制和操作规程。

（2）工作时间必须坚守岗位，不得擅离职守，需离开急诊时，说明去向，并找人替岗。

（3）严格执行交接班制度，并进行床旁交接班，观察病情、了解患者，做到"五掌握、三及时"。

五掌握：患者姓名、床号、诊断、治疗、心理状态。

三及时：发现病情及时、报告及时、处理及时。

（4）遇重患者应先测体温、脉搏、呼吸、血压，在医生到来之前可先行进行急救处理，如吸氧等。

（5）认真详细书写留观病历及抢救记录，书写字迹清晰、使用医学术语。

（6）对留观患者要勤巡视，30分钟至1小时巡视1次，保持各种管路通畅、位置正确，如吸氧管、鼻饲管、导尿管、静脉输液管路、各种引流管。如患者主诉或家属代诉病情变化，应亲自查看患者并亲自通知医生，及时处理。

（7）加强对危重患者的护理，随时观察患者的病情变化，有异常及时记录，并立即通知主管医生。

（8）在抢救及留观治疗患者中，严格执行无菌操作制度及查对制度。

（9）凡静脉输液患者，要告知患者所输药物，做好健康宣教，并了解药物不良反应及注意事项。

（10）留观患者一般每日测量1次体温，体温超过37.5℃者需4小时测量1次，将测量结果记录在病历上，并通知医生。

（11）留观患者有引流管者，应记录出入量，并将结果记录在病历上。

（12）保持治疗室整洁，桌面、治疗车及物品清洁。

（13）保持留观室整洁，患者在治疗结束离院后，及时整理床单位。

（14）凡做完治疗或抢救后，一定要物归原处，并做到完好、清洁。使用过的仪器要做到终末消毒。使用过的药物及时补齐。

6. 急诊夜班护士职责

（1）认真执行各项护理制度和技术操作规程，正确执行医嘱，密切观察病情变化，防止差错、事故发生。

（2）严格遵守交接班制度，做到床头交接班。

（3）定时巡视患者，密切观察病情变化，发现问题及时报告和处理。

（4）保管好工作区物品，抢救完毕，整理、清洁设备与药品。

（5）检查无菌物品有无过期，准备白天送消毒的物品，用过的急救物品冲净血迹包好，待白班供应室收回、消毒。

（6）整理各室环境，做好交接班前的准备。

七、护理告知

1. 急诊一般患者就诊告知

（1）分诊护士诚挚热情接待患者。

（2）根据患者主要症状、既往史，做简单查体，综合分析评估后，指导患者家属挂号，告知患者应就诊的科室，介绍诊室医生、责任护士。

（3）诊室责任护士及时给患者测血压、做心电图等，指导患者及家属交费、取药、化验、注射并告知回家后应注意的事项。

2. 急诊危重抢救患者告知

（1）分诊护士快速、准确预检分诊后，将患者带到抢救室，并介绍值班医生及抢救室护士。

（2）抢救室护士立即配合医生进行抢救，并做好护理记录。对家属及其护送人员口头告知病情变化及用药治疗、护理等方面的情况。实行特别护理时，书面通知病危，并口头告知患者家属特别护理的原因及目的，以取得家属的认可。

3. 急诊手术患者告知

（1）分诊护士通知手术室，并进行登记，指导患者家属办理患者转科手续。

（2）诊室护士根据医嘱做好术前准备，详细记录用药情况及各项医嘱落实情况，检查患者各项处置是否到位，无误后协助便民人员及医生将患者安全送至手术室并介绍手术室的有关情况。

4. 急诊留观患者告知

（1）分诊护士进行登记，指导患者家属办理患者留观手续，介绍诊室医生、责任护士。

（2）责任护士诚挚热情接待患者到床旁，协助患者安排好卧位。介绍病房环境、规章制度。协助患者整理物品，了解患者当日治疗及用药情况，并及时告知家属。

5. 急诊出院患者告知

（1）分诊护士进行登记，办理结账及患者出院手续。告知家属保存好急诊病历及有关票据。

（2）诊室责任护士根据医嘱，指导家属到护士站办理相关手续，为患者做好出院指导，交代康复期注意事项，如饮食调理、康复治疗、定期检查、卫生习惯、出院带药等，并征求对医院工作的意见，帮助患者整理用品，恭送患者离开病房。

6. 注射、输液、输血的护理告知

（1）向患者及家属告知其目的。科学讲解相关知识，消除患者不良心理反应。

（2）注射一些易引起过敏反应的药物前，详细询问过敏史，告知患者及家属药物可能引起的不良反应、应对措施以及药物过敏试验的有效时间。

（3）在输液过程中，护士应向患者及家属讲解输液原理及滴完时的处理方法，特别是有时护士因要同时处置很多患者而不能及时赶到时，应让患者按照护士预先讲解的方法简单处理，以此来消除患者的紧张、烦躁心理。

（4）输血的患者应告知输血后可能出现的不良反应，交代家属注意观察患者的病情变化，以便护士及时进行处理。

（5）正确指导输液时患者体位的变换，减轻身体不适感。护士在巡视时应让患者了解完成输液大致的时间，并指导患者如何活动可避免液体渗出、其活动度有多大、什么样的体位不影响输液等。

7. 特殊护理操作的告知

（1）洗胃：清醒的患者告知催吐洗胃的目的；昏迷的患者电动洗胃时，向家属说明目的及所采取措施的效果，取得家属的配合，在知情同意书上签字，取下义齿，头偏向一侧。

（2）导尿：护士应告知患者及家属导尿的目的、作用，如何使用尿袋，鼓励患者多喝水，并防止尿路感染；如何训练膀胱功能，促进膀胱功能的恢复；离床活动或做检查时，将尿管固定于下腹部，保持尿袋低于耻骨联合；告知患者及家属更换尿袋及尿管的时间。

（3）灌肠：护士应在灌肠前向患者解释灌肠目的及作用，告诉患者如何进行配合，在操作过程中如出现便意、腹痛或有其他不适，及时告诉护士，以便给予应急处理；保留灌肠的患者，要告知患者保留的时间，以利于药物的吸收利用。

（4）心电、血压及血氧饱和度监测：护士操作前告知患者及家属监护的目的及意义，何谓报警音，报警的上下限，电极片脱落、血压袖带及血氧饱和度传感器松动后出现的情况，注意观察袖带侧肢体及血氧饱和度指端的皮肤及血运情况；告知清醒患者不能活动过多，不能接打手机。

（5）呼吸机应用：应用呼吸机前，护士应向患者及家属交代应用呼吸机的目的及可能会出现的不舒适、人机对抗、感染等不良后果，告知家属注意患者不要自行拔管，与护士沟通可打手势或写字，患者叩背、吸痰、雾化、口腔护理及查动脉血氧的意义。

（6）清创缝合：护士配合医生对患者实施清创缝合，向患者交代清创缝合的目的，安慰患者以取得配合，交代回家后应注意的问题及复诊、换药的时间。

（7）心电图：做图前，告知患者做心电图的目的及意义，嘱患者不要紧张，摘下手表，平卧于床上，露出脚腕与手腕，平静呼吸。

（8）吸氧：告知患者吸氧的目的、意义及如何计账，调好的流量不要自己随便更改，以免大量的氧气冲入呼吸道而损伤肺部组织；禁止吸烟，吸氧过程中如有其他不适及时告诉护士以便及时处理。

八、特殊药物的管理

1. 需做过敏性试验药物的管理要求

（1）青霉素、破伤风抗毒素、头孢类等药物，严格按医嘱用药，遵守药物过敏试验原则。

（2）做过敏试验后须经两人核实试验结果，阳性者在病历上加盖皮试阳性章，标志醒目，告知患者及家属，执行者双签名；阴性者在病历及处方、处置单上加盖阴性章，双方签名后方可应用。

（3）疑为假阳性者，应做对照试验，对照试验的药液采用生理盐水为宜。

（4）患者注射药物后，需观察 30 分钟，无不良反应方可离开，防止发生意外。

2. 贵重药物的管理要求

（1）应用血液制品时，执行输血查对制度。严格按医嘱用药且须经两人核对签名。应用过程中，严密观察有无输血反应，并按规定在有效时间内输注完毕，护士及时做好输血记录。血袋返还血库低温保存 24 小时。

（2）存放贵重药品时，应注明患者姓名，单独存放。不用时，及时退回药房，以减轻患者的经济负担。应用贵重药品时，应两人核对并签名，应用过程中，严密观察有无输液反应，并按规定在有效时间内输注完毕。

3. 毒麻药品管理要求

（1）专人负责，专柜存放并加锁。

（2）每班交接，清点并记录。护士长每周检查 1 次并签名。

（3）遵医嘱使用后，需由两人核对签名，由医生开麻醉处方，取药补齐。

（4）每周检查毒麻药品有无变质、沉淀、变色或过期等情况，不合格的及时更换。

（5）毒麻药品不得随意外借。

九、常用仪器管理要求

1. 呼吸机的管理要求

（1）备用中的呼吸机

①专人管理。

②每周检查、擦拭、消毒 1 遍。

（2）使用中的呼吸机

①严格按医嘱调节呼吸机参数。

②注意患者缺氧情况有无改善，观测血压、脉搏、心电变化和四肢色泽、温度等。

③严密监测动脉血氧分压（PaO_2）、动脉血氧饱和度（SaO_2）和动脉血二氧化碳分压（$PaCO_2$）的变化，及时调整呼吸机各种参数。

④使用过程中仍有严重缺氧者，应寻找原因，如痰栓、套管口紧贴气管壁、呼吸对抗等。

⑤加强气道湿化，及时吸痰。

⑥防止气囊破裂。

⑦专人管理，每天检查、擦拭、消毒 1 遍呼吸机，呼吸机管道（一次

性）每周更换，若分泌物多随时更换。

⑧患者每天做口腔护理2次。

2. 多功能监护仪的管理要求

（1）备用中的多功能监护仪

①专人管理。

②每周检查、擦拭、消毒1遍。

（2）使用中的多功能监护仪

①专人管理，每天检查、擦拭、消毒1遍。

②严密监测各数值的变化并做好记录。

③注意观察袖带侧肢体皮肤及血运情况：血氧饱和度传感器每2小时更换1次测量部位，注意观察监测部位皮肤有无异常敏感、变红、起泡或压迫性坏死。

3. 简易呼吸器的管理要求

（1）备用中的简易呼吸器：专人管理；每周检查、擦拭、消毒1遍。

（2）使用简易呼吸器：每次用后即刻消毒，晾干备用。

4. 心电图机的管理：设专人管理；每周检查、擦拭、消毒1遍；严格遵守操作规程，每次用后理顺导联线，备用。

5. 微量泵的管理

（1）备用中的微量泵：专人管理；每周检查、擦拭、消毒1遍。

（2）每次使用后，即刻消毒、备用。

6. 中心供氧与氧气瓶的管理要求

（1）严格遵守操作规程，注意安全，做到"四防"：防火、防震、防油、防热。

（2）室内应通风、干燥，发现漏气现象及时通知氧气站。工作人员与患者不能把易燃易爆物品带进病房。患者及家属不能把包、物品袋挂在氧气阀门上。

（3）严格遵守用氧规程，使用时，应先调流量而后应用，用氧过程中，需调节流量或停用氧气时，均应先分离或拔除鼻导管，再调节流量或关闭氧气开关，以免大量气体冲入呼吸道而损伤肺组织。在用氧过程中，要经常观察缺氧状况有无改善，氧气管道是否漏气、是否畅通。持续用氧时，每日更换鼻导管1次，由另一侧鼻孔插入。

（4）湿化瓶每次用完后需消毒、清洗、晾干备用。持续吸氧者，湿化瓶每天更换 1 次。

（5）氧气瓶内氧气不可用尽，应保留 0.49MPa（5kg/cm²）压强的氧气，以防其他灰尘进入，发生危险。同时也须于再次充气时检查总开关的灵敏度。

（6）氧气瓶应挂"满"或"空"标志，以防急用时搬错而影响抢救。

十、应急预案

1. 急性脑出血的应急预案

（1）迅速将患者安置于抢救室，取平卧位，头偏向一侧。

（2）保持呼吸道通畅，给予氧气吸入。

（3）神志不清、烦躁者加床挡。

（4）监测生命体征。

（5）建立静脉通路。

（6）对症处理。①控制脑水肿，降低颅内压：应用 20% 甘露醇 250ml 加入地塞米松 10~20mg，快速静滴，30 分钟内滴完。②控制血压：当收缩压超过 200mmHg 时，可适当给予降压药物，应避免血压过低导致脑血流量不足。③维持呼吸功能：昏迷舌后坠者可放置口咽通气管；呼吸不规则者进行气管内插管行辅助呼吸。④抽搐、躁动不安者给予镇静剂，地西泮（安定）10mg缓慢静注。

（7）由专人护送，行必要检查，明确诊断。

（8）病因并发症的治疗。①脑出血：手术治疗，对于大脑半球出血量大于 30ml 和小脑出血量大于 10ml 的患者，应手术治疗；无手术指征者进行对症及支持疗法，预防感染。②蛛网膜下腔出血：应用止血药物，常见的有奥美拉唑（洛赛克）、血凝酶（立止血）、卡巴克洛（安络血）等；腰椎穿刺放液；对于颅内动静脉畸形可采用手术或介入治疗。③脑栓塞：抗凝治疗；治疗原发病，防止脑栓塞复发；应用促进脑细胞代谢的药物。

（9）由专人护送至病房。

2. 心肺复苏的应急预案

（1）立即将患者置于硬板床或地面上。

（2）进行基础生命支持（BLS）和加强生命支持（ALS）。①胸外心脏按压：频率为 100 次/分以上。②畅通气道：清理呼吸道，进行气管内插管，用人工气囊或呼吸机辅助呼吸，胸外心脏按压与人工呼吸比例为 30∶2。③建立静脉通路：应用复苏药物，肾上腺素 1mg 静注，每 3 分钟重复一次。④心电监护：心室颤动有细颤波时应用肾上腺素，转为粗颤波时应非同步电击除颤；心室停搏或心电机械分离时应静注肾上腺素，并进行胸外心脏按压。⑤脑复苏：低温疗法，头部置冰帽。脱水方法：20%甘露醇250ml静滴，30分钟内滴完；应用促进脑细胞代谢药物。

（3）进行延续生命支持（PLS）。①循环功能：维持必要的血压（平均动脉压在12~13.3kPa），以保障重要脏器的有效灌注，纠正心律失常。②维持有效的通气功能：进行血气分析监测，及时调整通气模式与各项参数。③纠正水、电解质及酸碱失衡。

（4）由专人护送至病房。

3. 复合伤患者的应急预案

（1）急诊室护理人员应熟练掌握复合伤的抢救治疗原则。

（2）急诊室要随时备好有关抢救用品，如夹板、胸腔闭式引流装置、敷料等。

（3）遇有复合伤患者时，应迅速而正确地按轻重缓急优先处理危急患者情况，对于心搏呼吸骤停的，立即行心肺复苏术，昏迷患者头偏向一侧，清除口腔及咽部的血块和分泌物，保持呼吸道通畅。

（4）密切监测患者的呼吸、血压、意识、瞳孔的变化，发现异常情况及时报告医生，为诊断治疗疾病提供依据。

（5）对于连枷胸者，协助医生给予加压包扎，纠正反常呼吸，开放性气胸应用大块敷料封闭胸壁创口，对于闭合性气胸或血胸协助医生行胸腔闭式引流。

（6）控制外出血，出血处加压包扎；遇有肢体大血管撕裂，要用止血带绑扎，注意定时放松，以免肢体坏死；疑有内脏出血者要协助医生进行胸、腹腔穿刺，采取有效的治疗措施。

（7）对于开放性骨折，用无菌敷料包扎，闭合性骨折用夹板固定。

（8）按医嘱给予补液、镇痛、镇静等药物，对于颅脑损伤或呼吸功能不全者禁用吗啡、哌替啶（度冷丁）。

（9）在陪送检查或住院过程的搬运中，要保持呼吸道通畅和恰当的体位，以免加重损伤。

4. 开放性骨折的应急预案

（1）及时通知医生的同时，迅速为患者建立静脉通路，补充血容量，采取血标本，必要时遵医嘱输血，准确及时应用药物。

（2）保持呼吸道通畅，充分给氧，改善患者的通气功能，提高组织血氧含量，纠正低氧血症。

（3）伤肢妥善固定，伤处包扎止血，充分暴露患者身体各部分，以发现危及生命的重要创伤。

（4）及时做生化、肾功能、血细胞比容等化验检查，协助做各种辅助检查。

（5）必要时留置尿管，观察尿液颜色、性质和量，以了解有效循环血量情况、泌尿系统损伤及损伤程度。

（6）协助做好各种诊断性穿刺及治疗，如胸腔穿刺术、腹腔穿刺术、胃肠减压及胸腔闭式引流术。

（7）抢救的同时做好术前准备，禁饮食准备、备皮、皮试、术前用药准备、各种检查结果报告单（X线片、CT片、MRI片等）的准备等。

（8）心理护理：做好患者心理护理，病情危重者，专人陪伴，使其有安全感，听取并解答患者或家属的疑问，以减轻他们的恐惧和焦虑心情。

5. 小儿惊厥的应急预案

（1）迅速将患儿安置于抢救室，取平卧位，头偏向一侧。

（2）将压舌板从臼齿处放入。

（3）保持呼吸道通畅，给予氧气吸入。

（4）建立静脉通路。

（5）对症处理。①应用抗惊厥药物：地西泮，每次 0.25~0.5mg/kg 或 1mg/岁（10 岁以内）静脉缓慢注射。苯巴比妥，每次 5~10mg/kg 肌注或静注。10%水合氯醛，每次 50mg/kg，胃管注入或 3%溶液保留灌肠。②改善呼吸状况：有窒息情况或呼吸不规则者，给予紧急气管内插管，必要时呼吸机辅助通气。③有高热者控制高热，物理降温的同时，给予药物降温，如复方氨林巴比妥（安痛定）等药物。

（6）病因与并发症治疗。①抗感染：②原发性癫痫者抗癫痫治疗。③维持呼吸循环功能。④密切监测神志、瞳孔、体温及有无抽搐情况。

（7）由专人护送至专业病房。

6. 群体感染性疾病护理的应急预案

（1）接到群体感染性疾病电话通知或接诊感染性疾病患者时，严格执行上报流程。正常上班时间汇报感控科、科主任、护士长，非正常上班时间需同时汇报院总值班及值班护士长。

（2）患者到达后，护士立即对患者采取适宜的隔离措施，同时做好自我防护，并将患者安置在相应的隔离区域。

（3）由医务部安排医生对患者进行诊治，感控科进行流行病学调查，并对感控措施予以指导，护理部安排护士进行治疗、护理、病情观察。

（4）感控科应严格监控医务人员的防护情况，及时向院领导及有关部门通报。确诊为传染性的感染性疾病，按《传染病管理法》有关规定进行网络直报。

（5）患者使用的物品、相应区域按感染性疾病消毒隔离要求处置。

（6）患者出院或转出后，应严格按传染源性质进行终末消毒处理。

（7）急诊科医护人员应坚守岗位，备齐感染性疾病所需物资（一次性口罩、N95口罩、一次性手套、防护面具、隔离衣、消毒用品），并由专人负责检查、补充，处于备用状态。

7. 群体外伤护理的应急预案

（1）接到群体外伤电话通知时，需询问：患者总数、其中危重患者人数、受伤原因、主要受伤部位、到达时间、对方姓名、联系电话，随时与现场人员保持联系。

（2）严格执行上报流程：正常上班时间汇报科主任、护士长，非正常上班时间需同时汇报院总值班及值班护士长。

（3）立即通知值班医生，及时协助分流原有患者，合理安排抢救区域空间。

（4）根据急诊科突发事件人力资源调配方案，进行急诊护理人员调配。

（5）患者到达后立即进行伤情评估，根据病情轻重分诊，Ⅰ、Ⅱ级患者安置在抢救区域，Ⅲ、Ⅳ级患者安置在诊室区域。

（6）配合医生进行抢救，心跳骤停者立即行心肺复苏术。

（7）做好患者的护理记录及信息登记。

（8）急诊护理人员应坚守岗位，备齐群体外伤所需物资（夹板、纱布、纱垫、绷带、头套、颈托、腹带、腰围等），并由专人负责检查、补充，处于备用状态。

8. 群体中毒护理的应急预案

（1）接到群体中毒患者电话通知时，需询问：患者总数、其中危重患者人数、中毒原因、毒物种类、中毒方式、到达时间、对方姓名、联系电话，随时与现场人员保持联系。

（2）严格执行上报流程：正常上班时间汇报科主任、护士长，非正常上班时间需同时汇报院总值班及值班护士长。

（3）立即通知值班医生，及时协助分流原有患者，合理安排抢救区域空间。

（4）根据急诊科突发事件人力资源调配方案，进行急诊护理人员调配。

（5）患者到达后立即进行中毒病情评估，根据病情轻重分诊，Ⅰ、Ⅱ级患者安置在抢救区域，Ⅲ、Ⅳ级患者安置在诊室区域。

（6）配合医生进行抢救：对于消化道中毒患者，根据病情进行催吐、洗胃、导泻，补充水分和电解质；腹痛严重的患者，遵医嘱给予解痉、镇痛；休克患者进行抗休克治疗；对于呼吸道中毒患者，安置于通风环境，根据病情进行氧疗等对症治疗。

（7）做好患者的护理记录及信息登记。

（8）急诊护理人员应坚守岗位，备齐群体外伤所需物资（消化道中毒：洗胃机、洗胃管、洗胃溶液及物品；吸入性中毒：氧气瓶、吸氧鼻塞、一次性口罩、指脉搏氧饱和度监测仪等），并由专人负责检查、补充，处于备用状态。

9. 突发暴力事件护理的应急预案

（1）遇到暴徒时，应保持头脑清醒，避免与暴徒发生正面冲突，做好自我保护。

（2）严格执行上报流程：设法报告保卫科，非正常时间通知院总值班，急诊科医护人员应团结协作，及时报警寻求帮助。

（3）安抚患者及家属，减少在场人员的焦虑、恐惧情绪，尽力保证患者的生命安全及医院财产安全。

（4）暴徒逃走后，注意其走向，为保卫人员提供线索。

（5）主动协助保卫科调查工作。

（6）尽快恢复急诊科各项医疗护理抢救工作，保证患者安全。

10. 淹溺患者的应急预案

（1）保持呼吸道通畅，立即清除口鼻腔内的污水、污物、分泌物及其他异物。有义齿者取下义齿，松解衣扣、腰带。吸入海水者，应尽快采取头低俯卧位，拍打背部，行体位引流，但不宜时间太长以免延误心肺复苏。

（2）供氧：面罩吸氧或进行高压氧治疗。

（3）CPCR：及早进行气管内插管，应用呼吸机辅助呼吸。

（4）建立静脉通路，根据医嘱应用抗生素或纠正酸碱平衡紊乱。

（5）心电血压监测，密切注意体温、血氧饱和度的变化，准确、及时做好护理记录。

（6）复温：如患者体温过低，根据病情可采用体外或体内复温措施。

（7）脑复苏：有颅内压升高者，应适当过度通气，同时输注甘露醇。

（8）处理并发症。

11. 中暑患者的应急预案

（1）迅速明确诊断。

（2）对症治疗，保持呼吸道通畅，吸氧，静脉输液，必要时行气管内插管或气管切开。

（3）物理降温治疗，通常应在1小时内使直肠温度降至 37.8~38.9℃。

①体表降温：可用冰水擦浴或将躯体浸入 27~30℃ 水中传导散热降温。

②体内降温：体外降温无效者，用冰盐水进行胃或直肠灌洗，也可用20℃或9℃无菌生理盐水进行腹膜透析或血液透析。

③环境降温：将患者搬至树阴下通风的地方；用电风扇吹风；将患者搬至有空调的急救室内，室内温度调节在 20~24℃ 之间。

（4）药物降温治疗：必须与物理降温同时进行，包括地塞米松静脉推注等。

（5）监测：密切观察病情变化，每隔 15~30 分钟记录1次意识、瞳孔、体温、脉搏、呼吸、血压、尿量、皮肤色泽、肢端温度及各种反射的变化，注意昏迷程度的变化，准确记录24小时出入量。

（6）并发症处理：控制脑水肿、防止抽搐等。

12. 电击伤患者的应急预案

（1）立刻切断电源。

（2）快速评估：危重患者，迅速建立静脉通路，抗休克补液等，心电、血压监测，吸氧，积极防治急性肾衰竭。心跳呼吸骤停者，进行心肺脑复苏。

（3）外科问题处理：对于广泛组织烧伤、肢体坏死和骨折者，应协助外科医生进行相应处理。

（4）对继发感染者应给予抗生素治疗。

13. 停水和突然停水的应急预案

（1）接到停水通知后，做好停水准备。包括：

①告诉患者停水时间。

②给患者备好饮用水和使用水。

③病房热水炉备好热水，同时尽可能多备使用水。

（2）突然停水时，白天与维修部联系，夜间与院总值班室联系。汇报停水情况，查询原因，及时维修。

（3）加强巡视患者，随时解决患者饮水及使用水需求。

（4）停水后关闭科内所有的水龙头。

14. 泛水的应急预案

（1）立即寻找泛水的原因，如能自行解决应立即解决。

（2）如不能自行解决，立即找维修部，夜间通知院总值班室协助找维修部值班人员。

（3）协助维修部值班人员的工作，白天可通知病房清洁人员及时清扫泛水；夜间要主动将污水清理。

（4）告诫患者，切不可涉足泛水区域或潮湿处，防止跌倒，保证患者安全。

15. 停电和突然停电的应急预案

（1）接到停电通知后，立即做好停电准备。备好应急灯、手电等，如有抢救患者使用电动机器时，需找替代的方法。

（2）突然停电后，立即寻找抢救患者机器运转的动力方法，维持抢救工作，并开启应急照明。

（3）使用呼吸机的患者，平时应在机旁备有简易呼吸器，以备突然停电，立即将呼吸机脱开，使用简易呼吸器维持呼吸。

（4）立即与电工联系，查询停电原因，尽可能建立临时电源。

（5）加强巡视病房，安抚患者，同时注意防火、防盗。

16. 失窃的应急预案

（1）发现失窃，保护现场。

（2）通知保卫处，拨打"110"报警。

（3）维持病房秩序，保证患者医疗护理安全。

（4）协助公安及保卫人员进行调查工作。

17. 火灾（或爆炸）的应急预案

（1）发现火情（或爆炸）后立即呼叫周围人员，使用现有的灭火器材和组织人员积极扑救。

（2）同时报告保卫处及上级领导，夜间通知院总值班室。

（3）根据火势，若发现火情无法扑救，立刻拨打"119"报警，告知准确方位。

（4）关好邻近房间的门窗，以减慢火势扩散速度。

（5）将患者撤离疏散到安全地带，稳定患者情绪，保证患者生命安全。

（6）尽可能切断电源，撤出易燃易爆物品，抢救贵重仪器设备及重要科技资料。

（7）组织患者撤离时，不要乘坐电梯，可走安全通道。叮嘱患者用湿毛巾捂住口鼻，尽可能以最低的姿势或匍匐快速前进。

18. 地震的应急预案

（1）地震来临，值班人员应冷静面对，关闭电源、水源、气源，尽力保障人员的生命及国家财产安全。

（2）发生强烈地震时，需将患者撤离病房，疏散至广场、空地。撤离过程中，护理人员要安慰患者，减少患者的恐惧。

（3）情况紧急不能撤离时，叮嘱在场人员及患者寻找有支撑的地方蹲下或坐下，保护头颈、眼睛，捂住口鼻。

（4）注意维持秩序，防止混乱发生，注意防止有人趁火打劫。

19. 化学药剂泄露的应急预案

（1）当有不明液体喷溅到患者衣物时，马上将衣物脱下，放在消毒液中清洗消毒。

（2）溅到皮肤上时，在第一时间内用大量流动水冲洗，也可用棉花或吸水布吸干皮肤上的药液，千万不要擦拭，然后用清水冲洗。

（3）通知医生并协助明确液体的性质，遵医嘱进行解毒处理。

（4）及时向上级汇报，协助了解事情经过，制定相应措施，总结经验防止类似事件发生。

20. 有毒气体泄露的应急预案

（1）发现有毒气体泄漏后，立即用湿毛巾捂住口鼻，并通知上级领导及有关部门，协助组织疏散在场人员。

（2）立即开窗通风，应用病房内所有通风设备，加强通风换气。

（3）如毒气在病房内或附近，设法关闭毒气阀门，叮嘱在场人员远离气源。

（4）及时通知医生，积极救治出现中毒症状的患者，采取有效治疗及护理措施。

（5）维护病房秩序，保证患者医疗安全，安抚患者及家属。

21. 输错液体的应急预案

（1）发现液体输错，当班护士立即更换输液瓶及输液管，通知当班医生，真实记录当时情况。

（2）遵医嘱对症处理，告知患者及家属其危害程度，安慰患者，消除紧张情绪，与家属进行有效沟通，取得理解，以便顺利进行下一步工作。

（3）对输注的液体及输液管进行封存，由患者或家属及当班护士、医生签名后存放在冰箱内，加锁。

（4）及时汇报护士长，再由护士长逐级上报。

第五节 ICU护理工作易错环节管理

一、ICU一般护理常规

1. 按专科疾病护理常规护理。

2. 心理护理：详细访谈，介绍ICU环境、各种仪器的作用，以减少患者对ICU的恐惧感，清除负面心理影响，使患者在良好的心理状态下接受治疗。

3. 迎接并安置患者，了解病情。手术患者则需了解术中情况，填写危重患者病情记录单、患者家属告知单。

4. 根据病情取卧位，查看患者皮肤，置于气垫床，翻身、拍背每2小时进行1次，昏迷患者进行肢体活动每日3~6次，床上擦浴每日1~2次，会阴护理每日2次，口腔护理每日2次。

5. 遵医嘱给予饮食。

6. 严密观察患者病情变化，每1小时记录生命体征1次，抢救患者随时记录。观察意识、瞳孔变化；保持各种引流管通畅，观察引流物的色、量及性状；准确记录24小时出入量，发现异常及时报告医生并配合处理。做好护理记录，表格书写要清晰，描写正确，登记及时。

7. 患者入监护室时测体温1次，以后每日测体温4次，体温不升或高热患者进行体温连续监测。体温不升者注意保暖，高热者按其护理常规护理。

8. 遵医嘱监测尿糖、尿比重（尿相对密度）等，及时准确留取各项检验标本。

9. 视患者病情予以鼻导管给氧，必要时面罩加压给氧或呼吸机辅助呼吸，并根据病情调节氧浓度及流量，记录给氧方式及时间。鼓励患者做深呼吸并协助其咳嗽排痰，必要时予以雾化吸入或气管内滴药。

10. 保持各管道通畅，静脉输液按每小时入量均匀输入。

11. 休克、昏迷、气管切开患者分别按其护理常规进行护理。

12. 做好晨晚间护理，必要时洗头，每日更换床单，每2小时翻身1次。

13. 熟悉常用仪器，按规范操作，注意保养。

14. 皮肤的观察及护理

（1）观察皮肤，及时发现皮疹、静脉炎、水肿、脱水、压痕、黄染、末梢循环衰竭等现象。

（2）保持全身各部位皮肤清洁，对贴敷胶布部位的皮肤要随时擦净，揭取胶布时应轻柔，防止损伤皮肤。

（3）重症患者定时翻身、变换体位，床垫应平整、无碎屑，预防压疮发生。

二、危重患者护理常规

1. 根据病情，准备好所需物品和药品。

2. 根据病情给予监测护理。

3. 持续心电监护，定时观察记录神志、瞳孔、面色、心律及生命体征（体温、脉搏、呼吸、血压）。

4. 保持气道通畅，及时吸出呼吸道分泌物，给予气道湿化和适当吸氧，持续监测氧饱和度。对人工气道患者，按气管内插管和气管切开护理常规护理。

5. 留置导尿，维持各引流管通畅，准确记录24小时出入量。

6. 根据医嘱确定饮食种类、方式。

7. 熟悉病情，做好基础、生活及心理护理。

8. 建立、保留静脉通路，备齐急救物品、药品。

9. 及时留送检验标本。

10. 严密观察病情，认真做好记录。病情如有变化，应立即报告医生给予处理。

11. 根据病情确定各种监测仪报警上下限。

12. 对使用呼吸机患者，严密观察记录各种参数，发现报警，及时处理。

13. 按医嘱设定电脑输液泵和微量注射泵参数，根据病情需要及时调整。

14. 对于动脉插管、深静脉置管、使用 Swan-Ganz 导管和心内膜临时起搏电极导管的患者，应定时用 12.5~25U/ml 肝素溶液冲管，加强局部护理和观察，及时记录有关参数。

三、ICU 交接班要求

1. 交接班工作要求

（1）重症监护室值班人员必须坚守工作岗位，履行职责，保证各项护理工作按标准进行。

（2）每班必须按时交接班，接班者提前 15 分钟到科室，认真看交班报告及护理记录单，清点药品、物品、器械等，接班者未接清之前，交班者不得离开岗位。

（3）值班者必须在交班前完成本班的各项工作，并给下一个班做好准备工作，如用品、器械等以减少接班者的忙乱。写好交班报告及各项护理记录，处理好用过的物品。如遇特殊情况，必须做详细交代。

（4）交班中如发现病情、治疗、器械物品等交接不清，应立即查问，接班时发现问题应由交班者负责，接班后发现问题，应由接班者负责。

（5）交接班时如遇患者病情变化急需抢救，接班者与交班者必须同时投入抢救至病情平稳后再进行交接。

2. 护理班工作要求

（1）清点病房物品并签名。

（2）与夜班护士进行严格床头交接班。

（3）晨间护理，污染的床单应立即更换。

（4）完成所分管患者的各项护理常规及治疗，观察药物疗效，总结出入量，做好记录。

（5）密切观察及监测所分管患者的病情变化，并做好记录，发现异常及时通知分管医生。随时做好抢救准备工作。

（6）按时翻身、拍背、吸痰，做好患者呼吸道及皮肤护理，并记录到危重患者护理单上。

（7）负责护送转科患者，做好转科、出院患者床单位及各种仪器、管道的消毒处理。

（8）做好待入院患者的床位、物品、心电监护及呼吸机的准备工作。

（9）保持所分管患者床单位清洁整齐，患者卧位舒适。定时更换引流管道及收集袋。

（10）督促助理护士保持患者的皮肤清洁。

（11）做好呼吸机的维护与保养。

3. 白班责任护士交班要求

（1）病房内清洁、整齐，病床及患者符合"六洁四无"。

（2）清点各种物品包括抢救药品、毒麻药品、抢救物品、器械，确保齐全并签名。检查患者床头卡、饮食标志、腕带标识，保证准确无误。

（3）严格床头交接班，包括病情变化、护理计划的实施、医嘱执行情况、特殊用药、液体出入量，以及对尚未完成的工作应向接班者交代清楚。

（4）查对大夜班医嘱，打印催欠通知单并告知患者家属。

（5）及时准确处理医嘱，患者需转院或转科时，通知相关科室、患者家属、分管护士做好准备。办理患者出院、入院、转院及转科手续，出院患者未办手续时，护理病历应封存（专锁）。

（6）查看昏迷、瘫痪等危重患者有无压疮的发生及基础护理完成的情况，特别是皮肤、生命体征、饮食、各种管路的交接（气管插管、呼吸机管路、中心静脉管路、胃管、肠管及各种引流管的固定、引流液的量、性质等）。

（7）正确配制肠内营养液，帮助治疗班配制药液。

（8）特护单记录要字迹工整、清晰，内容简明扼要、有连贯性，运用医学术语，并打印各类执行单，核对无误。

（9）呼吸机、监护仪、输液泵性能良好，摆放有序。

（10）执行周计划，整理办公室卫生，进行交班。

4. 夜班责任护士交班要求

（1）病房、治疗室内清洁、整齐。

（2）提前15分钟清点抢救药品、毒麻药品、抢救物品、器械，确保齐全并签名。

（3）与护理班进行严格床头交接班，包括病情变化、医嘱执行情况、特殊用药、液体出入量的总结情况。

（4）按时完成所分管患者的各项护理常规及治疗。

（5）查对白班医嘱并签名，及时准确处理并执行本班的医嘱。

（6）观察患者病情及睡眠情况，加强翻身、拍背、吸痰，做好呼吸道及皮肤护理。查看昏迷、瘫痪等危重患者有无压疮的发生，特别是皮肤、生命体征、饮食、各种管路的交接（气管插管、呼吸机管路、中心静脉管路、胃管、肠管及各种引流管的固定、引流液的量、性质等）。认真书写护理记录单。

（7）按医嘱分类留取标本，记录各种引流量，总结 24 小时出入量，并记录在体温单上，标本采集要及时，符合要求。整理床单位、治疗室、治疗车卫生。

（8）特护单记录要字迹工整、清晰，内容简明扼要、有连贯性，运用医学术语。

（9）晨间交班时，组长书面交班，客观、准确地书写交班本，口头交班要讲清楚。

5. 总责任护士班交班要求

（1）消毒无菌物品，检查无菌物品有效期。

（2）核对前一天的血气分析，并检查收费。

（3）清点总管物品交接本，执行周期排队。

（4）检查抢救仪器的性能

①简易呼吸器：清点、消毒、面罩充气、使用正常。污染者浸泡清洗干净。

②心电图、电除颤器：检查功能、充电并记录。检查所有仪器设备有无故障并签字。有故障的仪器登记故障原因，并通知维修部门和护士长。

③抢救车：检查喉镜的性能，固定麻醉盘、气管插管、换能器、应急灯等。

（5）抢救车内备小儿简易呼吸器及面罩一套并清点。

（6）监测应用人工气道患者的气囊压力并记录。

（7）负责临时医嘱血气分析、痰培养、血培养、尿培养采集并检查收费。

（8）呼吸机消毒、管路安装、试机、包裹膜肺并签字。

（9）检查助理护士工作情况（体温单、口腔护理、会阴护理、皮肤情况）并签字。

（10）重点物品预订及接收物资。

（11）新患者入院须知宣教，与患者家属沟通，签订知情同意书。

6. 治疗班工作要求

（1）清点治疗班固定药品并签名。

（2）配制冲管肝素盐水并签名。

（3）清点核对静脉配制中心及当日常规液体并发放液体。

（4）清点并固定用物（密闭式吸痰器、加温仪、人工鼻、雾化吸入器）等。固定气管插管车、静脉置管车物品并检查收费。

（5）及时正确执行医嘱并签名。药物过敏试验结果录入医嘱系统，阳性结果时，应在患者一览卡、床头牌、护理记录、病历记录中标识。

（6）无菌物品按时消毒，定位放置有序。

（7）及时清点并补充治疗柜及抢救车内药品，保持备用状态。

（8）整理治疗室、处置间的卫生，做好医疗废物处置。

（9）严格执行周计划。

7. 辅助护士班工作要求

（1）完成白班的口腔护理、皮肤护理、会阴护理、气管切开处换药、深静脉置管处换药。

（2）更换寸带，经口插管者更换牙垫。

（3）戴尿套患者按时间更换尿套。

（4）上下班时整理好消毒桶物品并晾干。

四、ICU 转入、转出患者管理要求

1. ICU 患者转入制度

（1）ICU 医生坚持以"患者为中心"的服务原则。

（2）符合收治范围的患者可入 ICU，但对收治标准存在不同意见时，可请 ICU 医生会诊后确定是否收入 ICU，ICU 无权拒收已办入院但可能不符合收治指征的患者。

（3）门急诊直接进入 ICU 患者的病历由 ICU 医生书写。入住 ICU 的患者需手术时，由 ICU 医生做好术前准备工作，并开出术前医嘱。

（4）由门急诊直接收入 ICU 的患者，属哪一科室的即跟该科室挂靠，进行相关医疗工作。属多科或一时未能明确诊断的，则由 ICU 主任与有关科室会诊决定，意见一时无法统一时，ICU 主任有最后决定权。

（5）择期手术患者需由各专科医生提前一天向 ICU 提出申请，各科急诊患者可随时提出申请。患者入住 ICU 后，原则上保留患者的原床位。

（6）凡入住 ICU 的患者，即按 ICU 合理收费标准进行收费。

（7）患者转入 ICU，一般由 ICU 医生、护士及患者家属陪同，ICU 护士应了解患者的诊断、病情、转入治疗的目的，并准备相应的床位。患者入病房即进行基本的交接班体检，包括以下内容。

①意识状态、瞳孔直径及光反射、肢体活动状况等。

②体温、血压、脉搏、心电图、周围循环、皮肤的色泽、温度及完整程度等。

③呼吸状态、吸入氧条件、呼吸频率、血气分析、药物过敏史等。

④血糖及电解质最近一次的检查结果，现有静脉通路及输入液体种类、滴入速度、治疗药物。

⑤各种引流管（尿管、胃管、胸腹腔引流管等）是否通畅，引流液的性质、量及颜色，注意单位时间内量的明显改变。

⑥非术后患者转入 ICU 时，应由原经管医生书写转科记录，术后患者转入 ICU 时，由手术医生在限定的时间内书写入院病历、术前记录、手术记录、术后病程记录或术后记录及转科记录（术后病程记录与转科记录可分写），并做床旁交班。ICU 接班医生进行床旁交接班后书写入室或接收记录（不需另起页）。手术后医嘱由手术医生和 ICU 医生共同商讨后由 ICU 医生开出。

根据病情需要准备所需记录单：护理记录单、护理病历、输液单及有关脏器功能监测表格等，并将上述入室检查逐一做详细记录。其记录可作为以后病情分析的基础资料。安置患者后，向患者及家属介绍主管医生及护士、病房环境及规章制度、需要准备的物品等，留下联系电话及住址。因患者病情危重、变化快，请家属在家属等候室等候，便于随时取得联系。

2. ICU 患者转出制度

（1）出室标准：①病情基本稳定，无需生命支持的患者。②昏迷患者除脑功能外，其他生命体征稳定的患者。③气管切开患者生命体征稳定，无需进行呼吸机治疗的患者。

（2）患者转回病房原则上由 ICU 医生决定，ICU 医生在患者转回病房前，电话通知相关科室，特殊病例可申请转科会诊。

（3）责任护士查看患者剩余药品，由医生退药；画体温单，整理病历。

（4）责任护士通知总务结账；联系相关科室、通知家属。准备完毕联系便民车。

（5）责任护士执行定点治疗、护理，整理床单位，整理患者用物，并做好解释工作。

（6）领班护士检查完毕，由护士长重新检查病历和护理记录单，并签字，由责任护士将患者送至所在科室，并详细交班。

（7）责任护士通知护工做床单位消毒处理。在转运过程中最好保持持续的心电监护。患者携带的小型监护信号发射机，一般至少在 30 米距离内能使床边监护仪接收到信号，以便及时发现问题和急救。在转运中，保障良好的通气状态是最重要的工作，呼吸功能不全患者，医护人员可使用呼吸器辅助通气。但往往由于转运途中的空间限制给工作带来不便，一般常携带氧气袋或简易呼吸气囊，通过接在患者身上的鼻导管或面罩供氧，从而保障有效通气的进行。注意维持与生命体征紧密相关的治疗，如血管活性药物的应用等。正在输入的液体及包扎好的各种引流管随患者一并转运，全过程力求稳、快，准备工作要十分充分。

（8）各科对 ICU 符合转出的患者必须优先安排，不得以任何借口推诿拒收患者。

（9）患者出室时由 ICU 主管医生书写转科记录，并由 ICU 医生和护士护送患者到转入科室，进行床边交接班，由病房医生接诊后，在转科登记本上签名，接诊医生应在医院规定的时间内书写接收记录。

（10）在 ICU 死亡或出院的患者，病历由 ICU 完成后直接送病案室归档。死亡讨论由 ICU 组织，并通知挂靠科室派人员参加。

（11）死亡患者的处理，参照尸体处理原则。

五、ICU 常用仪器管理要求

1. 仪器设备领用后，必须专人保管和保养；大型精密设备及危险性医疗设备应先建立操作规程，公布在操作地点，并培训操作者，专管专用。

2. 操作者必须严格按操作规程操作，认真填写"精密仪器使用登记本"。

3. ICU 仪器设备由专人负责保养和管理，一般不得外借。使用有记录，定期检修，严格交班，以保证急救工作顺利进行。

4. 仪器设备调剂、报废、报损前必须先填报申请表，在申请获批准前，保管人要妥善保管设备，不得放弃保管责任；报废申请批准后，保管人将报废设备及附件、随机软件、资料、固定资产卡片一起送交设备物资部废品库，办理报废手续。

5. 违章造成仪器设备损坏、数据破坏以及附件、说明书丢失等按"仪器、器材损坏、丢失赔偿制度"处理。

六、ICU 常用仪器的安全使用（表 6-1）

表 6-1　ICU 常用仪器的风险原因及防护措施

	风险原因	防护措施
监护仪	漏电，报警，机械故障	(1) 专人负责，每周进行检查及试机并清洁机身 (2) 应用时严格按规程操作 (3) 使用时要设定好监护项目的报警参数 (4) 确保各导联线连接正确妥当 (5) 注意袖带、血氧饱和度监测仪的使用，避免导线扭曲及损坏 (6) 每年进行 3 次保养，若出现问题及时维修
呼吸机	漏电，报警，机械故障	(1) 专人负责，每周进行检查及试机并清洁机身 (2) 严格按照呼吸机操作规程操作 (3) 使用时设置好呼吸机各项参数 (4) 确保呼吸机正常工作状态 (5) 定期检修，出现问题及时维修 (6) 呼吸机接患者前应带模拟肺试运行 30 分钟，各监测参数正常后方可用于患者 (7) 如有报警，查明报警原因，及时解除 (8) 使用呼吸机患者，平时应在机旁备有简易呼吸器，如出现机械故障或报警难以解除时，立即将呼吸机脱开，使用简易呼吸器维持呼吸
微量泵	漏电，报警，机械故障	(1) 专人负责，每周进行检查及试机并清洁机身 (2) 正确连接电源及注射泵 (3) 防止注射泵液体外渗 (4) 如有报警，查明报警原因，及时解除 (5) 定期检修，出现问题及时维修
电除颤器	漏电，机械故障	(1) 专人负责，每周进行检查及试机并清洁机身 (2) 正确连接电源及地线，根据病情选择同步或非同步模式 (3) 除颤电极板使用时要均匀涂导电糊或用生理盐水纱布包裹 (4) 除颤电能要适宜，防止过大或过小 (5) 定期检修，出现问题及时维修

七、ICU 特殊药物的管理要求

ICU 特殊用药主要有多巴胺、间羟胺、去甲肾上腺素，其管理要求如下。

1. 严格按医嘱给药。

2. 血容量不足者应先纠正后再使用该药。

3. 给药时应选用较粗大的静脉注射，最好用深静脉注射，并避免药液外渗。一旦外渗或可疑外渗要立即停止原部位注射，局部或静脉应用扩血管药物。

4. 短期内连续使用，出现快速耐受性，作用会逐渐减弱，注意观察药物的蓄积作用。

5. 使用多巴胺会引起患者心率增快，故心率过快者应注意用量。

6. 治疗时间和给药速度可依据心率、血压、尿量及是否出现异位搏动而定。

八、ICU 护理人员管理要求

1. ICU 护士长工作要求

（1）在护理部及科主任的领导下，负责本病区的护理工作。

（2）根据患者的需要，科学、合理安排本科室护理人员的分工和排班。

（3）负责 ICU 护理质量管理工作，包括质控计划的制定、质控资料的收集、对问题的跟踪反馈、实行护理质量的持续改进等。

（4）负责 ICU 患者护理安全管理工作，了解护理工作的隐患，积极采取对策。

（5）随同科室主任查房，参加科内会诊及大手术或新开展的手术、疑难病例的讨论。

（6）经常检查仪器、急救物品及药品的使用及保管情况，保证抢救药品、仪器的性能完好。

（7）参与并指导各项护理工作，对复杂的护理技术操作和对危重、大手术及抢救患者的护理，应亲自参与并进行现场指导。

（8）有计划对本科室护士进行培训及考核，不断提高护士业务水平及工作能力。

（9）负责组织制定病房护理工作计划，组织实施，督促检查，及时总结经验，不断提高护理质量。

（10）积极开展新业务、新技术及护理科研工作。

（11）组织本病区护理查房、教学查房和护理会诊。

（12）负责实习生、进修人员的管理工作，并指定有经验、有教学能力的护理人员进行带教。

（13）定期征求患者或患者家属意见，对存在的问题提出改进措施。

（14）经常检查各种消毒物品的消毒情况。

2. ICU护士工作要求

（1）在护士长的领导下进行护理工作。

（2）自觉执行医院和科室的各项工作制度和护理技术操作规程，严防护理差错的发生。

（3）严格、认真交接班，做到"五清"

①医疗仪器运转情况交接清楚，并做好检查登记。

②药品、器械使用情况交接清楚，如有缺损及时补充。

③患者病情交接清楚，并签名以示负责。

④各种登记、表格、文书交接清楚，并登记签名。

⑤监护资料共同交接清楚。

（4）严密观察病情及监护显示，发现异常及时报告并给予应急处理。

（5）负责患者的所有治疗、护理和用药，正确执行医嘱，做到及时、准确、无误。

（6）全面掌握为患者实施的监护方法，如心电监护、中心静脉压监测、人工气道管理、机械通气的监护、持续床旁血液滤过的监护、呼吸及循环功能的监护等。

（7）做好患者的基础护理工作，保持患者床单位整洁，无护理并发症。

（8）严格执行陪护、探视制度，保持病房内安静无噪声，物品陈设定位，清洁无杂物。

（9）严格执行无菌技术操作规程，做好相关的消毒隔离工作，保证患者的医疗护理安全。

（10）及时了解患者的需求，认真解答患者及家属提出的问题，如涉及病情要及时与医生沟通，请医生解答。

3. 助理护士工作要求

（1）白班助理护士职责（8∶00~16∶00）

①上午：更换所有氧气管道及氧气瓶；更换吸痰水、气道湿化液，整理治疗盘，更换鼻饲空针；更换胃管及污染的胶布；更换冲洗中心静脉压、有创血压肝素盐水，给予患者膀胱冲洗、肢体功能锻炼；协助患者翻身，处理

大小便；处理转科、出院患者床单位及更换床单。

②中午：送化验及拿药，协助患者进午餐；协助翻身，处理患者卫生。

③下午：消毒呼吸机注水口及更换湿化水；膀胱冲洗，肢体功能锻炼；清点污染的治疗碗、弯盘，交给总管；处理转科、出院患者床单位及更换床单；协助患者翻身，处理大小便。

（2）中班助理护士职责（16∶00~22∶00）

①协助患者进晚餐。

②卫生处置（刮胡子、剪指甲）。

③温水擦浴并在特护单上记录。

④画体温，贴化验单。

⑤口腔护理或口腔冲洗。

⑥清点污染的治疗碗、弯盘，交给下一班。

⑦送化验及拿药。

（3）夜班助理护士职责（22∶00~次日8∶00）

①画体温。

②协助患者翻身，处理大小便。

③口腔护理或口腔冲洗，会阴擦洗。

④清点污染的治疗碗、弯盘，交给总管。

⑤温水擦浴并在特护单上记录。

⑥画体温、送化验及拿药。

⑦协助患者进早餐。

4. 护理员工作要求

（1）打热水（上班后、下班前共2次）。

（2）倾倒、清洗吸痰瓶（上班后、下班前共2次）。

（3）倾倒垃圾，应用含氯消毒液250mg/L擦拭生活区、工作区，一天2次。

（4）擦拭消毒床单位、仪器（含氯消毒液250mg/L），做到"一人一桌一抹布"。

（5）每天更换吸痰连接管处头皮针，更换锐器盒。

（6）接收并清点患者饮食及物品。

（7）应用含氯消毒液250mg/L浸泡消毒拖鞋30分钟，冲洗晾干备用（上班后、下班前共2次）。

（8）清点污染被服，接收清洁被服。

（9）转出患者终末消毒（含氯消毒液 250mg/L），整理仪器导线。

（10）清理用过的空针、输液器、空输液瓶等垃圾（上班后、下班前共 2 次）。

九、ICU 院内感染管理要求

1. 呼吸机相关肺炎的预防与干预措施

（1）强化医务人员无菌操作及手卫生。

（2）如患者需要气管内插管时，建议使用经口途径气管内插管。

（3）如无禁忌，机械通气患者给予 30°~45°半卧位。

（4）每日评估患者是否可以撤掉呼吸机。

（5）加强人工气道管理，彻底清理呼吸道分泌物，特别是气囊上、声门下聚集的分泌物。

（6）建议使用封闭式吸痰装置。

（7）合理更换呼吸机管道，使用一次性呼吸机管道，每周更换 1 次，如污染严重时及时更换。

（8）每天及时给予口腔护理，一天 2 次。

（9）为危重患者提供充足的营养支持，建议尽早给予肠内营养，并选择直径小的鼻胃管或鼻肠管。

（10）尽早停用应激性溃疡预防药物。

（11）预防深静脉血栓形成。

2. 留置导尿管所致尿路感染的预防与干预措施

（1）强化医务人员无菌操作及手卫生。

（2）严格掌握导尿指征，选择型号、材料适中的气囊导尿管。

（3）对留置导尿的患者，定时放尿，练习自主排尿功能，尽早恢复膀胱收缩功能，缩短留置导尿时间。

（4）对留置导尿的患者，鼓励多饮水，每日饮水量 1500~2000ml，或每小时尿量 50ml，以保持尿液自然冲洗尿路，一般不主张膀胱冲洗。

（5）留置导尿期间，尿袋不允许高于膀胱水平，勿受挤压。

3. 血管内导管所致血流感染的预防与干预措施

（1）强化医务人员无菌操作及手卫生。

（2）每天评估动静脉插管的必要性。

（3）避免穿刺部位污染。

（4）每24小时更换输液装置、一次性三通管、肝素帽，若泵入药物则同时更换泵管。

（5）使用时间长、患者体温高，疑导管感染、受药物刺激等致导管管径变细，或导管被压折、血液回流阻塞时，应及时拔出更换。

（6）除紧急情况（如抢救）外，中心静脉不允许输入血液制品或采集血标本。

（7）患者出现高热、寒战及穿刺点炎症等表现，应立即拔出导管，并取导管培养及血培养。

4. 多重耐药菌的预防与干预措施

（1）加强医务人员手卫生：配备充足的洗手设施和速干手消毒剂，提高医务人员手卫生依从性。

（2）严格实施隔离措施：对所有患者实施标准预防措施，对确定为高度疑似多重耐药菌感染患者或定植患者，应当在标准预防的基础上，实施接触隔离措施，预防多重耐药菌传播。

（3）尽量选择单间隔离，也可以将同类多重耐药菌感染患者或定植患者安置在同一房间。隔离房间应当有隔离标识。不宜将多重耐药菌感染或者定植患者与留置各种管道、有开放伤口或者免疫功能低下的患者安置在同一房间。多重耐药菌感染或者定植者转诊之前应当通知接诊的科室，采取相应隔离措施。没有条件实施单间隔离时，应当进行床旁隔离。

（4）与患者直接接触的相关医疗器械、器具及物品，如听诊器、血压计、体温表、输液架等要专人专用，并及时消毒处理。

（5）医务人员对患者实施诊疗护理操作时，应当将高度疑似或确诊多重耐药菌感染患者或定植患者安排在最后进行。

（6）遵守无菌技术操作规程。

（7）加强清洁和消毒工作：加强多重耐药菌感染患者或定植患者诊疗环境的清洁、消毒工作，出现多重耐药菌感染暴发或者疑似暴发时，应当增加清洁、消毒频次。

（8）合理使用抗菌药物：应当认真落实抗菌药物临床合理使用的有关规定，严格执行抗菌药物临床使用的基本原则，切实落实抗菌药物的分级管理，正确、合理地实施个体化抗菌药物给药方案，根据临床微生物检测结果，合理选择抗菌药物，严格执行围术期抗菌药物预防性使用的相关规定，避免因抗菌药物使用不当导致细菌耐药的发生。

（9）建立和完善对多重耐药菌的监测，加强多重耐药菌监测工作。对多重耐药菌感染患者或定植高危患者要进行监测，及时采集有关标本送检，必要时开展主动筛查，以及时发现、早期诊断多重耐药菌感染患者和定植患者。患者隔离期间要定期监测多重耐药菌感染情况，直至临床感染症状好转或治愈方可解除隔离。

5. MRSA 的预防与感染控制措施

（1）耐甲氧西林金黄色葡萄球菌（MRSA）的预防

①合理使用抗生素：目前临床滥用抗生素的现象对 MRSA 的流行起了一定的扩散作用，第三代头孢菌素的长期使用与 MRSA 的出现率呈平行关系。因此，在选择抗生素时应慎重，以免产生 MRSA 菌株。

②早期检出带菌者：应加强对从其他医院转入者及 MRSA 易感者的检查，尤其是筛查高危人群如烧伤病区、ICU、血液科的患者，提高病原学监测送检率，能保证早期检测和恰当的预防措施得以实施。同时细菌室应选用准确的检测手段，发现 MRSA，及时向临床报告，以便控制感染和隔离治疗。

③加强消毒制度：医护人员检查患者前后要严格洗手消毒，应用一次性口罩、帽子、手套，医疗用品要固定，以防交叉感染。

（2）耐甲氧西林金黄色葡萄球菌（MRSA）感染控制措施

①告知工作人员和患者有关注意事项，减少工作人员和患者在病房内的传播。

②将感染或带定植菌的患者隔离于单间、隔离单位或将同类患者隔离于较大的病房。

③将 MRSA 肺炎患者安置于带有气源性感染警示的房间内治疗。

④工作人员接触感染或定植患者后要加强洗手，严格按照标准七步洗手法进行认真洗手，配合速干手消毒剂消毒。

⑤每天严格用含有效氯 1000mg/L 的消毒剂擦拭物体表面。

⑥医疗护理患者或处置 MRSA 污染物品时要戴手套、穿隔离衣或围裙。

⑦MRSA 患者产生的医疗废物应装入双层黄色塑料袋有效封口，塑料袋外加注特殊感染警示标识，与医疗废物暂存处专职人员专项交接。

⑧携带 MRSA 的手术医生不得进行手术，直至检测转为阴性。

6. VRE 的预防与感染控制措施

（1）耐万古霉素肠球菌（VRE）的预防

VRE 定植于肠道而不引起感染症状，VRE 不引起腹泻，VRE 定植或感染高危险性的患者。因此，在医疗机构筛选 VRE 是必要的，尤其是下述高危患者。

①重症患者（ICU 患者）。

②免疫抑制患者（化疗或移植患者）。

③中心静脉导管留置患者。

④延长住院时间、近期使用广谱抗生素治疗，接受口服或静脉万古霉素治疗的。

（2）耐万古霉素肠球菌（VRE）感染控制措施

采用标准预防联合额外接触预防。所有工作人员、访视者或任何其他人员在进入患者房间时必须严格遵守标准预防和接触防护措施。

①标准预防应用于所有患者的预防措施，不管患者处于感染的还是疑似感染状态。

②接触预防是作为标准预防的补充，以减少微生物通过直接或间接接触传播的危险性为目的的预防措施。

③每天必须进行环境清洁，有污染时用有效氯 1000mg/L 的消毒剂擦拭。

④工作人员接触感染或定植患者后要严格按照标准七步洗手法进行认真洗手，或用抗菌洗手液、速干手消毒剂消毒。

⑤患者的医疗护理物品专用，任何物品从患者房间移出后，在转至医院的另一区域或用于其他患者前，均必须高效消毒。

⑥VRE 患者产生的医疗废物应装入双层黄色塑料袋有效封口，塑料袋外标识清楚，送医疗废物暂存处。

十、应急预案

1. 脑出血的应急预案

（1）迅速将患者安置于抢救室，取平卧位，头偏向一侧。

（2）保持呼吸道通畅，给予氧气吸入。

（3）神志不清、烦躁者加床挡。

（4）监测生命体征。

（5）建立静脉通路。

（6）对症处理。①控制脑水肿，降低颅内压：应用 20% 甘露醇 250ml 加入地塞米松 10~20mg，快速静滴，30 分钟内滴完。②控制血压：当收缩压超过 200mmHg 时，可适当给予降压药物，应避免血压过低导致脑血流量不足。③维持呼吸功能：昏迷舌后坠者可放置口咽通气管，呼吸不规则者进行气管内插管行辅助呼吸。④抽搐、躁动不安者给予镇静剂，地西泮 10mg 缓慢静注。

（7）由专人护送，行必要检查，明确诊断。

（8）病因并发症的治疗。①脑出血：手术治疗，对于大脑半球出血量大于 30ml 和小脑出血量大于 10ml 的患者，应手术治疗；无手术指征者进行对症及支持疗法，预防感染。②蛛网膜下腔出血：应用止血药物，常见的有奥美拉唑（洛赛克）、血凝酶（立止血）、卡巴克洛（安络血）等；腰椎穿刺放液；对于颅内动静脉畸形可采用手术或介入治疗。③脑栓塞：抗凝治疗；治疗原发病，防止脑栓塞复发；应用促进脑细胞代谢的药物。

（9）由专人护送至专业病房。

2. 脑疝的应急预案

（1）脑疝患者常见先兆症状有：剧烈头痛、频繁呕吐、血压上升、一侧瞳孔散大、脉搏慢而有力，伴有不同程度的意识障碍、健侧肢体活动障碍等。护理人员发现患者有脑疝先兆症状时，立即置患者侧卧位或仰卧位，头偏向一侧，患者烦躁时，要防止坠床。立即通知医生，迅速建立静脉通路，遵医嘱给脱水、降低颅内压药物，通常使用 20% 甘露醇 250ml 加入地塞米松 5～10mg 快速静脉点滴。

（2）其他护理人员迅速给予氧气吸入，备好吸痰器，吸痰盘，及时吸净呕吐物及痰液，同时给予心电、血压、血氧饱和度监测。

（3）严密观察患者瞳孔、意识、呼吸、血压、心率、血氧饱和度的变化，及时报告医生，必要时做好脑室引流准备。

（4）患者出现呼吸、心跳停止时，应立即采取胸外心脏按压、气管内插管、简易呼吸器或人工呼吸机辅助呼吸等心肺复苏措施，并遵医嘱给予呼吸兴奋剂及强心剂等药物治疗。

（5）头部放置冰袋或冰帽，以增加脑组织对缺氧的耐受性，防止脑水肿。

（6）患者病情好转后，护理人员应给患者做好

①清洁口腔，整理床单，病情许可时更换床单及衣物。

②安慰患者和家属，做好心理护理。

③协助昏迷或偏瘫患者翻身，按摩皮肤受压处，置肢体于功能位。

④向患者及家属说明脑疝的病因、诱因、临床表现，尽可能避免脑疝再次发生。

⑤按《医疗事故处理条例》规定，在抢救结束后 6 小时内，据实、准确地记录抢救过程。

3. 急性心肌梗死合并心律失常的应急预案

（1）发现患者心律失常，立即通知医生，嘱患者绝对卧床休息，氧气持续吸入 3~4L/min，心电监护，迅速建立静脉通路。

（2）准备好急救器械及药物，遵医嘱给予利多卡因 50~100mg 静推，必要时可 5~10 分钟重复使用。

（3）密切观察心率、心律、血压、呼吸的变化，及时报告医生，采取措施，并做好记录。

（4）发生心室颤动时，立即行非同步直流电除颤，如不成功，可重复除颤，最大能量为 360J。

（5）必要时联系心内科，行临时起搏器置入术。

（6）患者病情稳定后，清洁患者，整理床单位，做好患者及家属健康教育。如已安置临时起搏器，密切观察心率、心律及起搏与感知功能是否正常，妥善固定起搏器与导管电极。嘱患者术侧肢体制动，交代注意事项。

（7）抢救结束后，及时准确地记录抢救过程。

4. 创伤性休克的应急预案

（1）立即通知医生，取休克卧位，给予氧气吸入。

（2）迅速建立静脉通路，必要时采用双通路同时输入液体及其他血制品。

（3）密切观察病情变化，患者意识，皮肤黏膜的颜色、温度、尿量等，做好记录。

（4）遵医嘱给予止血剂及新鲜血或代血浆，如患者继续出现血压下降、心率超过 120 次/分、血压（收缩压）低于 90mmHg，且神志恍惚、四肢厥冷、躁动不安、尿量少，应立即加快补液速度，并抽血样配血。

（5）准备好各种抢救物品及药品。

（6）注意为患者保暖。

（7）做好患者的心理护理。

5. 糖尿病酮症酸中毒的应急预案

（1）当患者发生酮症酸中毒时，患者表现为恶心、呕吐、嗜睡或烦躁、呼吸加深，后期血压下降、四肢厥冷，重者昏迷。因此应立即采取措施，医护配合，争分夺秒抢救患者。

（2）通知医生的同时，迅速为患者建立静脉通路（全部使用套管针），补充液体，必要时开通双通路。

（3）吸氧、心电监护。准确执行医嘱，确保液体和胰岛素的输入，液体输入量应在规定时间内完成，常规应用微量泵泵入胰岛素。备好各种用品及药品，如吸痰器、开口器、舌钳、抢救车等。

（4）有谵妄、烦躁不安者加床挡，每1小时查血糖1次并做好记录。

（5）按时测量体温、脉搏、呼吸、血压，严密观察神志、瞳孔、出入液量，并详细记录，及时报告医生。

（6）患者病情好转，逐渐稳定后，向患者及家属了解发生酮症酸中毒的诱因，协助制定有效的预防措施。

（7）按《医疗事故处理条例》规定，在抢救结束6小时内，据实、准确地记录抢救过程。

6. 闭合性腹部外伤的应急预案

（1）立即通知医生的同时，应尽早为患者建立静脉通路，补充血容量。尽量使用套管针或选用9号头皮针，必要时建立两条静脉通路。

（2）遵医嘱静脉给予各种止血药物、706代血浆、全血等。

（3）严密观察生命体征变化，用心电监护仪监测血压、心率及血氧饱和度，根据生命体征情况，遵医嘱应用升压药物，必要时微量泵注入。

（4）协助医生做腹腔穿刺，以明确诊断。

（5）遵医嘱行胃肠减压并保持通畅，注意观察引流液颜色及量，嘱患者禁饮食。

（6）患者应绝对卧床休息，取平卧位，以保证脑部供血。保持室内安静、清洁、空气新鲜。注意为患者保暖。

（7）遵医嘱做好术前准备、备皮、注射术前药物，等待手术。

（8）做好患者心理护理，陪伴病情危重的患者，使其有安全感。听取并解答患者或家属的疑问，以减轻他们的恐惧和焦虑心情。

7. 急性肠梗阻的应急预案

（1）立即通知医生，取半卧位，头偏向一侧，保持呼吸道通畅。

（2）迅速建立静脉通路，遵医嘱给予补液及抗生素。

（3）禁饮食，遵医嘱行胃肠减压，并保持通畅，注意观察引流液颜色及量。

（4）严密观察生命体征变化，必要时心电监护，监测血压、心率及血氧饱和度，如有异常，及时报告医生采取措施。

（5）病房保持安静，空气流通，避免不良刺激加重病情变化。

（6）安慰患者及家属，给患者提供心理护理服务，使其减轻恐惧焦虑心情，取得配合。

（7）做好基础护理，如口腔护理等。

（8）遵医嘱做好术前准备：备皮、备血、注射术前药物，等待手术。

8．大面积烧伤的应急预案

（1）立即通知医生，安排重症监护治疗病房，实行保护性隔离。

（2）迅速建立两条以上静脉通路，遵医嘱给予补液扩容、抗生素治疗。

（3）遵医嘱补液，晶体液、胶体液交替滴入，根据尿量调节滴速，成人尿量维持 30~40ml/h，低于 20ml 时应加快补液；高于 50ml 时，滴速应减慢。

（4）补液原则：伤后 8 小时补入总量的一半，另一半于 8~24 小时补入。能口服者，仍争取口服。

（5）保持呼吸道通畅，呼吸道烧伤严重，呼吸困难时，立即行气管切开，加强气道湿化。

（6）密切观察生命体征，准确记录出入液量，并做好记录。

（7）做好创面护理，保持室内温度 28~32℃，湿度为 40%~50%。

（8）做好患者的心理护理。

9．妊高征的应急预案

（1）通知医生，建立静脉通路。

（2）安置单人房间，加床挡，光线暗淡。

（3）备好各种抢救用品，如发生子痫，即刻将压舌板放于两臼齿之间，防舌后坠。

（4）严密观察患者病情及血压变化，注意有无先兆子痫、子痫等症状。

（5）观察全身症状，警惕胎盘早剥、心衰、肾衰的发生。

（6）按医嘱给解痉、镇静、降压、脱水药物，并观察疗效。

（7）按医嘱详细记录出入量，必要时限制水、钠的摄入。

（8）勤听胎心，注意产兆，如宫缩规律及时送待产室待产。

（9）做好各项化验及术前准备。

（10）保持呼吸道通畅，必要时给氧气吸入。

（11）协助孕妇左侧卧位。

（12）做好心理护理。

10. 产后出血的应急预案

（1）立即通知医生，取休克卧位，给予氧气吸入。

（2）迅速建立静脉通路，遵医嘱给予补液扩容治疗并抽血样配血。

（3）密切观察病情变化，患者意识，皮肤黏膜的颜色、温度、尿量等，做好记录。

（4）严密观察子宫收缩及阴道出血情况，及时报告医生，采取有效措施。如患者继续出血，出血量超过 1000ml、心率超过 120 次/分、血压（收缩压）低于 90mmHg，且神志恍惚、四肢厥冷、躁动不安、尿量少，应立即加快补液速度。

（5）备好各种抢救药物及器械，如为子宫收缩乏力，及时应用宫缩剂，如为软产道裂伤，及时配合缝合止血。

（6）若发生子宫破裂，配合医生迅速做好术前准备工作。

11. 异位妊娠失血性休克的应急预案

（1）立即通知医生，取休克卧位，给予氧气吸入。

（2）迅速建立静脉通路，遵医嘱给予补液扩容治疗。

（3）协助医生做好后穹隆穿刺、尿试验等辅助检查。

（4）密切观察病情变化，患者意识，皮肤黏膜的颜色、温度、尿量。若脉搏、呼吸急促、血压（收缩压）在 90mmHg 以下、躁动不安、尿量少，考虑液体量不足，应加快补液，并做好记录。

（5）抗休克同时遵医嘱做好术前准备以及做好患者的心理护理。

（6）尽快送手术室手术治疗。

12. ICU 患者发生血管活性药物外渗时的应急预案

（1）立即停止血管活性药液的注入，可保留针头接无菌注射器回抽漏于皮下的药液，然后拔出针头。

（2）发生药物外渗后要及时通知主管医生和护士长。

（3）用 0.4% 普鲁卡因局部封闭，既可以稀释外漏的药液和防止药液的扩散，又可以起到镇痛的作用，封闭液的量可根据需要配制。

（4）外渗 24 小时内可用冰袋局部冷敷，冷敷期间应加强观察，防止冻伤。冷敷可使血管收缩，减少药液向周围组织扩散。

（5）避免患处局部受压，外涂多磺酸黏多糖（喜疗妥）软膏，外渗局部肿胀严重者可用 50% 硫酸镁湿敷并与多磺酸黏多糖交替使用。

（6）加强交班，密切注意观察局部变化。

13. 停电和突然停电的应急预案

（1）接到停电通知后，立即做好停电准备。备好应急灯、手电等，如有抢救患者使用电力机器时，需找替代方法。

（2）突然停电后，立即寻找抢救患者机器的运转的动力方法，维持抢救工作，并开启应急灯照明等。

（3）使用呼吸机患者，平时应在机旁备有简易呼吸器，以备突然停电，立即将呼吸机脱开，使用简易呼吸器维持呼吸。

（4）通过电话与电工组联系，查询停电原因。

（5）加强巡视病房，安抚患者，同时注意防火、防盗。

第六节　麻醉恢复室护理工作易错环节管理

一、麻醉恢复室交接班要求

1. 麻醉恢复室护士与麻醉师交接班要求

（1）入麻醉恢复室（PACU）后应询问手术名称及麻醉方法，了解有无插管困难、肌松药名称、用量、最后追加时间、是否拮抗。

（2）了解术中主要病情变化、出血情况。

（3）了解术前主要合并症。

（4）了解入 PACU 后观察的要点。

2. 麻醉恢复室护士与手术室护士交接班要求

（1）核对写有患者信息的腕带、病历无误。

（2）检查静脉通路是否通畅，有无渗漏。

（3）检查引流管是否通畅，手术敷贴有无渗血。

（4）检查置电极板处有无烫伤。

（5）检查皮肤是否完好。

（6）患者物品交接并签字。

3. 麻醉恢复室护士与病房护士交接班要求

（1）交接患者神志、呼吸、生命体征的变化。

（2）交接 PACU 恢复期的病情变化及处理。

（3）检查静脉通路、特殊用药。

（4）检查各种引流管是否通畅。

（5）交接皮肤的情况。

（6）交接术后观察要点。

（7）物品交接并签字。

二、麻醉恢复室工作要求

1. 入室交接：备好各种物品；手术结束后，待恢复的麻醉患者，由手术医生、麻醉师及巡回护士共同护送到麻醉恢复室，并向恢复室医护人员介绍患者的基本情况，包括患者的姓名、性别、年龄、术前诊断、所施手术、麻醉方法、手术中生命体征情况、液体出入量、麻醉中的并发症、有无传染病（如肝炎、结核）等；患者入室后立即吸氧 4~5L/min，并且对于需要重点监测和检查的项目，护士应做好入室记录。

2. 监测和护理患者

入室后由麻醉师下达医嘱，护士执行。其内容包括

（1）监测项目：包括心电图、心率、血压、呼吸、脉搏、脉搏氧饱和度、体温及出入量等，并每 15 分钟监测记录 1 次。

（2）吸氧：包括给氧方法（面罩、鼻导管）、氧流量及浓度。

（3）气管内插管：插管部位的固定，防止脱落及各种引流管等的护理。

（4）检查静脉输液通路。

（5）保持呼吸道通畅，$SpO_2 > 95\%$，观察双胸廓运动，听诊双肺呼吸音有无异常，及时清除呼吸道分泌物。

（6）密切观察引流液的量、色及性质，发现异常及时通知医生处理。

（7）每 10~15 分钟观测 1 次患者的神志、瞳孔及肢体的运动、反射等情况。

（8）治疗用药：包括输血、输液、对症治疗药物等。

（9）严密监测患者的病情变化，每 5 分钟记录 1 次生命体征，如有异常及时通知麻醉师处理，注意保暖。

（10）麻醉清醒后，鼓励患者进行咳痰或做深呼吸动作。

（11）根据患者病情变化，对符合拔管指征的患者，充分吸痰后拔除气管内插管。

（12）发现下列情况时，护士应立即通知麻醉师：①血压波动明显；②呼吸减弱或停止；③严重恶心和呕吐；④明显心肌缺血和心律失常；⑤呼吸道梗阻；⑥严重躁动不安。

（13）出现下列情况，还应同时通知手术医生：①呼吸、心跳停止；②伤口明显渗血或引流血量明显增加；③病情严重恶化；④神经外科手术患

者神志清醒后再度出现昏迷者，或出现瞳孔散大、两侧不对称，对光反射减弱或消失，或出现癫痫大发作等。

3. 离室标准：术后患者经恢复治疗，确认清醒和肌力恢复，达到离室标准者（表6-2）经麻醉医生核准后即可离室。对病情仍不稳定甚至恶化或出现严重并发症，如不能维持自主呼吸或较长时间不能脱机、循环功能不稳定者，由恢复室护士提出、手术医生和麻醉师讨论后，转入 ICU。

表 6-2　离开麻醉恢复室标准

项　目	标　准
意识	清醒、合作
呼吸	自主、无缺氧
血压、呼吸、心率监测指标	正常稳定
并发症	无手术并发症（如血肿、高血压、出血等）
咳嗽和吞咽反射	灵敏
肢体活动	自主或有目的性，肌力较好
各种反射	对刺激反应灵敏
胃肠道反应	无明显的恶心、呕吐
疼痛反应	术后疼痛控制良好
精神状态	精神状态良好、无嗜睡

三、拔出气管内插管要求

1. 认真阅读麻醉单，了解肌松药、麻醉药、镇痛药的量、用药时间及拮抗药的应用时间。

2. 患者吞咽、咳嗽反射恢复，肌力恢复，握手有力或抬4秒以上。

3. 呼吸平稳，12~25 次/分，潮气量>5ml/kg，SpO_2>95%。

4. 30 分钟以内未用过镇痛药及呼吸抑制药。

5. 循环稳定。

6. 无二次进手术室的可能。

7. 适当延长拔管时间的患者：①婴幼儿；②肝肾功能不良、贫血、低蛋白血症者；③体温低者；④腭咽成形术后患者；⑤插管困难者；⑥肥胖儿；⑦应用长效肌松药者。

四、麻醉恢复期常见并发症及处理

1. 恶心、呕吐：恶心、呕吐是致吐因素作用于呕吐中枢，引起的保护性生理反射。恶心、呕吐可造成患者不适，出现自主神经反应，如血压升高、心跳加快或并发脑出血、心血管意外、伤口裂开等。

（1）发生原因

①麻醉药物：阿片类受体激动剂，如芬太尼、吗啡。

②麻醉未完全恢复时进行口咽部操作：如吸痰和放置口咽导管。

③麻醉诱导时加压给氧使胃内胀气。

④术后低血压、缺氧和二氧化碳蓄积。

⑤急诊患者术前未做胃肠道准备，术后胃肠蠕动减弱，发生胃潴留。

⑥术后患者咳嗽和挣扎，颅内压增高（颅脑疾患者）。

（2）处理原则

①预防：术前做好胃肠道准备，术后减少口咽部刺激；维持呼吸、循环功能的稳定，纠正低血压、缺氧及二氧化碳蓄积；尽量减少患者的移动，避免使用有严重胃肠刺激的药物；应用 5-羟色胺 3 拮抗剂，如昂丹司琼（枢复宁）等。

②处理：遵医嘱给镇吐药物。吩噻嗪类药物有镇吐特性，常用氟哌利多（氟哌啶）1.25~2.5mg 或异丙嗪 12.5~25mg，静注或肌注；甲氧氯普胺（胃复安）10mg 肌注，可抑制外周因素对呕吐中枢的刺激并增强胃肠蠕动，从而达到镇吐目的。

2. 低氧血症：低氧血症（血氧饱和度≤90%）是术后常见的并发症。常发生在患者由手术室转运途中及到达恢复室早期，发生率可高达 35%~60%。而且其中 12%~22% 患者的末梢血氧饱和度≤85%。

（1）发生原因

①上呼吸道梗阻、呼吸抑制等引起肺泡通气不足。

②氧化亚氮（N_2O）吸入麻醉后，肺泡内氧浓度被 N_2O 稀释，氧分压降低。

③平卧或全麻后，可使功能性残气量减少到等于或少于肺闭合容量，导致肺不张；或术中潮气量不足，有肺水肿或术中误吸，引起部分肺泡不张或通气不足，使肺内分流量增加，出现低氧血症。

（2）表现症状

①发绀，胸闷，呼吸困难。

②心率增快，心律失常。

③血压升高。

④辅助检查：X线胸片检查诊断肺水肿，肺不张；动脉血氧分压低于正常值；末梢血氧饱和度监测值≤90%。

（3）处理原则

①面罩给氧对于肺内分流量不大者，可使 PaO_2 明显升高。

②改善通气，解除呼吸道梗阻。

③对低氧血症难以改善者，实施机械通气，辅助或控制呼吸。

3．尿潴留：尿潴留在腰麻和肛门、直肠手术后比较常见。尿潴留是指膀胱内充满尿液而不能排出，但必须与因少尿或尿闭而不能排尿做鉴别。尿潴留的主要表现为膀胱膨胀、患者有尿意但不能排出。一般在手术后8小时内尚未排尿者，即可确定有尿潴留。

（1）发生原因

①麻醉药物的不良反应，影响膀胱收缩功能。

②盆腔广泛手术后由于骶丛神经损伤，影响膀胱收缩功能。

③患者本身有隐性前列腺增生。

④患者过于紧张，怕伤口疼痛不敢排尿等。

⑤对改变排尿体位不适应。

（2）处理原则

①无器质性原因，可给予鼓励和安慰，解除顾虑，增强其自行排尿的信心。

②诱导排尿：利用条件反射如听流水声，或温水缓缓冲洗外阴，轻轻按摩下腹部，并放置热水袋进行热敷等。

③对因体位造成尿潴留者，若病情允许可协助患者跪在床上或站立床旁排尿。

④经以上措施仍不能排尿者，可予导尿。导尿时应注意严格无菌操作，排放尿液时注意排放量及速度，以防膀胱内压迅速减低而出血。

4．术后躁动

（1）发生原因

①术后躁动多见于儿童和年轻人，术前脑功能障碍患者是术后发生谵妄、躁动的危险因素。

②对器官、肢体切除引起的剧烈情感反应，患者也可出现躁动不安。

③有呼吸道梗阻、通气不足致缺氧的患者，常剧烈挣扎，力图坐起成半卧位。

④苏醒时，患者无法活动身体或肢体可导致剧烈挣扎，想摆脱固定带的约束或医务人员的限制。

⑤药物的不良反应。术前用东莨菪碱可致术后定向障碍及躁动不安，肌松药残留可导致患者焦虑和躁动。

⑥出现呼吸、循环功能障碍及代谢紊乱的患者也可躁动不安。

⑦有不适感，如疼痛、尿潴留、胃膨胀、气管插管或各种置管、引流管等引起的身体不适。

（2）术后躁动的并发症

①因躁动患者往往会出现心动过速、血压升高，从而增加循环系统并发症，易发生内出血。

②躁动易引起各种置管或引流管的脱落，而且还可造成伤口裂开、出血、窒息等意外或手术失败。

③躁动易引起意外损伤，包括自伤和对他人的伤害，如挫伤、骨折、扭伤及角膜擦伤等；严重躁动可坠床摔伤。

（3）预防和处理

①预防：维持良好的术后镇痛，保持呼吸、循环功能稳定，避免不良刺激及身体不适感，均可明显减少或避免术后躁动。

②处理：尽早查明引起躁动的原因，立即予以去除。对可能原因除去后躁动仍持续者，若无呼吸循环功能紊乱和低氧血症时，可适当应用起效快、作用时间短的镇静催眠药物，如丙泊酚，谵妄躁动可用氟哌利多醇。

5. 寒战：麻醉后寒战是指患者于麻醉恢复期间出现不自主的肌肉收缩抽动，发生率为5%~65%，其病因尚不清楚，在下列情况下发生率较高。

（1）发生原因

①麻醉对体温调节中枢的影响。

②手术环境温度低。

③术前未使用抗胆碱药及镇静、镇痛剂等。

④手术时间长、身体暴露过久。

⑤术中大量输血、输液。

⑥术中应用挥发性麻醉药及保留自主呼吸者。

（2）表现症状

①发冷。

②肌肉或全身组织明显抖动。

（3）处理原则

①非药物治疗：给氧、红外线照射保暖或使用保温毯等。

②药物治疗：哌替啶能有效消除寒战，可用哌替啶25mg静注或芬太尼1.5~2μg/kg静注，使用时注意对呼吸功能的抑制；呼吸兴奋剂多沙普仑1~1.5mg/kg静注，可加快大脑皮质从麻醉药抑制中恢复；曲马多1~2mg/kg静注，安全性高，有镇痛和镇静作用，适用于心肺功能较差的患者；应用机械性呼吸治疗的患者，也可应用肌松药控制寒战，如维库溴铵0.1mg/kg静注后，再以1.0μg/（kg·min）的速度静滴。

6. 延迟苏醒

全麻结束后超过24小时意识仍不恢复者，为麻醉恢复延迟。

（1）发生原因

①麻醉药、镇痛镇静药、肌松药的残留作用，常见于用药剂量过大或不当。如将半衰期为30~45分钟的芬太尼与半衰期为4~6小时的氟哌利多混合在一起使用，手术结束时，氟哌利多的作用仍在持续。

②呼吸功能不全：缺氧、二氧化碳蓄积，影响残留药物的排出和神经功能的恢复。

③循环功能不稳定：麻醉中低血压和低氧血症，使脑血流灌注不足。

④代谢功能紊乱：血糖过高、过低，术中过分利尿、脱水，使水、电解质及酸碱失衡，导致内环境紊乱。

⑤体温降低可使麻醉药物代谢减慢和体内蓄积增加，从而导致麻醉后苏醒延迟。

⑥术中血流动力学改变引起神经系统损伤，如脑出血、脑梗死等。

（2）处理原则

1）加强呼吸、循环功能的管理，纠正缺氧及低氧血症，维持正常血压，促进麻醉药物的排出。

2）查找苏醒延迟的原因，在实验室检查指导下，维持内环境稳定，纠正水、电解质及酸碱失衡，促进药物代谢，恢复全身脏器功能。

3）适当使用拮抗剂

①因镇痛药所致的苏醒延迟，可遵医嘱使用烯丙吗啡或纳洛酮进行特异性拮抗。

②应用氨茶碱 1~2mg/kg 缓慢静注。

③对于因麻醉药、镇静药和麻醉性镇痛药引起的呼吸抑制及苏醒延迟，可使用多沙普仑拮抗，而且不影响药物的镇痛作用。

④使用拮抗剂时，必须在改善通气、维持循环功能时使用。

⑤对伴有局灶性脑损伤如感觉、运动功能障碍，精神意识异常者，应立即报告医生，请专科医生会诊处理。

第七节　输液中心护理工作易错环节管理

一、输液室交班要求

1. 急救物品、药品及皮试备用药品数量正确。

2. 氧气筒及氧气枕氧气充足，处于备用状态。

3. 治疗室、治疗桌及治疗盘清洁、整齐。

4. 交班内容：配制的皮试药物名称、时间；已做皮试，尚未到时间判断结果的患者；特殊病情变化的患者；未配制的药物，未给患者注射的药物。

5. 特殊患者，如高热、消化道出血、心力衰竭等患者病情及曾发生病情变化的患者床头交班。

6. 使用特殊药物，如化疗药物、甘露醇等，床头交接注射部位、注射速度和患者病情变化。

7. 使用留置针、PICC 的患者床头交接。

8. 输注多瓶液体，药物顺序的交班。

9. 为下一班准备好治疗盘、皮试用物、注射器。

10. 因特殊原因本班未完成的工作，要口头与书面交班。

二、工作流程

1. 新患者注射流程

（1）患者携带病历和药物来到注射室。

（2）注射室门口设有方便患者注射的注射流程指南，供患者参阅。

（3）患者来到指定窗口，护士依照病历，核对医嘱、药物无误后，交与注射护士。

（4）注射护士再次核对医嘱、药物，无误后配药，并协助患者到输液室椅或床上，摆好体位。

（5）需皮试类药物先做皮试，皮试经两人判断结果阴性后方可注射。

2. 常规静脉输液工作流程

（1）患者携带病历、药物到输液室收药窗口。

（2）由窗口护士对照病历，收取所需的药物。

（3）由负责静脉注射的护士，第二次核对窗口护士收取的药物并配制药液。

（4）注射护士再次核对无误，放到治疗车上推至患者身边。

（5）注射护士进行查对后按操作规程操作。

（6）注射护士交代注意事项。

3. 皮内注射工作流程

（1）责任护士对照病历，查对患者，询问有无药物过敏史。疑似过敏，遵医嘱行生理盐水对照。

（2）无过敏史者，按皮内注射操作规程操作。

（3）记录注射时间，交代注意事项，观察药物反应，皮试液现用现配。

（4）告知患者勿离开注射大厅，若有不适，及时通知医护人员，20分钟看结果。

（5）经两人判断后，分别在病历和处方上盖上阴性或阳性章，执行者签名，注明时间。

（6）告知患者，皮试类药物2次注射间隔时间不能超过24小时，青霉素等皮试类药物在连续注射过程中仍有发生过敏反应的可能，当患者出现头晕、恶心等不适时要及时告知医护人员。

4. 肌内注射工作流程

（1）对照病历，查对患者姓名、药名、剂量、浓度、时间及用法。

（2）按照操作规范，配药、抽药。

（3）指导、协助患者采取适宜体位。

（4）解释药物特点，取得患者配合。

（5）一边消毒注射，一边心理安慰，分散患者注意力，消除紧张心理。

（6）注射完毕，交代注意事项。

（7）嘱患者注射30分钟后离开，以防发生不良反应。

三、输液室护士长工作要求

1. 在护理部的领导下，负责门诊输液室的护理管理工作。

2. 制定输液室工作计划，负责护理人员分工、排班工作，督促检查护理人员完成工作情况。

3. 合理安排输液人员，做到输液号、姓名标识明确。

4. 认真执行"三查八对"制度，严防差错事故，经常组织护理人员查找事故隐患，提出改进措施。

5. 严格执行无菌技术原则和消毒隔离制度，防止交叉感染。

6. 做好医患沟通，耐心细致地做好解释工作及健康指导。

7. 做好治疗室及输液室消毒工作，定时开窗通风、换气，防止交叉感染。

8. 负责各类物品的领取、保管、检查和维修，保证抢救物品、药品齐全，并放置在固定位置。

9. 做好医用垃圾和生活垃圾的分类和初步清洁消毒工作。

10. 对护士定期培训及考试，组织理论学习、技术操作训练。

11. 主动征求患者及家属意见，及时改进工作。

四、过敏性休克应急预案

1. 立即停药，更换液体为生理盐水，使患者平卧、保暖。

2. 立即皮下注射 0.1% 肾上腺素 0.5～1ml。症状如不缓解，可每隔半小时皮下或静脉注射 0.5ml，直至脱离危险期。

3. 给予氧气吸入，改善缺氧症状。呼吸受抑制时，应立即进行人工呼吸，立即地塞米松静推 5～10mg，必要时可插入气管导管，喉头水肿引起窒息时，应尽快施行气管切开。

4. 遵医嘱给予地塞米松 5～10mg 静脉注射或氢化可的松 200～400mg 加入 5%～10% 葡萄糖溶液 500ml 静脉滴注。应用抗组胺类药物，如盐酸异丙嗪 25～50mg 或苯海拉明 40mg 肌内注射。

5. 给予 10% 葡萄糖溶液或平衡液静脉滴注扩充血容量。如血压仍不回升，可按医嘱加入多巴胺或去甲肾上腺素静脉滴注。

6. 若心跳骤停，应立即进行抢救。施行体外心脏按压、气管内插管、人工呼吸等。

7. 按压、针刺人中、十宣、涌泉等穴位，或耳针取神门、肾上腺等穴位。

8. 对症处理：烦躁不安者给予镇静剂，肌肉瘫痪无力时可给予新斯的明 0.5～1mg 肌内注射。

9. 密切观察病情，如神志、呼吸、脉搏、血压、尿量等变化，并做好记录。

参 考 文 献

[1] 杨辉，王宝珠，孙建民. 临床护理告知程序. 第 2 版. 北京：人民卫生出版社，2013.

[2] 谢幸，尚文丽. 妇产科学. 第 8 版. 北京：人民卫生出版社，2013.

[3] 李乐之. 外科护理学. 第 5 版. 北京：人民卫生出版社，2012.

[4] 尤黎明，吴瑛. 内科护理学. 第 5 版. 北京：人民卫生出版社，2012.

[5] 李小寒，尚少梅. 基础护理学. 第 5 版. 北京：人民卫生出版社，2012.

[6] 崔焱. 儿科护理学. 第 5 版. 北京：人民卫生出版社，2012.

[7] 范玲. 儿童护理学. 第 2 版. 北京：人民卫生出版社，2012.

[8] 医疗机构消毒技术规范. 中华人民共和国卫生部，2012.

[9] 吴沛宏，黄金华，罗鹏飞，等. 肿瘤介入诊疗学. 北京：科学出版社，2005.

[10] 血液净化标准操作规程. 中华人民共和国卫生部，2010.

[11] 孙育红. 手术室护理操作指南. 北京：人民军医出版社，2011.

[12] 郑秀霞. 妇产科护理学. 第 4 版. 北京：人民卫生出版社，2007.

[13] 丁淑贞. 临床妇产科护理细节. 北京：人民卫生出版社，2008.